图书在版编目（CIP）数据

全国名中医买买提艾力·阿木提学术经验传承实录 / 艾尼瓦尔·尤努斯主编 .—北京：中医古籍出版社，2021.5

ISBN 978-7-5152-1987-5

Ⅰ .①全… Ⅱ .①艾… Ⅲ .①皮肤病—中医临床—经验—中国—现代 Ⅳ .① R275

中国版本图书馆 CIP 数据核字（2020）第 095868 号

全国名中医买买提艾力·阿木提学术经验传承实录

艾尼瓦尔·尤努斯　主编

责任编辑　王　梅　张凤霞

文字编辑　李美玲

封面设计　韩博玥

出版发行　中医古籍出版社

社　　址　北京市东城区东直门内南小街 16 号（100700）

电　　话　010-64089446（总编室）010-64002949（发行部）

网　　址　www.zhongyiguji.com.cn

印　　刷　廊坊市靓彩印刷有限公司

开　　本　880mm×1230mm　1/16

印　　张　18

字　　数　468 千字

版　　次　2021 年 5 月第 1 版　2021 年 5 月第 1 次印刷

书　　号　ISBN 978-7-5152-1987-5

定　　价　98.00 元

《全国名中医买买提艾力·阿木提学术经验传承实录》编写组

名誉主编　买买提艾力·阿木提

主　　编　艾尼瓦尔·尤努斯

副 主 编　阿提坎木·瓦合甫

　　　　　阿不都外力·阿不都米吉提

编　　写　艾尼瓦尔·尤努斯　阿提坎木·瓦合甫　阿不都外力·阿不都米吉提

　　　　　努尔比亚·艾尼　阿尔孜古丽·阿布迪海力力　海尼·阿迪力

　　　　　阿不都克衣木·阿不都热合曼　艾合太尔克孜·木沙　古力米热·依米提

　　　　　阿布力克木·阿布拉　阿地拉·米拉吾提

《医院2018年全国名中医传承工作室建设项目》领导小组

项目导师　买买提艾力·阿木提　（全国名中医）

组　　长　朱常忠　（党委书记）

副 组 长　阿不都外力·阿不都米吉提　（副院长）

　　　　　王连英　（副院长）

成　　员　木合塔尔·艾尼瓦尔　（党委委员、药剂科主任）

　　　　　艾斯卡尔·卡斯木　（党委委员、财务科科长）

　　　　　米也塞尔·托乎提　（工会主席、党政办主任）

　　　　　艾尼瓦尔·尤努斯　（工作室负责人、维医研究室主任）

《医院2018年全国名中医传承工作室建设项目》团队

组　　长　买买提艾力·阿木提　（工作室导师）

副 组 长　艾尼瓦尔·尤努斯　（工作室负责人兼质控员）

成　　员　阿提坎木·瓦合甫　（工作室继承人兼学术秘书）

努尔比亚·艾尼　（工作室继承人兼网络平台管理员）

阿尔孜古丽·阿布迪海力力　（工作室继承人）

阿不都克衣木·阿不都热合曼　（工作室继承人）

海尼·阿迪力　（工作室继承人）

艾合太尔克孜·木沙　（工作室继承人）

古力米热·依米提　（工作室继承人）

阿布力克木·阿布拉　（工作室继承人）

阿地拉·米拉吾提　（工作室继承人）

艾斯卡尔·卡斯木　（项目监督员）

阿布力克木·艾则孜　（项目财务管理员）

古力巴尔·卡生木　（项目考勤管理员）

作者简历

艾尼瓦尔·尤努斯，维吾尔族，1969年4月出生，中共党员，主任医师。1992年毕业于新疆维吾尔医学高等专科学校（大专），同年7月加入中国共产党，1992年10月参加工作至今在喀什地区维吾尔医医院工作，2008年毕业于新疆医科大学维医学专业（本科），现任医院维吾尔医药研究室主任兼学术工作办公室主任、师承工作领导小组办公室主任，全国名中医买买提艾力·阿木提传承工作室负责人，名老专家艾孜则·坎吉、阿西热江·斯迪克和艾山江·司马义传承工作室负责人。

他从事维吾尔医临床诊疗实践、临床科研和理论研究近30年，在疾病诊断及治疗方面具有扎实的理论功底和丰富的临床经验，并在维吾尔医药研究以及培养医院师承队伍工作方面有着独特的见解和认识，以及对医院的名老专家学术经验继承、维吾尔医药研究、制度化建设、文化建设、创三甲、三甲复审等工作做出了重要贡献。

他在我院协助自治区维吾尔医医院开展的"十一五"国家科技支撑计划项目《银屑病等5种优势病种维吾尔医诊疗技术规范化研究》及《维吾尔医治疗白癜风和子宫肌瘤临床疗效评价研究》工作中，担任喀什地区总学术秘书；与自治区维吾尔医药研究所协助开展的国家中医药管理局公共卫生专项资金项目《民族医药文献整理研究项目》中担任总质控员，担任医院几批国家级继续医学教育项目负责人；分别参加2011年、2014年、2016年、2018年全国名老中医药专家传承工作室建设项目，并于这些传承项目中任工作室负责人一职。

他直接负责我院的"第四批全国老中医药专家学术经验继承工作"，通过国家中医药管理局严格验收，我院被评为"第四批全国老中医药专家学术经验继承工作先进管理单位"。他分别于2004年、2005年、2006年以及2013年、2014年和2016年被评为医院优秀工作者，并于2007年和2015年被评为医院优秀共产党员等称号，获荣誉证书及奖励。

他在以上工作经验的基础上编写了《自治区名中医艾孜则·坎吉白癜风治疗经验集》等书，并先后发表了《维医治疗银屑病临床观察》《维医治疗湿疹108例临床观察》《关于病案室工作人员素质的基本要求》《喀什的维医名老专家对维吾尔医药发展的贡献》《患者对治疗方法的知情及其在防范医疗事故的作用》《维吾尔医治疗7216例白癜风的临床分析》《探讨寻常型银屑病鳞屑程度与维吾尔医体液质（Helit）学说的关系》《维吾尔医治疗寻常型银屑病126例临床观察》《维吾尔医明火热敷疗法治疗带状疱疹240例临床观察》等近30篇学术论文。

目前，任国家级研究课题皮肤病研究组成员、世界中医药学会联合会维吾尔医药专业委员会理事、世界中医药学会联合会传承工作专业委员会理事、中国民族医药学会维吾尔医药分会会员、中国民族医药学会科研分会理事、新疆维吾尔自治区民族医药学会会员、新疆维吾尔自治区民族医药专家库成员、新疆维吾尔自治区职工医疗保险专家库成员、新疆医科大维吾尔医学院专家库成员、喀什地区维吾尔医药学会秘书长、中国医学百科全书维吾尔医药分卷秘书组成员、维吾尔医药古籍文献整理组成员。

虚心好学，艰苦朴素，积极工作是他的精神动力，刻苦是他人生追求，探索是他终生目标。

前　言

维吾尔医药学是中医药学的一部分，是前辈们经过多年漫长而艰难所积累的结晶。在处于东西方纽带的地理优势基础上，不但利用传统中医药学知识，同时也吸收祖国其他民族医学的先进经验，通过发展优化自身理念而形成的具有特色的传统医药学理论体系。

本书是全国名中医买买提艾力·阿木提行医60多年的学术经验集录，基本总结了其在科研、教学、医疗、传承等方面的临床经验和心得体会。

买买提艾力·阿木提，男，维吾尔族，1941年4月出生，新疆喀什市人，维吾尔医主任医师，1956年3月起从事中医药维吾尔医药临床工作。被选为“全国名中医”、首届“自治区中医民族医名医”，第二届、第三届“国医大师”候选人，第二批和第六批全国老中医药专家学术经验继承工作指导老师，2011年全国名老中医传承工作室建设项目（买买提艾力·阿木提全国名老中医药专家传承工作室）导师，2018年全国名中医传承工作室建设项目（全国名中医买买提艾力·阿木提传承工作室）导师，喀什地区维吾尔医医院第一批、二批、三批、四批、五批维吾尔医药专家学术经验继承工作指导老师，新疆医科大学维吾尔医学院及新疆维吾尔医学专科学校客座教授，中国医学百科全书维吾尔医药分卷编委。

买买提艾力·阿木提是中华人民共和国成立以来，在党和政府的关怀和培养下成长起来的新一代维吾尔医药学家的代表人物，他将自己60多年的精力奉献给祖国的医疗卫生事业，他的智慧与贡献惠及成千上万人。

本专著主要描述买买提艾力·阿木提的学术思想，以及他在诊疗内科、妇科疑难杂症，尤其是高血压、心力衰竭、糖尿病、胃食管反流病、风湿性关节炎、肾结石、外阴白斑、盆腔炎、附件囊肿等疑难、顽固性疾病方面独特的诊疗技巧以及用药的方式、方法和长期从事治疗过程中形成的一些验药验方、食谱等。

由于时间、人力、物力等因素的影响，加之本书编写组成员学识水平有限，书中错漏难免，敬请业内外专家、同仁给予批评指正。

编者

目录

第一部分　人物介绍

第二部分　学术经验传承实录

第一部分

人物介绍

第一节 人物经历

买买提艾力·阿木提是中华人民共和国成立以来，在党和政府的关怀和培养下，成长起来的新一代中医维吾尔医学家的代表人物。他将自己毕生的精力奉献给了祖国的卫生事业，他的智慧与贡献惠及成千上万人。

买买提艾力·阿木提，男，维吾尔族，1941年4月出生，新疆喀什市人，维吾尔医主任医师，1956年3月起从事中医维吾尔医临床工作。“全国名中医”，第二届、三届“国医大师”候选人，首届“自治区中医民族医名医”，第二批和第六批全国老中医药专家学术经验继承工作指导老师、2011年全国名老中医药专家传承工作室建设项目（买买提艾力·阿木提全国名老中医药专家传承工作室）导师，2018年全国名中医传承工作室建设项目（全国名中医买买提艾力·阿木提传承工作室）导师，喀什地区维吾尔医医院第一批、二批、三批、四批、五批维吾尔医药专家学术经验继承工作指导老师，新疆医科大学维吾尔医学院及新疆维吾尔医学专科学校客座教授，中国医学百科全书维吾尔医药分卷编委。

买老于1956年3月在喀什地区维吾尔医医院参加工作，并在医院创始人、中医维吾尔医名医玉素甫·哈吉·喀什噶里的亲自带领下，开始自己的中医维吾尔医的生涯。1980年01月至1982年01月在喀什地区职工业余学校，1983年10月至1984年10月在自治区卫生厅维吾尔医药进修班学习维吾尔医专业，1956年3月至2001年3月在喀什地区维吾尔医医院从事医疗、教学、科研工作，2001年3月退休后返聘在喀什地区维吾尔医医院至今从事医疗、教学、科研工作，精擅内科、妇科疑难杂症，尤擅高血压、心力衰竭、糖尿病、反流性食管炎、风湿性关节炎、肾结石、外阴白斑、盆腔炎、附件囊肿等疑难、顽固性疾病的治疗。

第二节 主要事迹

长期以来，传统维吾尔医吸收了中医药学等医学的精华，形成了比较完整的具有传统特色的医药学理论体系。然而，随着现代技术的发展，以及现代西方医学的兴起，使得传统中医维吾尔医学受到巨大冲击。为了使传统的中医维吾尔医学发扬光大，造福世人，买买提艾力·阿木提以极大的勇气和毅力，投入到了中医维吾尔医药事业发展中。

自幼深受祖辈医学理论和行医做人的影响，他从15岁开始跟随当时喀什、和田一带受人尊敬的名医、喀什地区维吾尔医医院的创始人玉素甫·哈吉·喀什噶里学医。买买提艾力·阿木提强烈的求知欲望，让他的恩师玉素甫·哈吉·喀什噶里非常欣慰。只要有患者来求医问药，恩师总是先教买买提艾力·阿木提看病的技巧，听听他的诊断想法，然后再根据病证的实际情况加以分析、讲解，恩师辨证施治的方法使得买买提艾力·阿木提很快就掌握了传统中医维吾尔医的基本理论和诊疗方法。

20世纪60年代初，已小有名气的买买提艾力·阿木提常常跟随恩师在喀什、和田、克州、阿克苏等地巡诊。师徒俩走过的地方，都留下了很好的口碑。乡亲们的认可让买买提艾力·阿木提的成就感得到极大地满足，并给了他坚持下去的信心和动力。

在新疆各地巡诊时，买买提艾力·阿木提十分注意走访学习和总结当地名老中医维吾尔医专家的优秀经验，收集了大量的民间处方及偏方，细心地加以琢磨和研究，对心血管、神经、内分泌、消化系统疾病，以及妇科常见病形成见解独到的特色疗法。

维吾尔医学是一门有着特色的治疗、预防经验和治疗措施的中医类科学，其涉及范围非常广，需要领会掌握、总结经验并深入理解的内容也非常多。除此之外，还要注重诊断用药、禁忌、预防、辨认药材、配制药剂及辨证施治等方方面面的问题。跟师多年领会到这些的买买提艾力·阿木提通过扎实学习掌握了中医维吾尔医的切脉问诊、疾病预防、给药治疗、加工制药及对症用药等诸多精细技术。他致力于深入学习研究中医维吾尔医学，全身心投入到上述每一项工作中。勤学好问的他，除了从恩师玉素甫·哈吉·喀什噶里那里学习中医维吾尔医学知识以外，还向医院当时名医司马义力江、艾皮孜汗买合苏木、祖农卡热等老一代医学家学习。通过记笔记、现场仔细观摩他们的问诊治疗情况等途径，不断提高自己的维吾尔医学诊疗水平。通过不懈努力，他掌握了中医维吾尔医内科、皮肤科、妇科等方面的诊疗技术。与此同时，他从 1958 年开始，为其以后深入学习研究古典医学著作奠定了坚实的基础。在治疗疾病的过程中，他注重将精神治疗作为治疗疾病的基础，始终对患者热情、耐心、体贴，对工作认认真真、勤勤恳恳、兢兢业业，对技术潜心钻研、精益求精、认真总结、不断进取。

买老参加工作 60 多年来，一直坚持在临床工作第一线，每周坐诊两天专家门诊，每次至少 30 余人次以上，虽然年迈，每次还是约提前半小时上班。为了满足所有的患者能够就诊，时常中午也不休息，加号看病。每周三至四次坚持临床教学查房，每周院内外会诊数约 40 余人次（以地区内为主），每年迎接国外患者 50 至 70 人次。由于其临床诊断用药价廉，以最短的疗程治愈患者且治疗效果好，一直秉承舍医送药的优良传统。

从医 60 多年来，他从来没有节假日，患者可以随时找他诊断治疗。他多次成功地抢救危重患者，为许多疑难病患者明确了诊断，解除了患者久治不愈的痛苦。

从医 60 多年来，慕名而来的患者不计其数。在双休日等其他休息时间，患者会找到买买提艾力·阿木提家中就诊。每次，买老都不厌其烦地认真看诊，当了解到许多患者家庭困难时，就免费为他们提供药品。

一次，一个名叫乃则尔别克的肝硬化患者，几乎花掉了家里的所有积蓄，还是久治不愈。他听说买买提艾力·阿木提治疗这样的病有很好的疗效后，特意就诊，买老了解他的经历后，免费为他治病，连续治疗了半年，乃则尔别克得以康复。

另有一名叫买买提的冠心病患者，多年来为了治病，家里一贫如洗，买买提艾力·阿木提免费为其治病，为了达到更好的治疗效果，买买提艾力·阿木提让他住在自己的家里，在 15 天的时间里，悉心照料他的起居、饮食和治疗。患者痊愈后，感动得热泪盈眶，连声说："谢谢你，你是我的救命恩人！"

买老退休后，被医院返聘坐诊。由于他年迈体衰，精力大不如从前，原则上每天只看 25 个患者。但是，面对远道而来专程找他看病的患者，他常常看到最后一个患者离开为止。

从医 60 年多来，买老坚持廉洁行医、恪守医生的职业道德和操守，从不以医谋私，不收受"红包"和回扣。为节省患者负担，始终坚持合理检查、合理用药的原则，严格控制医疗费用，能不做的检查尽量不做，能不用的高价药尽量不用，恪守一切为了患者、为了患者的一切、为了一切的患者的服务宗旨。

从医 60 多年来，买老诊治的患者已有数万余例，其中近百例患者因为家境贫困，得到了免费诊治。如今，买老年事已高，身体远不如前，但面对专程远道而来的患者，他仍然热心地为其看病诊治。他用自己的一生诠释了“医者仁心”这四个字，他是维吾尔医学界当之无愧的大医典范。

第三节 主要学术思想和技术经验

买买提艾力·阿木提行医生涯中，善于用维吾尔医独特的理论体系循维医发展规律、坚持特色发挥，诊治各种疑难杂症。他在维吾尔医诊断学方面积累了独特的看法和经验，并在维吾尔医面相学方面进行专题研究。尤其是对人体脉搏、尿、大便、痰的异常变化与疾病关系方面，进行长时间仔细观察和研究。

一、“复杂性疾病与异常脾液质相关”观点与经验

他利用维吾尔医学基础理论体系中的“体液质学说”和“气质学说”，根据“四种体液”的变化状态和个体“气质”的变化，提出了新的见解和理论，尤其是治疗异常沉液质性疾病——肿瘤、高血压、糖尿病等方面有独到的学术思想和临床验证特色。

他认为异常沉液质作为沉液质、胆液质、血液质、黏液质等体液“燃烧”的最终病理产物，其分量较重、质地较稠，易在血管壁沉着，产生瘀阻，最终导致肿瘤、糖尿病、高血压等难治性疾病。强调医者在治疗异常沉液质性疾病及亚健康状态时，合理使用维吾尔医异常沉液质成熟剂、清除剂。

他强调异常沉液质性疾病的治疗原则是根据引起疾病的异常沉液质的性质首先使用相应的成熟剂使异常沉液质成熟和堆积，然后使用相应的清除剂使已成熟的异常沉液质排出体外，使气质复原、体液质平衡，为疾病的治疗奠定基础。定时、按量、定期服用异常沉液质成熟剂、清除剂是阻止和预防各种异常沉液质性疾病产生的关键所在，应在患者尚处于异常沉液质性亚健康状态时就应着手治疗。

案例 1 2009 年 8 月，一位 35 岁的维吾尔族妇女来到了买买提艾力·阿木提的门诊，患者自称有腹大胀满，按之不坚，腹部青筋暴露，两胁胀痛，食欲不振，食后作胀，肢体困倦，小便短少、盗汗、气短等症状，看了很多医院都没有治疗好。买买提艾力·阿木提仔细问诊后，认为患者为沉液质气质干寒性体质，因为沉液质体液本身就比较浓，遇到强热燃烧后，其干寒属性会更加增强，浓度则比上述 3 种体液燃烧后形成的异常沉液质体液高。因此，这种异常沉液质体液极易附着在血管壁上，使血管变硬变窄，通透性变差。焦灼沉液质的浓度较高时，容易引发沉液质性凝结，导致典型的沉液质型肝硬化、肠结核。他遵循维医治疗原则，先调整失调气质、平衡失调体液，给予患者异常沉液质成熟剂和清除剂平衡体液，以生温祛寒，滋养肝肾，疏肝理气，健脾除湿，活血化瘀为主，调整肝脏气质。买买提艾力·阿木提先开出了异常沉液质成熟剂药方，待患者连续服用 40 天后，又开出了异常沉液质清除剂。经两个月的治疗后，患者异常体液的诸症明显好转，肚子明显减小，饮食、睡眠也都恢复正常。

案例 2 2010 年 12 月的某一天，一位 54 岁的塔吉克族患者来找买买提艾力·阿木提，他称自己得冠心病 31 多年，还有痛风的症状。买买提艾力·阿木提详细的询问患者的状况，发现患者属于湿热性体质，最终诊断为异常血液质性冠心病。经过 1 个月的治疗，患者心前区阵发性绞痛、心悸、心慌、气短等临床表现明显好转。

案例 3 2011 年初夏，一位 32 岁的维吾尔族妇女到买买提艾力·阿木提的门诊看病，患者称自己有外阴奇痒难忍，抓伤后疼痛加剧的症状，妇科检查可知病变部位颜色变浅，有点相似外阴部白癜风，进一步诊断为异常沉液质型外阴上皮非瘤样病变（外阴白斑），经过买买提艾力·阿木提 3 个疗程将近 5 个月的治疗，患者外阴部瘙痒症状明显改善，到治疗后期瘙痒症状基本消失，外阴部颜色变深。

行医 60 多年来，买买提艾力·阿木提按照维吾尔医学四大物质学说、气质学说、体液质学说诊治患者数万余例，异常沉液质性致病理论的推广运用，使维吾尔医重放光彩，而他也逐渐成为闻名全疆的维吾尔“神医”，在一些农牧民心目中，买买提艾力·阿木提就是“医院”的代名词，“不管得了什么病，只要找买买提艾力·阿木提就行了”。

二、以性别、年龄、体质辨病辨位经验

买老提到自己在诊断方面的经验时指出，每个人都有罹患各种疾病的倾向性，如：小儿多患麻疹、百日咳、天花、肝炎、肺炎、肠炎等传染性和感染性疾病，中老年人和体形较胖的人多患气管炎、支气管炎、关节炎、心脏病、动脉硬化、高血压病、脑溢血等疾病，体形较瘦、个子较高的人多患肺结核、胃炎、胃及十二指肠溃疡、胃及肾下垂等疾病，男人多患糖尿病、前列腺炎、阳痿、早泄、滑精等疾病，女人多患癫、癔症、神经衰弱、过敏性疾病及子宫下垂、子宫颈癌等妇科疾病。他强调，行医者在诊疗服务过程中，对患者的疾病确诊之前，考虑到以上情况，对及时诊断、及时诊疗很有帮助。

三、以面辨质（体液质）经验

买老指出，仔细观察患者面部容貌变化，可对其制定治则和进行治疗提供重要的临床依据。他强调，医者除了重视诊断方式方法外，应对患者面部容貌变化加以重视。

他指出，观察患者面部容貌变化指医者运用视觉，对患者面部进行系统而有目地的观察，即望头部、望头发、望目、望耳、望鼻、望口唇、望齿和齿龈、望咽喉、望舌、望手足、望指与甲、望皮肤、望胸、望腹、望背等。他强调，若这个人身体强壮、肌肉盈实、面红润泽、声音有力，说明他很健康；若身体干瘦、肌肤粗糙、面色黄白、胸膛窄小、发声低微则为根基空虚；若身体清瘦肌弛肤薄，说明他的身体属于干性；若头圆颈粗腹大肢短，说明他的身体属于湿性；若舌色亦红，身体多为热盛；若舌干燥，多为胆液质性；若苔白浊，为脾脏衰弱；黄苔多为热性；灰褐苔而干者，其体液减少；精神萎靡，目光晦暗，言语模糊预示病证严重；面黄易怒，为多胆液质之象；面红多热，面青多瘀血；面黑多为心肺肝肾衰竭等。

四、以脉辨证经验

他认为脉搏的异常变化来自4种体液质和气质的异常，除此以外，有些原因也会引起脉搏的异常，如体内营养过剩，排泄管腔阻塞，过度兴奋或发怒等神情之亢奋，胃功能衰退，驱力之衰弱或亢盛等等。由于脉搏与年龄、性别、季节、气质有着密切的关系。脉搏的异常变化与错乱表示体内病情及其发展状况，这要求医者必须慎审诊察。

小儿之脉搏急而呈奔逸状，而洪细适中，因小儿机体多湿性，功能尚不完全成熟；青年之脉搏强，因其心脏及其他器官之4种功能已成熟；老年人之脉搏比之青年时期细、弱且缓，有时也可能由于异样液质而显出柔状。

气质之热变，系由于生命功能处常态而致，但机体吸收不了的余热，都是非常态之征象；此情况越厉越损伤机体，此情况多见于高烧疾病，亦多引起各种不均脉，如发高烧的伤寒、斑疹伤寒等。由于功能衰弱，多发生锐脉、缓脉和间歇脉。波状脉或中和脉，决定于血脉之气质。若气质属干性则有锐脉和刚脉，机体若强需求若大，则有双波脉或颤脉。

男女脉搏有差异，男子脉搏较女子脉搏洪而强，因男子气质属热性，体热高，所以男子可诊脉之处大多长而宽，间隔时间长而界清。

体质胖瘦其脉搏也有差异，瘦人之脉搏较胖人脉搏洪而缓，因为瘦人脉搏自如，胖人脉搏在一定程度上受厚肌和脂肪障碍故胖人出现急脉和锐脉，若体胖由肌肉厚造成则急脉较显著，若体胖由多脂肪造成则急脉较缓和。

人在不同季节其脉搏也有差异，春季脉搏中和，夏季脉搏急而奔逸，秋季脉搏中和冬季脉搏缓而细。若季节气候失常，则脉搏亦变，如春季多风且阴雨连绵，气候冷冽或者冬季无雪，天气晴朗温暖，则脉搏亦起相应的变化；夏季，若气候极热，时久不雨，使人气闷不畅或者冬季日久阴霾不停下雪，脉搏在如此气候下亦发生相应变化。室内空气不洁，多尘埃或住宅靠近臭污之地亦引起脉搏变化。

患者之脉搏自身也有差异，由于疾病本身的强弱或主器官对此感受的程度，或由于疾病的持久性，可导致脉搏的变化。因为疾病一旦发生，人体就会激发生命力与疾病相抗衡。患者的脉搏，因病证的轻重、病灶距心脏之远近以及病灶器官的情况，表现出不同的脉象。此情况多见于炎症患者，由于炎症对动脉的强烈刺激，出现急脉和洪脉。若炎症距心脏较远或有血脉受挤压症状，心动将比脉搏为缓；但距心脏近的炎症将出现使脉搏显急脉和心动过速，如肺炎、胸膜炎、胃炎、肝炎等炎症将出现急脉，高烧和斑疹之类疾病发生特急脉。各种热病起始病证不同，故脉搏变化亦不同，即有急脉，有缓脉或高低脉，对此须视实情，慎审诊察，进行思辨，予以确诊。

五、以尿诊辨病经验

他认为对患者诊断时，尿诊的作用也是十分重要，应与脉诊同等对待。由于尿是随着生命活动持续产生于肾脏并积存于膀胱，经尿道排出体外的一种液体。医者善于尿诊，可明了机体的气质，尤其可明了体液的状况和膀胱、尿道、胰腺、肝、肾的功能。人体之体液有4种，故人尿之色（即白、赤、黄、褐）呈各体液之色，亦属常态；各色之变异，则预示各个不同的体液之多寡或盛衰。

尿呈白色为常态，呈波动状、精液状或沙枣汁状白色为非常态，这是患病之征象。除此，其他赤、黄、褐色样，也各自预示着一种体液的状况。如：热至大脑时，导致尿色呈白色。胆液质滑入肠内，尿亦呈白色。尿色呈白色而油脂样，预示肠网膜脂肪已有消融。

尿呈赤色比黄色更接近于常态，这是因为尿赤预示血盛。人之生命尤系于血流，血液质之热性较之胆液质为少。患肝脏疾病者一般尿呈为红色，患阻塞性疾病（血管阻塞性疾病或肾结石、膀胱结石）者尿亦呈赤色。

尿呈麦秸黄者，预示热性中和；尿呈枸橼黄者，预示热性微盛；尿呈铁矾（硫酸亚铁矿物）状亦黄者，预示热性极盛；尿赤长时呈火焰色，尿上若无浮状沉淀，则预示病情凶险。如果健康人尿色呈黄，则预示营养缺乏和胆液质不足，这类人多身体消瘦。

尿呈褐色之原因较复杂，患者尿呈褐色，5 日内不变色，则预后不良；若褐色尿中之沉淀不着底而浮于上，则预后良好。尿稠者预示体液尚未成熟，体力衰弱。若见于病证末期，尿底有沉淀上有褐色泡沫者，则预示大脑发炎和死亡逼近。褐色尿上有泡沫者即头痛和发谵语之病因，由鼻中放血即可治好。患胸膜炎者尿呈褐色，则预示濒临死亡，若尿微褐且稀样，预示患病将日长。健康人若几日内尿呈褐色，系肾脏结石之征象。大便与尿俱呈褐色者，预示胆液质或沉液质皆烧灼，而体热下降却未出汗，若仅大便呈褐色，系腹腔内器官出血之征象。

尿呈绿色者，系患麻风病之征象。小儿尿若呈绿色可能预示生命垂危。尿呈天蓝色，可能铜绿中毒。尿呈红玉色、菘蓝色、草绿色、槐叶色或茜草叶色等多见于孕妇；尿呈肉红色、杂铁矾色者，系胆液质和沉液质化合之征象，预示极凶险。尿呈香荤色、鹰嘴豆（胡豆）色或粗褐色者，预示腹腔内器官（胃、肝、肺、脾）发炎，妇女尿呈香荤色者系腹腔内水肿之征象。水肿患者，尿色常呈开西卡比（一种维吾尔医生常用剂型）色。

尿中的泡沫也能预示疾病初步的诊断。尿中出沫，多浮不失，预示体液尚未成熟；又多黏性，也预示内有阏气；尿沫呈尿本色或褐黄色，系黄疸之征象；尿沫似乳白色预示肺部有病；尿沫多似河水泡沫成大泡状，预示患者有精神类疾病。

尿味尿中有令人作呕之气味，预示热性盛高，体液失调，腐气形成。尿呈清白，散发令人作呕之气味者，预示高烧或病情恶化，多见于热病。

男女尿之鉴别，妇女尿较之男子尿为稠、无色，因妇女体温低于男子，妇女气质也不甚热，故妇女尿以无色为良性，尿呈黄色或赤色者不为良好。孕妇尿清澈不浑浊，若属黄色则呈微青绿色，沉淀着底，怀孕后期尿色赤，沉淀中可见小粒状物翻动。怀孕两至三个月尿稀，尿色渐转至赤黄，上有少许沫和脂肪点。至四五个月后尿呈为红色，摇动之形成沉淀，落于尿底，此预示胎儿健康，若混浊沉淀多但不下落，则预示胎儿不健康以至有凶险。

六、观便辨病位观点

诊明大便之常态或非常态，对鉴别整个机体有病或无病以及鉴别消化器官的种种不同疾病具有重要意义。买老始终很重视观察大便，研究大便与疾病的关系。观察大便主要是观之色样、形态、干稀度、量之多少、气味、有无未消化完全之食物，有无黏性液质、血、脓、沫、寄生虫以及其他因素。

买老指出健康人之大便干稀度适中（稠稀均匀）、排泄通畅、无肠鸣、无疼痛、不费劲、色样微显黄色、气味不甚臭但不无气味、无沫、无血、脓及黏性液质和各种寄生虫，每日习惯于定时排泄一次。

大便的量 大便量的多少与身体一些疾病有关，即大便量少，表明胃功能和肠之输导功能衰弱；大便量多或少或奇臭，预示肝、胃和肠的气质寒性化且消化功能不良。

大便干稀 大便稀或似水样，说明肝功能、肠功能及胃消化功能衰弱；大便忽稠忽稀或交替出现便秘，预示消化不良；大便多成条形，说明肛门发炎，或患痔疮。

大便的色样 根据患者大便的色样，初步可以鉴别出消化器官的各种不同的疾病。如：肠伤寒患者，其大便如豆汤；霍乱患者，其大便如洗米水样；痢疾患者，其大便似鼻涕，成黏性血脓状，此即由于肠壁溃疡所致。大便呈黄色偏深，预示体内胆液质亢盛，患病末期；若排黄便预示疾病将要好转；便血，多因直肠溃疡、痔疮出血或肛裂所致；便黑如似柏油色，因肝内体液损坏，胃内胆液偏盛或者因胃溃疡所致；沉液质性疾病患者，其大便呈黑色，预示致病体液已熟，疾病已进入痊愈期；若胆道阻塞或患有肝脏疾病、黄疸病，造成胆液质大量混入血液，均导致大便呈灰色或灰白色、陶土色。

大便的气味 大便奇臭，预示体内有大量的腐污质；大便酸臭，预示气质趋于寒性。

七、痰诊知肺况观点

买老指出，痰液是否分泌排出与机体中湿性是否成熟有关。在以咳嗽为体征的疾病中，痰液的排出与否，提示致病体液已经成熟，或提示致病体液仍未成熟；痰液的稠稀程度中等，则多提示致病体液已经成熟；患者咳即泄痰，又感到舒畅，提示致病体液在体内仍然较多，应进行化痰；痰液呈白色，提示致病体液仍未成熟；痰液呈黄色，提示渗入胆液质；痰液呈黄色并带有异味，同时体温升高，提示肺部有严重感染；痰液呈绿色或呈暗褐色者，提示致病体液已被烧焦或机体本能之热（阿热日提胡热孜业）已被丧失；痰液呈赤色者，提示血液质偏盛或呼吸道血管破裂；痰液中带血丝者，提示身患肺结核病等。

他借鉴维吾尔医药古籍及《医典》等文献，将维吾尔医体液质理论与自身的维吾尔医临床经验有机地结合。根据新疆尤其是南疆的地域、气候、饮食、生活习惯等特点，提出了各种内科疑难杂症、妇科常见疾病当取“异常体液”学说应用于临床，制定了内科、妇科疾病协定处方集在全院推广使用。他研制的“玫瑰花口服液”“消白软膏”等验方，现用于治疗心力衰竭、高脂血症、抑郁症、外阴白斑等疾病。

他不仅在医疗上成绩显著，且在维吾尔医药理论研究、古籍整理翻译和研究以及编写高等院校教材等方面贡献也很大。他将维吾尔医药古籍中的处方编辑整理成现代维吾尔文，并编写成《维吾尔医常用复方药手册》《维吾尔医学常用药》等专著。多次参与《提比艾克拜尔》《克帕衣满苏热》《米扎尼提比》《药物之园》《药物明述》等维吾尔医药古籍的翻译、整理及编辑工作。先后参与了《中华本草》维吾尔药卷、《中国医学百科全书》维吾尔医学分卷第一、第二部分以及新疆维吾尔医学专科学校第一代、第三代教材的编写等重要工作。他培养的继承人撰写的近 20 部专著及 300 多篇论文，均在他本人指导修订下完成。如今年满 77 岁高龄的买买提艾力·阿木提不顾自己年事已高，还坚持在临床第一线，继续着维吾尔古典医学著作的研究。最近，他将世界医学史上做出突出贡献的古希腊哲学家布赫拉提先贤和嘉里尤努斯先贤共同完成的《先贤传》波斯语版著作已翻译成现代维吾尔语，这部书即将出版。

第四节 传承学术、培养继承人

买买提艾力·阿木提继承了老一代维吾尔医学科学家们培养继承人的优良传统，始终重视培养下一代的重要工作。长期以来，他坚持在院外举办各类培训班讲课，受邀在各级大中院校以授课、讲座等形式培养学生，接受他讲座的学生人数已超过 10 万人次，这些学生现已成为各地维吾尔医药单位的学科带头人和骨干。他是第二批和第六批全国老中医药专家学术经验继承工作指导老师，2011 年和 2017 年全国老中医药专家传承工作室导师。喀什地区维吾尔医医院院级（地区级）第一批、第二批、第三批、第四批、第五批名老专家学术经验继承工作指导老师。同时，他以名老专家学术经验继承、名老专家传承工作室等形式给喀什地区维吾尔医医院培养的各级（国家级、省级、院级）学术继承人多达 100 余人。他以无私奉献的精神为新疆培养了一批又一批高层次青年中医维吾尔医药学临床和技术人才，为推进祖国民族医学之一的维吾尔医药学术的研究、继承和发展做出了应有的贡献。

多年来，买老培养的传承团队总结和整理了其在治疗内科、妇科等常见病和疑难杂症方面积累的丰富经验，尤其是在治疗心脑血管病和神经、消化系统疾病，妇科病症等方面的临床经验。在他维医学术思想指导下，医院内科系统和妇科系统疾病的治愈率逐年上升，深受广大各族患者的青睐。

买老不顾自己年事已高，一直坚持指导继承工作，使继承人跟师以临床实践为主，通过自己的讲授和临床验证，从理论与实践相结合的角度，向继承人传授个人的学术思想、临床经验和技术专长；对继承人的心得体会、月工作记录、医案、操作记录及时进行检查、一一批注，并将结果及时反馈给继承人。这些继承人通过买老的悉心教导和言传身教，拓展了自己的知识领域，加深了对维吾尔医理论的理解，奠定了深厚的维吾尔医传统文化基础，提高了维吾尔医理论水平，提高了自己运用维吾尔医理论进行辨证施治的能力。同时，他们总结买老对治疗心血管疾病以及反流性食管炎、风湿性关节炎、肾结石、支气管哮喘、外阴白斑、子宫肌瘤等疾病的维吾尔医学术思想，制定内科、妇科优势病种和常见病的维吾尔医诊疗指南及临床路径。

第五节 科研课题及科研成果

他作为医院的学术带头人，在百花齐放、百家争鸣的各民族医药大发展的背景下，以国家高度重视中医民族医药的发展建设为契机，提出医院应申报全国重点民族医医院和重点专科（专病）建设项目。在他的学术思想、理论和经验的指导下，医院在重点专科、重点学科建设及科研项目研究等多方面取得了显著的成绩。

1. 国家地市级以上重点中医民族医医疗机构建设项目参与者。

2. 国家“十二五”重点民族医医院建设项目参与者。

3. 他是医院两个全国老中医药专家传承工作室建设项目导师。

4. 国家中医药管理局“十一五”期间，维吾尔医皮肤病重点专科建设项目参与者。

5. 国家中医药管理局“十二五”期间，维吾尔医心血管内科和维吾尔医妇科重点专科建设项目项目负责人。

6. 医院自治区级维吾尔医皮肤病重点学科建设项目参与者。

7. 医院自治区级维吾尔医骨伤科、肺病科和皮肤科临床重点专科建设项目参与者。

8.“冠心病稳定型心绞痛”“子宫平滑肌瘤”“子宫颈糜烂（宫颈炎）”“溃疡性结肠炎”维吾尔医诊疗技术规范化研究与应用等四项课题成果的协作单位总顾问。

9. 医院 2011 年国家中医药管理局公共卫生资金项目“民族医药文献整理项目”负责人。

他以中医维吾尔医药理论和工作经验为指导，在长期临床实践的基础上，以新疆地区常见病、多发病为研究对象，结合其在维吾尔医药理论体系、诊疗规范、治疗方案及院内制剂和外治（非药物）疗法技术等规范化研究等方面的突出贡献，在区内开展以多中心联合进行的临床基础研究、疗效评价研究、常用院内制剂规范化研究、外治（非药物）疗法技术操作规范研究等多项新项目。通过以上多项研究，现已形成能够体现维吾尔医药特色优势的外治（非药物）疗法技术。这项技术以能够学得会、用得起、成熟等优势，在临床上得以推广使用。

为开展好维吾尔医药适宜技术的推广，加强维吾尔医药传承和发展，为新疆维吾尔医的临床诊疗实践提供应用适宜的、安全有效的、价格低廉的、技术成熟的、特色优势的规范的诊疗技术，他不遗余力地协同区内各维吾尔医药专家，通过多次酝酿、讨论、研究、审核、修改，再审核等方式完成了维吾尔医小腹包扎疗法治疗小儿疝气、维吾尔医伯胡日疗法治疗鼻炎、维吾尔医芳香疗法治疗神经衰弱、维吾尔医孜玛特土盐热敷疗法治疗腰痛、类风湿关节炎及心血管疾病，维吾尔医吾科纳疗法治疗慢性便秘、维吾尔医特拉涂药疗法治疗咳证、维吾尔医散代理烤熏疗法治疗足癣、维吾尔医布斯拉甫疗法治疗呼吸道风感、维吾尔医科玛特（药熏）疗法治疗坐骨神经痛、维吾尔医因尼克巴布疗法治疗银屑病、维吾尔医阿必赞药浴疗法治疗荨麻疹、维吾尔医孜玛得疗法治疗乳腺增生、维吾尔医海尔海疗法治疗慢性咽炎等 19 项技术的文本组织编写、编辑适宜技术操作规范、制作课件、病例观察表、培训和推广计划、教学大纲、工作指南等有关资料的书写工作任务，找到了每一项技术的维吾尔医理论支撑点，进一步积累了实践经验，提升了科学技术水平，初步完善了维吾尔医药治疗设施，为民族医药诊疗设备的发展奠定了基础。

“十一五”期间，国家再次高度重视民族医药的发展及对名老专家医技医术进行抢救性传承研究，启动了“十一五”国家科技支撑计划“民族医药发展关键技术示范研究”项目。经国家中医药管理局在全国民族医专家中筛选，确定 20 位民族医作为研究对象，买买提艾力·阿木提就是其中的一位。根据总课题组的统一设计和部署，医院承担了《维吾尔名老专家买买提艾力·阿木提医药医技医术的抢救性传承研究》工作。买老积极配合课题组，按计划开展了课题立项与实施方案、规划、专家论证、科研培训、基层调研、搜集整理、跟师学徒、典型医案、音像制作、成果总结、结题报告撰写等工作。较好地完成了课题任务书中的诸项任务与考核指标。该课题顺利通过了“十一五”国家科技支撑计划项目组的验收，这项课题的主要成果有：

（1）完成维吾尔医药名老专家买买提艾力·阿木提特色医技医术、诊疗经验的整理总结工作，完成维吾尔医药名老专家买买提艾力·阿木提维吾尔医药诊疗技术手册和技术指导光盘的制作；撰写完成维吾尔医药名老专家买买提艾力·阿木提维吾尔医医疗经验与特色研究报告。

（2）完成维吾尔医药名老专家买买提艾力·阿木提医技医术优势报告、传承现状与对策研究报告的撰写；完成维吾尔医药名老专家买买提艾力·阿木提医技医术优势评价与维吾尔医药医技医术现状调查约100份量表、问卷的制定、发放与回收统计。

（3）公开发表学术论文3篇，待出版维吾尔医药学术专著4部。

（4）已培养了35名学术继承人，其中专家学术继承人15名。

（5）已开展了维吾尔医医药名老专家买买提艾力·阿木提特色诊疗技术推广培训班3期。

验收组认为《维吾尔名老专家买买提艾力·阿木提医技医术的抢救性传承研究》课题是维吾尔医药发展的关键技术研究最为关键的环节，在研究材料、研究对象、技术资源、人才培养等方面，为其他依托买买提艾力·阿木提学术思想的课题提供直接支持，对买买提艾力·阿木提维吾尔医药学术思想及技术经验的传承具有重要而深远的意义。

他带领的科研团队先后参与了以下科研项目：

“7种维医优势病种维吾尔医诊疗技术示范研究与应用”（荣获中华中医药学会科学技术二等奖），“维吾尔医优势病种规范化治疗关键技术的研究与应用”（荣获中国民族医药学会民族医药科学技术一等奖），“慢性前列腺炎等5种优势病种的维吾尔医诊疗技术规范化研究”“民族医药文献整理及适宜技术筛选推广项目”“白癜风国药三种准字维药对不同体液质分型白癜风患者的临床疗效和安全性评价”，2018年度国家“中医药现代化研究”重点专项“藏医、蒙医、维吾尔医等少数民族医药防治重大疾病或优势病种研究”等等。

第六节　学术兼职

买买提艾力·阿木提参加工作60多年来，参加过无数次的学术活动、参观学习，多次带领同行学术界人士去国外进行学术交流。他先后担任中国民族医药学会副会长，第七届自治区政协委员，自治区民族医药学会副会长、常务理事，喀什地区维吾尔医药学会副会长等职务。

他是第二届、第三届国医大师获选人，第二批和第六批全国老中医药专家学术经验继承工作指导老师，2011年全国老中医药专家传承工作室导师和2018年全国名中医传承工作室导师，喀什地区维吾尔医医院院级（地区级）第一批、第二批、第三批、第四批、第五批名老专家学术经验继承工作指导老师。

目前是全国名中医，自治区首届中医民族医名医，新疆医科大学维吾尔医学院及新疆维吾尔医学专科学校特聘教授，世界中医药联合会维吾尔医药分会常务理事，喀什地区维吾尔医药学会会名誉会长。

第七节　献策献方

献方方面　喀什地区维吾尔医医院成立初期，缺医少药，买买提艾力·阿木提在导师玉素甫·哈吉·喀什噶里的带领下，跟导师将一起所得验方主动提供给医院进行研发和生产。

他将自己 60 多年从医生涯中积累的 60 余种药方无私的赠送给医院，喀什地区维吾尔医院已经将其中的 13 种药方制成药剂，另有 77 种获自治区审批的院内制剂大部分都是在他药方的基础上制成，3 种获国家审批准字号药品，均已经在全国通用。

献策方面　他在喀什地区卫生学校任教时，曾多次提出关于提高医学院校教育能力以培养下一代维吾尔医工作者的建议，被自治区人民政府和教委接纳后，成立了新疆维吾尔医学专科学校和新疆医科大学维吾尔医学院等高等院校。 在他的多次提议并推动下，喀什地区维吾尔医医院逐年逐步增加新设的临床科室以及开展并延续了院级（地区级）名老专家学术经验继承工作。

医院的内科原来仅为一个综合性的小科室。在买老不间断的提议下，发展成为现在的三个大科室，即主器官（脑、心、肝）病科、支配器官（胃脾、肺、肾）病科、非支配器官（胰腺、前列腺、内分泌腺）病科，妇科也发展为以宫颈糜烂为主的妇一科和以子宫肌瘤为主的妇二科。

第八节　获得的荣誉

60 多年来，他多次被评为新疆维吾尔自治区、喀什地区优秀专业技术工作者、先进工作者、优秀专家等称号。1983 年国家民族事务委员会、劳动人事部和中国科协技术协会授予他《少数民族地区科技工作者》荣誉；1986 年新疆维吾尔自治区喀什地区行政公署授予《1983—1985 年年度优秀科技成果四等奖》，1998 年新疆维吾尔医学专科学校授予其《优秀特聘教授》称号，多次被评为喀什地区维吾尔医医院优秀工作者、优秀指导老师等称号。

他带领的科研团队先后参与了国家中医药管理局的《 7 种维医优势病种维吾尔医诊疗技术示范研究与应用》《维吾尔医优势病种规范化治疗关键技术的研究与应用》等科研项目，先后荣获中华中医药学会科学技术二等奖和中国民族医药学会民族医药科学技术一等奖。

他以自己从医 60 年的卓越贡献，于 2013 年获得国家第二批和 2016 年获得国家第三批国医大师候选人提名。

我们坚信，下一次他能再次获得国医大师候选人提名，并获得此项荣誉。

他始终以善待人，虚心好学，艰苦朴素，积极工作精神成为一代又一代维吾尔医药工作者和继承者的榜样。他用自己的一生诠释了四个字：“医者仁心”，他是维吾尔医学界当之无愧的大医典范。

我们祝贺老先生能够成功获得国医大师称号，同时也祝愿老先生健康长寿，事业成功！

（艾尼瓦尔·尤努斯）

第二部分

学术经验传承实录

第一章　高血压病

第一节　高血压的西医诊疗方法

一、定义

高血压是以体循环动脉压升高为主要临床表现的心血管综合征，可分为原发性高血压和继发性高血压。原发性高血压又称高血压病，是心脑血管疾病最重要的危险因素，常与其他心血管危险因素共存，可损伤重要脏器，如心、脑、肾的结构和功能，最终导致这些器官的功能衰竭。

二、血压分类和分级

人体血压呈连续性正态分布，正常血压和高血压的划分无明确界线，高血压的标准是根据临床及流行病学资料界定的。高血压定义为未使用降压药物的情况下，非同日 3 次测量诊室收缩压≥ 140mmHg 和（或）舒张压≥ 90mmHg。根据血压升高水平，进一步将高血压分为 1 ～ 3 级。目前，我国采用的血压水平分类和定义。（表 1–1）

表 1–1　血压水平分类和定义

分类	收缩压（单位：mmHg）		舒张压（单位：mmHg）
正常血压	<120	和	<80
正常高值	120 ～ 139	和 / 或	80 ～ 89
高血压	≥ 140	和 / 或	≥ 90
1 级高血压	140 ～ 159	和 / 或	90 ～ 99
2 级高血压	160 ～ 179	和 / 或	100 ～ 109
3 级高血压	≥ 180	和 / 或	≥ 110
单纯收缩期高血压	≥ 140	和 / 或	<90

注：当收缩压和舒张压分属于不同级别时，以较高的分级为准；1mmg=0.133kPa。

三、病因

1. 遗传因素

高血压具有明显的家族聚集性。若父母均患有高血压，则子女发病概率高达46%，约60%高血压患者有高血压家族史。高血压的遗传可能存在主要基因显性遗传和多基因关联遗传两种方式，在遗传表型上，不仅在高血压发病率方面体现遗传性，而且在血压水平、并发症的发生以及其他有关因素如肥胖等也有遗传性。近年来，有关高血压的基因研究报道很多，但尚无突破性进展。关于高血压的基因定位，在全世界进行的二十多个高血压全基因组扫描研究中，共有三十多个与之可能有关的染色体区段。

2. 环境因素

（1）饮食　不同地区人群血压水平和高血压患病率与钠盐平均摄入量呈显著正相关，但同一地区人群中个体间血压水平与摄盐量并不相关，摄盐过多导致血压升高主要见于对盐敏感人群。钾摄入量与血压呈负相关，高蛋白质摄入属于升压因素，饮食中饱和脂肪酸或饱和脂肪酸/多不饱和脂肪酸比值较高也属于升压因素。饮酒量与血压水平呈线性相关，尤其与收缩压相关性更强。

（2）精神应激　城市脑力劳动者高血压患病率超过体力劳动者，从事精神紧张度高的职业者发生高血压的可能性较大，长期生活在噪声环境中听力敏感性减退者患高血压也较多，此类高血压患者经休息后症状和血压均可获得一定改善。

（3）吸烟　吸烟可使交感神经末梢释放去甲肾上腺素增加而使血压增高，同时可以通过氧化应激损害一氧化氮（NO）介导的血管舒张，引起血压升高。

3. 其他因素

（1）体重　体重增加是血压升高的重要危险因素，肥胖的类型与高血压发生关系密切，腹型肥胖者容易发生高血压。

（2）药物　服避孕药的女性血压升高发生率及程度与服药时间长短有关，口服避孕药引起的高血压一般为轻度，并且可逆转，在终止服药后3～6个月血压常可恢复正常。其他含麻黄碱药物、肾上腺皮质激素、非甾体类抗炎药（NSAIDs）、甘草等也可使血压升高。

（3）睡眠呼吸暂停低通气综合征　SAHS是指睡眠期间反复发作性呼吸暂停，有中枢性和阻塞性之分。SAHS患者50%有高血压，血压升高程度与SAHS病程及严重程度有关。

四、临床表现及并发症

1. 症状

大多数起病缓慢，缺乏特殊临床表现，导致诊断延迟，仅在测量血压时或发生心、脑、肾等并发症时才被发现，常见症状有头晕、头痛、颈项板紧、疲劳、心悸等，也可出现视物模糊、鼻出血等较重症状，典型的高血压头痛在血压下降后即可消失。高血压患者可以同时合并其他原因的头痛，往往与血压水平无关，例如精神焦虑性头痛、偏头痛、青光眼等。如果突然发生严重头晕与眩晕，要注意可能是脑血管病或者降压过度、直立性低血压所引起。高血压患者还可以出现受累器官的症状，如胸闷、气短、心绞痛、多尿等，另外，有些症状也可能是降压药的不良反应所致。

2. 体征

高血压体征一般较少，周围血管搏动、血管杂音、心脏杂音等是重点检查的项目。应重视的是颈部、背部两侧肋脊角、上腹部脐两侧、腰部肋脊处的血管杂音较常见，心脏听诊可有主动脉瓣区第二心音亢进、收缩期杂音或收缩早期喀喇音。

有些体征常提示继发性高血压的可能，例如腰部肿块提示多囊肾，或嗜铬细胞瘤；股动脉搏动延迟出现或缺如，下肢血压明显低于上肢，提示主动脉缩窄；向心性肥胖，紫纹与多毛，提示皮质醇增多症。

3. 并发症

常见的并发症有脑血管病包括脑出血、脑血栓形成、腔隙性脑梗死、短暂性脑缺血发作、心力衰竭、冠心病、慢性肾衰竭、主动脉夹层等。

五、实验室检查

1. 基本项目

血液生化（钠、钾、空腹血糖、总胆固醇、甘油三酯、高密度脂蛋白胆固醇、低密度脂蛋白胆固醇、尿酸、肌酐），全血细胞计数、血红蛋白和白血细胞比容，尿液分析（蛋白、糖和尿沉渣镜检），心电图。

2. 推荐项目

24 小时动态血压监测、超声心动图、颈动脉超声、餐后两小时血糖、血同型半胱氨酸、尿白蛋白定量、尿蛋白定量、眼底、胸部 X 线检查、脉搏波传导速度以及踝臂血压指数等。

3. 选择项目

对怀疑为继发性高血压患者，根据需要可以分别选择以下检查项目：血浆肾素活性、血和尿醛固酮、血和尿皮质醇、血肾上腺素及去甲肾上腺素、血和尿儿茶酚胺、动脉造影、肾和肾上腺超声、CT 或 MRI、睡眠呼吸监测等，对有并发症的高血压患者进行相应的心、脑、肾检查。

六、诊断与鉴别诊断

高血压的诊断主要根据诊室测量的血压值，采用经核准的汞柱式或电子血压计，测量安静休息坐位时上臂肱动脉部位血压，一般需非同日测量 3 次血压值收缩压均≥ 140mmHg 和（或）舒张压均≥ 90mmHg 可诊断高血压。患者既往有高血压病史，正在使用降压药物，血压虽然正常，也诊断为高血压病。也可参考家庭自测血压，收缩压≥ 135mmHg 和（或）舒张压≥ 85mmHg 和 24 小时动态血压收缩压平均≥ 130mmHg 和（或）舒张压≥ 80mmHg，白天收缩压平均值≥ 135mmHg 和（或）舒张压平均值≥ 85mmHg，夜间收缩压平均值≥ 120mmHg 和（或）舒张压平均值≥ 70mmHg 进一步进行血压的评估。一般来说，左、右上臂的血压相差 <1.33 ～ 2.66kPa（10 ～ 20mmHg）。如果左、右上臂血压相差较大，要考虑一侧锁骨下动脉及远端有阻塞性病变，如疑似直立性低血压的患者还应测量平卧位和站立位血压。是否血压升高，不能仅凭 I 次或 2 次诊室血压测量值，需要经过一段时间的随访，进一步观察血压变化和总体水平。对于高血压患者准确诊断和长期管理，除诊室血压外，更要充分利用家庭自测血压和动态血压的方法，全面评估血压状态，从而能更有效地控制高血压。

七、治疗方法

（一）目的与原则

原发性高血压目前尚无根治方法，临床证据表明收缩压下降 10 ～ 20mmHg 或舒张压下降 5 ～ 6mmHg，3 ～ 5 年内脑卒中、冠心病与心脑血管病死亡率事件分别减少 38%、16% 与 20%，心力衰竭减少 50% 以上，高危患者获益更为明显。降压治疗的最终目的是减少高血压患者心、脑血管病的发生率和死亡率，高血压治疗原则如下：

1. 治疗性生活方式干预

适用于所有高血压患者。①减轻体重：将 BMI（体质指数）尽可能控制在 <24kg/m^2，体重降低对改善胰岛素抵抗、糖尿病、脂异常和左心室肥厚均有益；②减少钠盐摄入：膳食中约 80% 钠盐来自烹调用盐和各种腌制品，所以应减少烹调用盐，每人每日食盐量以不超过 6g 为宜；③补充钾盐：每日吃新鲜蔬菜和水果；④减少脂肪摄入：减少食用油摄入，少吃或不吃肥肉和动物内脏；⑤戒烟限酒；⑥增加运动：运动有利于减轻体重和改善胰岛素抵抗，提高心血管调节适应能力，稳定血压水平；⑦减轻精神压力，保持心态平衡；⑧必要时补充叶酸制剂。

2. 降压药物治疗对象

①高血压 2 级或以上患者；②高血压合并糖尿病，或者已经有心、脑、肾靶器官损害或并发症患者；③凡血压持续升高，改善生活方式后血压仍未获得有效控制者，高危和很高危患者必须使用降压药物强化治疗。

3. 血压控制目标值

目前一般主张血压控制目标值应 <140/90mmHg。糖尿病、慢性肾脏病、心力衰竭或病情稳定的冠心病合并高血压患者，血压控制目标 <130/80mmHg。对于老年收缩期高血压患者，收缩压控制于 150mmHg 以下，如果能耐受可降至 140mmHg 以下。应尽早将血压降低至上述目标血压水平，但并非越快越好，大多数高血压患者应根据病情，在数周至数个月内将血压逐渐降至目标水平。年轻或病程较短的高血压患者，可较快达标，但老年人、病程较长或已有靶器官损坏或并发症的患者降压速度宜适度缓慢。

4. 多重心血管危险因素协同控制

各种心血管危险因素之间存在关联，大部分高血压患者合并其他心血管危险因素。降压治疗后尽管血压控制在正常范围内，但其他危险因素依然对预后产生重要影响需要兼顾对血糖、血脂、尿酸和同型半胱氨酸等多重危险因素的控制。

（二）降压药物治疗

1. 降压药物应用基本原则

使用降压药物应遵循以下四项原则，即小剂量开始，有限选择长效制剂，联合用药及个体化。

（1）小剂量　初始治疗时，通常应采用较小的有效治疗剂量，根据需要逐步增加剂量。

（2）优先选择长效制剂　尽可能使用每天给药 1 次而有持续 24 小时降压作用的长效药物，从而有效控制夜间血压与晨峰血压，更有效预防心脑血管并发症，如使用中、短效制剂，则需给药每天2～3次，以达到平稳控制血压的目的。

（3）联合用药　可增加降压效果又不增加不良反应，在低剂量单药治疗效果不满意时，可以采用两种或两种以上降压药物联合治疗。事实上，2级以上高血压为达到目标血压常需联合治疗。对血压≥160/100mmHg或高于目标血压20/10mmHg或高危及以上患者，起始即可采用小剂量两种药物联合治疗或用固定复方制剂。单片固定复方制剂普遍使用有利于提高血压达标率。简单、有效而且性价比高的药物使用方案，有利于基层高血压的管理。

（4）个体化　根据患者具体情况、药物有效性和耐受性，兼顾患者经济条件及个人意愿，选择适合患者的降压药物。

2. 降压药物种类

目前，常用降压药物可归纳为五大类，即利尿剂、β受体拮抗剂、钙通道阻滞剂（CCB）、血管紧张素转换酶抑制剂（ACEI）和血管紧张素II受体拮抗剂（ARB）。

3. 各类降压药物作用特点

（1）利尿剂　有噻嗪类、袢利尿剂和保钾利尿剂三类。噻嗪类使用最多，常用的有氢氧噻嗪。降压作用主要通过排钠，减少细胞外容量，降低外周血管阻力。降压起效较平稳缓慢，持续时间相对较长，作用持久。适用于轻、中度高血压，对单纯收缩期高血压、盐敏感性高血压合并肥胖或糖尿病、更年期女性、合并心力衰竭和老年人高血压有较强降压效应，利尿剂可增强其他降压药的疗效。主要不良反应是低钾血症和影响血脂、血糖、血尿酸代谢，往往在大剂量用药时发生，因此推荐使用小剂量。其他还包括乏力、尿量增多等不良反应，应注意痛风患者禁用。保钾利尿剂可引起高血钾，不宜与ACEI、ARB合用，肾功能不全者慎用。袢利尿剂主要用于合并肾功能不全的高血压患者。

（2）β受体拮抗剂　有选择性（β_1）、非选择性（β_1与β_2）和兼有α受体拮抗三类。该类药物可通过抑制中枢和周围RAAS，抑制心肌收缩力和减慢心率而发挥降压作用。降压起效较强而且迅速，不同β受体拮抗剂降压作用持续时间不同。适用于不同程度高血压患者，尤其是心率较快的中、青年患者或合并心绞痛和慢性心力衰竭者，对老年高血压疗效相对较差。各种β受体拮抗剂的药理学和药代动力学情况相差较大，临床上治疗高血压宜使用选择性β_1受体拮抗剂或者兼有α受体拮抗作用的β受体拮抗剂，达到能有效减慢心率的较高剂量。β受体拮抗剂不仅能降低静息血压，而且能抑制体力应激和运动状态下血压急剧升高。使用的主要障碍是心动过缓和一些影响生活质量的不良反应，较高剂量治疗时突然停药可导致撤药综合征。虽然，糖尿病不是使用β受体拮抗剂的禁忌证，但它会增加胰岛素抵抗，还可能掩盖和延长低血糖反应，使用时应注意。不良反应主要有心动过缓、乏力、四肢发冷。β受体拮抗剂对心肌收缩力、窦房结及房室结功能均有抑制作用，并可增加气道阻力，急性心力衰竭、病态窦房结综合征、房室传导阻滞患者禁用。

（3）钙通道阻滞剂　根据药物核心分子结构和作用于L型钙通道不同的亚单位，钙通道阻滞剂分为二氢吡啶类和非二氢吡啶类，前者以硝苯地平为代表，后者有维拉帕米和地尔硫䓬。根据药物作用持续时间，钙通道阻滞剂又可分为短效和长效。长效包括长半衰期药物，例如氨氯地平、左旋氨氯地平；脂溶性膜控型药物，例如拉西地平、乐卡地平；缓释或控释制剂，例如非洛地平缓释片、硝苯地平控释片。降压作用主要通过阻滞电压依赖L型钙通道减少细胞外钙离子进入血管平滑肌细胞内，减弱兴奋－收缩偶联，降低阻力血管的收缩反应。钙通道阻滞剂还能减轻ATII和α型肾上腺素能受体的缩血管效应，减少肾小管钠重吸收。钙通道阻滞剂降压起效迅速，降压疗效和幅度相对较强，疗效的个体差异性较小，与其他类型降压药物联合治疗能明显增强降压作用。钙通道阻滞剂对血脂、血糖等无明显影响，服药依从性较好。相对于其他降压药物，钙通道阻滞剂还具有以下优势：对老年患者有较好降压疗效，高钠摄入和非甾体类抗炎药物不影响降压疗效，对嗜酒患者也有显著降压作用，可用于合并糖尿病、冠心病或外周血管病患者，长期治疗还具有抗动脉粥样硬化作用。主要缺点是开始治疗时有反射性交感活性增强，引起心率增快、面部潮红、头痛、下肢水肿等，尤其是在使用短效制剂后。非二氢吡啶类抑制心肌收缩和传导功能，不宜在心力衰竭、窦房结功能低下或心脏传导阻滞患者中应用。

（4）血管紧张素转换酶抑制剂　降压作用主要通过抑制循环和组织 ACE，使 ATII 生成减少，同时抑制激肽酶使缓激肽降解减少。降压起效缓慢，3 ～ 4 周时达最大作用，限制钠盐摄入或联合使用利尿剂可迅速起效和增强作用。ACEI 具有改善胰岛素抵抗和减少尿蛋白作用，对肥胖、糖尿病和心脏、肾脏靶器官受损的高血压患者具有较好的疗效，特别适用于伴有心力衰竭、心肌梗死、房颤、蛋白尿、糖耐量减退或糖尿病肾病的高血压患者。不良反应主要是刺激性干咳和血管性水肿。干咳发生率为 10% ～ 20%，可能与体内缓激肽增多有关，停用后可消失。高钾血症、妊娠妇女和双侧肾动脉狭窄患者禁用，血肌酐超过 3m/dl 的患者使用时需谨慎，应定期监测血肌酐及血钾水平。

（5）血管紧张素 II 受体拮抗剂　降压作用主要通过阻滞组织 AT II 受体亚型 AT_1，起到有效地阻断 AT II 引起的血管收缩，水钠潴留与重构作用。近年来的研究表明阻滞 AT_1 负反馈引起 AT II 增加，可激活另一受体亚型 AT_2，能进一步拮抗 AT_1 的生物学效应。降压作用起效缓慢，但持久而平稳。低盐饮食或与利尿剂联合使用能明显增强疗效。多数 ARB 随剂量增大降压作用增强，治疗剂量窗较宽。最大的特点是直接药物有关的不良反应较少，一般不引起刺激性干咳，持续治疗依从性高，治疗对象和禁忌证与 ACEI 相同。

4. 降压治疗方案

大多数无并发症的患者可单独或联合使用噻嗪类利尿剂、β 受体拮抗剂、CCB、ACEI 和 ARB，治疗应从小剂量开始。临床实际使用时，患者合并心血管危险因素状况、靶器官损害、并发症、降压疗效、不良反应以及药物费用等，都可能影响降压药的具体选择。目前认为，2 级高血压患者在开始时就可以采用两种降压药物联合治疗，联合治疗有利于血压较快达到目标值，也利于减少不良反应。

联合治疗应采用不同降压机制的药物，我国临床主要推荐应用优化联合治疗方案是：ACEVARB+ 二氢吡啶类 CCB，ARB/ACEI+ 噻嗪类利尿剂，二氢吡啶类 CCB+ 噻嗪类利尿剂，二氢吡啶类 CCB+β 受体拮抗剂。次要推荐使用的联合治疗方案是：利尿剂 +β 受体拮抗剂，a 受体拮抗剂 +β 受体拮抗剂，二氢吡啶类 CCB+ 保钾利尿剂，噻嗪类利尿剂 + 保钾利尿剂。三种降压药联合治疗一般必须包含利尿剂，采用合理的治疗方案和良好的治疗依从性，一般可使患者在治疗 3 ～ 6 个月内达到血压控制目标值。对于有并发症的患者，降压药和治疗方案选择应该个体化。

降压治疗的益处主要是通过长期控制血压达到的，所以高血压患者需要长期降压治疗，尤其是高危和很高危患者。在每个患者确立有效治疗方案血压控制后，仍应继续治疗，不应随意停止治疗或频繁改变治疗方案，停用降压药后多数患者在半年内又回复到原来的血压水平。由于降压治疗的长期性，因此患者的治疗依从性十分重要。采取以下措施可以提高患者治疗依从性：医师与患者之间保持经常性的良好沟通，让患者和家属参与制订治疗计划，鼓励患者家中自测血压。

对高血压患者生活方式的干预和药物治疗是根本治疗手段，近年来，经皮肾动脉交感神经消融治疗显示出初步疗效和前景，其他非药物治疗的方法尚缺乏有效性证据。

第二节　高血压的中医诊疗方法

一、定义

高血压病是指一种以动脉收缩压和舒张压升高为特征的，可伴有心脏、血管、脑、肾脏和视网膜等器官功能或器质性病变的全身性疾病。本病多归属于中医学“头痛”“眩晕”范畴，以“眩晕”居多，是以脏腑气血阴阳平衡失调为主要病机。

眩是指眼花或眼前发黑，晕是指头晕或感觉自身或外界景物旋转，二者常同时并见，故称为“晕眩”。轻者闭目即止，重者如坐车船，旋转不定，不能站立，或伴有恶心、呕吐、出汗，甚则仆倒等症状。

眩晕是临床常见病证，可见于梅尼埃病、良性位置性眩晕、低血糖症、高血压病、低血压症、脑动脉硬化症、椎–基底动脉供血不足、贫血等。

二、病因及病机

（一）病因

1. 情志不遂

忧郁恼怒太过，肝失条达，肝气郁结，气郁化火，肝阴耗伤，风阳易动，上扰头目，发为眩晕。

2. 年高体弱

肾为先天之本，主藏精生髓，脑为髓之海。若年高肾精亏虚，髓海不足，无以充盈于脑，或体虚多病，或房劳过度，阴精亏虚，均可导致髓海空虚，发为眩晕。如肾阴虚亏，水不涵木，肝阳上亢，肝风内动，亦可发为眩晕。

3. 久病劳倦

若久病体虚，脾胃虚弱，或失血之后，耗伤气血，或忧思劳倦，均可导致气血两虚，气虚则清阳不升，血虚则头窍失养，故而发为眩晕。

4. 饮食不节

嗜酒无度，过食肥甘，损伤脾胃，以致健运失司，水湿内停，积聚生痰，痰阻中焦，清阳不开，头窍失养，故发为眩晕；或饮食衰少，气血不足，致脑失所养，发为眩晕。

5. 外感六淫

寒则收引，热则弛张，巅顶之上唯风可到，湿性黏滞，燥性干涩，均致经脉运行失度，挛急异常，而致脑失所养，发为眩晕。

此外，跌仆坠损，头脑外伤，瘀血停留，阻滞经脉，而致气血不能上荣于头目，故眩晕时作。

（二）病机

眩晕之基本病理变化，不外虚实两端。虚者为气、血、精不足，髓海失养；实者为风、火、痰、瘀扰乱，清窍失宁。本病的病位在于脑窍，其病变脏腑与肝、脾、肾三脏相关。肝乃风木之脏，其性主动主升，若肝肾阴亏，水不涵木，阴不维阳，阳亢于上，或气火暴升，上扰头目，则发为眩晕。脾为后天之本，气血生化之源，若脾胃虚弱，气血亏虚，清窍失养，或脾失健运，痰浊中阻，或风阳挟痰，上扰清空，均可发为眩晕。肾主骨生髓，脑为髓海，肾精亏虚，髓海失充，亦可发为眩晕。

在眩晕的病变过程中，各种病因彼此影响，病机相互夹杂或转化。如脾胃虚弱，气血亏虚而生眩晕，而脾虚又可聚湿生痰，二者相互影响，临床上可以表现为气血亏虚兼有痰湿中阻的证候。如痰湿中阻，郁久化热，形成痰火为患，甚至火盛伤阴，形成阴亏于下、痰火上蒙的复杂局面。再如肾精不足，本属阴虚，若阴损及阳，或精不化气，可以转为肾阳不足或阴阳两虚之证。此外，风阳每挟有痰火，肾虚可以导致肝旺，久患入络形成瘀血，故临床常形成虚实夹杂之证候。若中年以上，阴虚阳亢，风阳上扰，眩晕常作者往往有中风暴厥的可能。

三、诊断及治疗

（一）诊断依据

头晕目眩，视物旋转，轻者闭目即止，重者如坐车船，甚则仆倒，可伴有恶心呕吐、眼球震颤、耳鸣耳聋，汗出、心悸心慌、面色苍白等。

（二）病证鉴别

1. 眩晕与中风

中风以猝然昏仆，不省人事，口舌歪斜，半身不遂，失语，或不经昏仆，仅以㖞僻不遂为特征。眩晕之甚者晕倒与中风昏仆相似，但晕倒者记忆空白，瞬间即清，且无半身不遂、口舌歪斜诸症。也有部分中风患者以眩晕，头痛为其先兆表现，故临证当注意中风与眩晕的区别与联系。

2. 眩晕与厥证

厥证以突然昏扑，不省人事，四肢双冷为特征，发作后可在短时间内苏醒，严重者可一厥不复而死亡。眩晕严重者也有欲仆或眩晕扑倒的表现，眩晕患者虽记忆空白，但意识并不丧失。

（三）辨证论治

1. 辨证要点

（1）辨相关脏腑　眩晕病在脑窍，但与肝、脾、肾三脏功能失调密切相关，肝阳上亢之眩晕兼见头胀痛、面色潮红、急躁易怒、口苦脉弦等症状。脾胃虚弱，气血不足之眩晕，兼有纳呆、乏力、面色㿠白等症状。脾失健运，痰湿中阻之眩晕，兼见纳呆呕恶、头痛、苔腻诸症。肾精不足之眩晕，多兼有腰酸腿软、耳鸣如蝉等症。

（2）辨标本虚实　凡眩晕轻，反复发作，遇劳即发，伴两目干涩，腰膝酸软，或面色㿠白，神疲乏力，脉细或弱者，多属虚证，由精血不足或气血亏虚所致。凡眩晕重，或突然发作，视物旋转，伴呕恶痰涎，头痛，面赤，形体壮实者，多属痰湿所致；瘀血所致者，眩晕日久，伴头痛，痛点固定，唇舌紫暗，舌有瘀斑；肝阳风火所致者，眩晕，面赤，烦躁，口苦，肢麻震颤，甚则昏仆，脉弦有力。

（四）治疗原则

眩晕的治疗原则是补虚泻实，调整阴阳。虚者当补益气血，滋养肝肾，填精生髓；实者当潜阳息风，清肝泻火，化痰行瘀。

（五）证治分类

1. 肝阳上亢证

症状：眩晕，耳鸣，头目胀痛，口苦，失眠多梦，遇烦劳郁怒而加重，甚则仆倒，颜面潮红，急躁易怒，肢麻震颤，舌红苔黄，脉弦或数。

证机概要：肝阳风火，上扰清窍。

治法：平肝潜阳，清火息风。

代表方：天麻钩藤饮加减。本方功用平肝潜阳，清火息风，可用于肝阳偏亢，风火上扰而导致的眩晕。

常用药：天麻、石决明、钩藤平肝潜阳息风，牛膝、杜仲、桑寄生补益肝肾，黄芩、山栀，菊花清肝泻火，白芍柔肝滋阴。

若肝火上炎较甚，口苦目赤，烦躁易怒者，酌加龙胆草、川楝子、夏枯草；若肝阴虚较甚，目涩耳鸣，腰酸膝软，可酌加何首乌、生地黄、玄参；若见目赤便秘，可选加当归龙荟丸；若眩晕剧烈，兼见手足麻木或震颤者，加羚羊角、石决明、蜈蚣等。

2. 痰湿中阻证

症状：眩晕，头重昏蒙，或伴视物旋转，胸闷恶心，呕吐痰涎，食少多寐，舌苔白腻，脉濡滑。

证机概要：痰浊中阻，上蒙清窍，清阳不升。

治法：化痰祛湿，健脾和胃。

代表方：半夏白术天麻汤加减。本方燥湿化痰，平肝息风，用于治疗脾虚湿盛，风痰上扰之眩晕。

常用药：半夏、陈皮健脾燥湿化痰，白术、薏苡仁、茯苓健脾化湿，天麻化痰息风，止头眩。

若眩晕较甚，呕吐频作，视物旋转，可酌加代赭石、竹茹、生姜、旋覆花；若脘闷纳呆，加砂仁；若兼见耳鸣重听，可酌加郁金、菖蒲、葱白；若痰郁化火，头痛头胀，心烦口苦，渴不欲饮，舌红苔黄腻，脉弦滑者，宜用黄连温胆汤。

3. 瘀血阻窍证

症状：眩晕，头痛，兼见健忘，失眠，心悸，精神不振，耳鸣耳聋，面唇紫暗，舌暗有瘀斑，脉涩或细涩。

证机概要：瘀血阻络，气血不畅，脑失所养。

治法：祛瘀生新，活血通窍。

代表方：通窍活血汤加减。本方活血化瘀，通窍止痛，用于治疗跌仆外伤，瘀阻头窍而导致的眩晕、头痛诸症。

常用药：川芎、赤芍、桃仁、红花活血化瘀，通窍止痛；白芷、菖蒲、老葱通窍理气，温经止痛；当归养血活血；地龙、全蝎善入经络，镇疼祛风。

若兼见神疲乏力，少气自汗等症，加入黄氏、党参；若兼心烦面赤，舌红苔黄者，加栀子、连翘、薄荷、桑叶、菊花；若兼畏寒肢冷，感寒加重，可加附子、桂枝，头颈部不能转动者，加威灵仙、鬼箭羽、王不留行。

4. 气血亏虚证

症状：眩晕动则加剧，劳累即发，面色皖白，神疲乏力，倦怠懒言，唇甲不华，发色不泽，心悸少寐，纳少腹胀，舌淡苔薄白，脉细弱。

证机概要：气血亏虚，清阳不振，脑失所养。

治法：补益气血，调养心脾。

代表方：归脾汤加减。本方功用补益气血，健脾养心，主治因心脾两虚，气血不足而导致的眩晕等。

常用药：党参、白术、黄芪益气健脾；当归、熟地、大枣补血生血养心，茯苓、炒扁豆、生姜补中健脾，远志、茯神、龙眼肉养血安神。

若中气不足，清阳不升，兼见气短乏力，纳少神疲，便溏，脉象无力者可合用补中益气汤；若自汗时出，易于感冒，当重用黄芪，加防风、浮小麦；若脾虚湿盛，腹泻或便溏，腹胀纳呆，舌淡舌胖边有齿痕，可酌加薏苡仁，炒扁豆，泽泻等，当归宜炒用；若兼见形寒肢冷，腹中隐痛，脉沉者，可酌加桂枝、干姜；若血虚较甚，面色皖白，唇舌色淡者，可加阿胶、紫河车粉（冲服）；若兼见心悸任仰，少寐健忘者，可加柏子仁、合欢皮、夜交藤。

5. 肾精不足证

症状：眩晕日久不愈，精神萎靡，腰酸膝软。少寐多梦，健忘，两目干涩，视力减退；遗精滑泄，耳鸣齿摇；或颧红咽干，五心烦热、舌红少苔，脉细数；面色皖白，形寒肢冷，舌淡嫩，苔白，脉弱尺甚。

证机概要：肾精不足，髓海空虚，脑失所养。

治法：滋养肝肾，益精填髓。

代表方：左归丸加减。本方滋阴补肾，填精补髓，主治因肾精不足，精海失养而导致的眩晕。

常用药：熟地、山萸肉、山药滋阴补肾；龟板、鹿角胶、紫河车滋肾助阳，益精填髓；杜仲、枸杞子、菟丝子补益肝肾；牛膝强肾益精。

若阴虚火旺，症见五心烦热，潮热颧红，舌红少苔，脉细数者，可加鳖甲、知母、黄柏、牡丹皮、地骨皮等；若肾失封藏固摄，遗精滑泄者，可酌加芡实、莲须、桑螵蛸、紫石英等；若兼失眠，多梦，健忘者，加阿胶、鸡子黄、酸枣仁、柏子仁等。

若阴损及阳，肾阳虚明显，表现为四肢不温，形寒怕冷，精神萎靡，舌淡脉沉者，或予右归丸，或酌配巴戟天、仙灵脾、肉桂；若兼见下肢浮肿，尿少等，可加桂枝、茯苓，泽泻等；若兼见便溏，腹胀少食，可加白术、茯苓。

四、预后及预防

（一）预后转归

眩晕多虚实互见，迁延反复，时作时止。眩晕发作时，积极治疗每可中止或减轻眩晕的程度；迁延日久者，要积极寻找病因并治疗原发疾病，才能达到治疗目的。极少数患者治疗不当或不及时，有发为中风之虞。

（二）预防调护

预防眩晕之发生，应避免和消除导致眩晕发生的各种内外致病因素。要坚持适当的体育锻炼，增强体质；保持心情舒畅，情绪稳定，防止七情内伤：注意劳逸结合，避免体力和脑力的过度劳累；饮食有节，防止暴饮暴食，少食肥甘醇厚及过咸伤肾之品，尽量戒烟戒酒。

（三）临证备要

1. “诸风掉眩，皆属于肝”

肝木旺，风气甚，则头目眩晕，眩晕之病与肝关系最为密切。其病位虽主要在肝，但由于患者体质因素及病机的不同，可表现肝阳上亢、内风上旋，水不涵木、肝阳上扰，血虚生风、肝郁化火等不同的证候，因此，临证之时，当根据病机的异同择用平肝、柔肝、养肝、疏肝、清肝诸法。

2. 警惕“眩晕乃中风之渐”

眩晕证在临床较为多见，其病变以虚实夹杂为主，其中因肝肾阴亏，肝阳上亢而导致的眩晕最为常见，此型眩晕若肝阳暴亢，阳亢化风，可挟痰挟火，窜走经隧，患者可以出现眩晕头胀，面赤头痛，肢麻震颤，甚则昏倒等症状，当警惕有发生中风的可能。必须严密监测血压、神志、肢体肌力、感觉等方面的变化，以防病情突变。还应嘱咐患者忌恼怒急躁，忌肥甘醇酒，按时服药，控制血压，定期就诊，监测病情变化。

3. 配合手法治疗

部分眩晕患者西医诊断属椎－基底动脉供血不足，检查多发现有颈椎病的表现，临证除给予药物治疗外，还可以适当配合手法治疗，以缓解颈椎病的症状。还应嘱患者注意在锻炼颈肩部肌肉时，避免突然、剧烈地改变头部体位，避免高空作业。

第三节　高血压的维吾尔医诊疗方法

一、定义

由多种因素所致的动脉压力增高、临床上主要表现为头胀痛、头晕、眼花，加重时可有短暂性语言障碍、视觉障碍、晕厥、心悸、呼吸加快、多尿等表现的气质失调类疾病。高血压是多种心脏血管疾病的重要病因及危险因素，可影响到心、脑、肾的结构与功能最终导致重要脏器功能衰竭。中年女性多见于男性，维医名为血浪症。

高血压分为原发性高血压及继发性高血压，原发性高血压是指血管自身疾病，继发性高血压是指某些确定的疾病及病因引起的高血压。

二、诱因

1. 血液质增多性高血压病

长期大量食用湿热属性的饮食物、药物，居住湿热环境等，使体内湿热性气质偏盛，血管温热性气质加重，血管敏感性增高，通透性变差，增多的血液质可影响血管物质代谢，阻塞血管，损伤血管组织，驱力被损耗，引发高血压症。

2. 血液质浓稠性高血压

血液质量发生变化，血液在血管内流动减弱，血管组织营养不足等这些因素可影响气道物质代谢，阻塞血管，损伤组织，驱力被损耗，引发血压升高。

3. 胆液质烧焦型高血压

成分中混入腐败物后质量发生变化，味变苦的一种异常胆液质属于热性。其刺激性强，此异常体液质形成以后会使正常胆液质的功能受阻，浸入血管组织导致营养不足等这些因素可影响气道物质代谢，阻塞血管，损伤和感染胸膜组织，驱力被损耗，引发炎症。

4. 高脂血性高血压

体内脂肪发生变化，脂肪在血管内堆积致血液在血管内流动减弱，血管组织营养不足等这些因素可影响气道物质代谢，阻塞血管，损伤组织，驱力被损耗，引发血压升高。

5. 涩味黏液质性高血压

长期大量食用湿寒属性的饮食、药物，活动少，居住湿寒环境和过度受湿寒空气影响等，使体内黏液质偏盛，并异常聚集于血管，附着在血管内胸腔异常黏液质阻塞血管后使血管营养不足，“力”被损耗，导致血液对血管的压力升高。

6. 异常沉液质性高血压

长期大量服用干性食物、药物，或有低落、忧虑、悲伤、压抑等情志失常，长期过度从事脑力和体力活动，长期居住干寒环境和过度干寒空气的影响等，使体内干寒体液偏盛，体内异常体液质日久未祛，其在“热”的作用下烧焦导致异常物质的产生，干寒性分量重，质地稠，易沉淀，具有强刺激性和破坏性。若干寒性沉积于血管极易附着于血管上使血管干寒属性更加增强，使血管变硬变窄，通透性变差，容易引发“废弃物”凝结，为排除受阻而长期刺激血管导致损伤，驱力被损耗而引发炎症。

7. 情志因素

忧虑等使机体的摄主力减弱，热量容易散发，使机体与血管的气质倾向于干寒。气道原本气质属于干寒，当机体干寒属性过盛，首先影响血管使血管干寒特性更强，同时情绪影响大脑皮质功能使神经敏感性增强，影响调节血管的功能，刺激血管，导致血管的压力增高。

8. 遗传因素

有高血压家族史。

9. 其他

多见于吸烟者，长期处于工作紧张状态者，如售票员、飞行员、统计员、会计等。

三、临床表现

起病缓慢，发病渐进，一般缺乏特殊的临床表现，大多数患者开始时无症状，仅在测量血压时或发生心、脑、肾等并发症时才被发现，常见的症状有头晕、头疼、眼花、疲劳、心悸等，呈轻度持续性，多数症状可自行缓解，在紧张或劳累后加重，也可出现视力模糊、鼻出血等症状。症状与血压水平有一定的关联，因高血压性血管痉挛或扩张所致。典型的高血压头痛在血压下降后即可消失。高血压患者还可以出现受累器官的症状如胸闷、气短、心绞痛、多尿等，有些症状可能是降压药的不良反应所致。少数患者随着病情发展，舒张压≥ 130mmHg，并出现头痛、视力模糊、眼底出血、乳头水肿，肾脏损害突出，持续蛋白尿、血尿与管型尿等。

四、诊断

1. 临床症状

头晕、头疼、眼花、疲劳、心悸，胸闷、气短、心绞痛、多尿，视力模糊、眼底出血、乳头水肿，肾脏损害突出，持续蛋白尿、血尿与管型尿等。

2. 测血压

1 级高血压：舒张压 90 ～ 99mmHg，收缩压 140 ～ 159mmHg，常处于波动状态，不伴有靶器官疾病。

2 级高血压：舒张压 100 ～ 109mmHg，收缩压 160 ～ 179mmHg，伴有心、脑、肾等器官疾病累及其中一个。

3 级高血压：舒张压大于 110mmHg，累及靶器官两个及以上病理改变。

测血压时血压高于 140/90mmHg，或者不管收缩压多少，舒张压高于 90mmHg，就可诊断为高血压。

五、预后和转归

及时积极地治疗均可控制血压，若不及时治疗可导致：高血压危象，（头痛、烦躁、眩晕、恶心、呕吐、心悸、气急、视力模糊等严重症状。）高血压脑病，脑血管病，心力衰竭，慢性肾衰竭，主动脉夹层。

六、治疗

（一）治疗原则

（1）调节气质，使致病体液质成熟，采用排泄法。

（2）清除病因。

（3）利尿、保持血管弹性、扩张血管，血压稳定后以强心、增强体质、补脑，保肾为主。

（二）治疗方法

1. 血液质增多型

清血药龙葵果蒸露，每次内服 50 ～ 100mL，每日 2 次，饭后趁热服用。红枣糖浆，每次内服 50 ～ 100mL，每日 2 次，饭后趁热服用。檀香糖浆，每服 30mL，每日 3 次，饭后内服。

睡莲花蒸露每次 30mL，每日 3 次，饭后内服。乌莓糖浆，每次内服 50 ～ 100mL，每日 2 次，饭后趁热服用。檀香蒸露每次 30mL，每日 3 次，饭后内服。调节血液质后会出现一系列症状变化，此时即可选用放血等疗法。

2. 胆液质烧焦型

成熟剂加利尿、扩管、强心、补脑选用香青兰、牛舌草、蚕丝、水龙果、三条筋、印度多椰菊做合剂，每次内服 50 ～ 100mL，每日 2 次，饭后趁热，服用 7 ～ 9 天。烧焦性胆液质成熟后出现一系列体液质成熟的症状变化此时，即可给予烧焦性胆液质清除剂每次内服 70mL，每日 2 次，3 ～ 5 天清除异常胆液质。

3. 涩味黏液质型

成熟剂加利尿、扩管、强心、补脑选用檀香、菊苣子、青莱子、香青兰、黄华柳、从罗、牛舌草、蚕丝、水龙果、薰衣草做合剂，每次内服 50 ～ 100mL，每日 2 次，饭后趁热服用，7 ～ 9 天。

涩味黏液质成熟后出现一系列体液质成熟的症状变化，此时可给予涩味黏液质清除剂，每次内服 70mL，每日 2 次，3 ～ 5 天清除涩味黏液质。

4. 沉液质型

成熟剂加利尿、扩管、强心、补脑选用檀香、菊苣子、香青兰、牛舌草、蚕丝、水龙果、玫瑰花、破布木果、薰衣草、铁线蕨、赤芍、罗望于、米莲花做合剂，每次内服 50 ～ 100mL，每日 2 次，饭后趁热服用，9 ～ 12 天。沉液质成熟后出现一系列体液质成熟的症状变化，此时可给予清除剂每次内服 70mL，每日 2 次，3 ～ 5 天清除异常体液质。

利尿、保持血管弹性、扩张血管、强心、补脑、保肾选用檀香、菊苣子、香青兰，牛舌草、蚕丝、水龙果、各 30g，玫瑰花、破布木果、薰衣草、铁线蕨、赤芍、罗望子、水莲花各 20g。

小檗实、蓝莓各 50g 做泡剂，每次内服 50 ～ 100mL，每日 2 次，饭后趁热服用。

白檀香、大麦各 20g，紫檀香 10g，牛舌草蒸露 20mL，加适量洋甘油制成敷剂，外敷于胸部。

香青兰、牛舌草、小茴香、天山堇菜、毛甘松、阿有魏实各 30g，做浸泡剂，每次内服 50 ～ 100mL，每日 2 次，饭后趁热服用。

水莲花、牛舌草各 7g，红枣、乌梅、菊苣子、玫瑰花各 6g，芫荽 10g。水煎服，每次 50mL，每日 2 次，饭后服用。

檀香蒸露每次内服 50 ～ 100mL，每日 3 次，饭后趁热服用。菊苣蒸露每次内服 50 ～ 100mL，每日 3 次，饭后趁热服用。高血压口服液每次内服 10g，每日 2 次，饭后服用。红枣糖浆每次内服 50 ～ 100mL，每日 3 次，饭后趁热服用。小檗实糖浆每次内服 50 ～ 100mL，每日 3 次，饭后趁热服用。天山堇菜糖浆每次内服 50 ～ 100mL，每日 3 次，饭后趁热服用。檀香糖浆每次内服 50 ～ 100mL，每日 3 次，饭后趁热服用。

珍珠蜜膏每次内服 10g，每日 3 次，饭后服用。牛舌草蜜膏每次内服 10g，每日 3 次，饭后服用。檀香蜜膏每次内服 10g，每日 3 次，饭后服用。薰衣草密膏每次内服 10g，每日 3 次，饭后服用。菟丝草密膏每次内服 10g，每日 3 次，饭后服用。芫荽子诃子膏每次内服 10g，每日 3 次，饭后服用。醒脑止痛片每次内服 3 ～ 5 片，每日 2 次，饭后服用。

病情好转以后第三步巩固治疗：开胃余甘子消食膏，每日 2 次每次 10g；龙涎香消食膏，每日 2 次，每次 8g；复方诃子膏，每日 2 次，每次 8g；珍珠糖膏，每日 2 次，每次 10g；爽心蜜膏，每日 3 次，每次 10mL．根据病情以上膏剂均为饭后服用。

七、注意事项

（1）忌食质地浓稠，易产生腐气，难消化，刺激性的食物以及调味品，如牛奶、奶酪、酸奶、黄油等。

（2）应食用易消化，营养价值高、低盐、低脂的食物，如飞禽肉汤、羊肉汤、羊羔肉米粥等清淡食物。

（3）避免受凉、感冒、吸烟、过度性生活、情绪波动、精神紧张、恐慌、犹豫愤怒及烦恼、酗酒、吸烟，避免工作过度紧张、劳累等。

（4）适当运动，适当休息，养成良好的饮食和生活习惯，保持良好的心理状态，注意保暖。

（5）保持良好的精神状态。

第四节　名医对高血压的临床实践及独特的学术思想

一、维吾尔医对高血压疾病的认知

本病维吾尔医学名为朱沙尼混，又称依密提拉衣代米（脉管充血）、海亚尼代米（血液沸腾）、买维吉代米（血液奔腾），是指头痛、眩晕、血压升高为主要特征的病症。病因多由在各种体内外不良因素影响下，体液失衡，气质失调，损害心、脑、肝支配器官引起血热升高，血浓度增高，血管脂肪沉着，血管阻滞等所致。凡长期神经衰弱，精神创伤，精神压力，过多从事脑力劳动，多食肥厚食物，肥胖少动，长期酗酒、吸烟过多，脑部肿瘤及某些肾脏病等均可成为诱发本病之因素。多见于40岁以上者，多为高血压病；年轻者，多为是高血压症。高血压病和高血压症虽然以血压升高为特点，但性质有所不同，前者为病理性变化，后者为生理性变化。根据病期和致病因素，分为急性和慢性，本病前期多为急性，而急性多为热性，由体液型热性（胆液质和血液质）气质失调或非体液型热性气质失调所致；慢性多为寒性，多由体液型寒（黏液质或沉液质）性气质失调或非体液质型寒性气质失调所致。初始无明显症状，逐渐出现脑后连着颈部疼痛、头胀、眩晕、鼻衄、失眠、心悸、胸闷等。随着病程的延长，病情随之加重，心壁增厚而导致心脏衰弱。出现劳后心率加快，气急咳嗽，口吐泡沫黏痰等。若脑血管发生痉挛，症见暂时性失明，失音，手足麻痹不能动；重则可引起脑溢血，一侧手足瘫痪，口眼歪斜，严重者可导致死亡。

二、名医对朱沙尼混（高血压）的诊断

导师买买提艾力·阿木提在门诊看病时，首先给患者把脉，看舌苔，观察眼睛、身体有无水肿情况，再给患者测血压，询问患者家族疾病史，为了避免漏诊导师同时给患者开一些常用的实验室指标检查项进行检查，排除其他干扰性疾病后给患者做体液质分型并对症治疗。导师坐诊遇见的高血压疾病分类如下：

1. 血液质增多性高血压病

大量食用湿热属性的饮食物、药物，居住湿热环境等，使体内湿热性气质偏盛，血管温热性气质加重，血管敏感性增高，通透性变差，增多的血液质可影响血管物质代谢，阻塞血管，损伤血管组织，“力”被损耗，引发高血压症。

2. 血液质浓稠性高血压

血液质量发生变化，血液质在血管内流动减弱，血管组织营养不足等这些因素可影响气道物质代谢，阻塞血管，损伤组织驱力被损耗，引发血压升高。

3. 异常胆液质型高血压

成分中混入腐败物后质量发生变化，味变苦的一种异常胆液质属于热性。其刺激性强，此异常体液质形成以后会使正常胆液质的功能受阻，浸入血管组织导致营养不足等这些因素可影响气道物质代

谢，阻塞血管，损伤和感染胸膜组织，驱力被损耗，引发炎症。

4. 异常黏液质性高血压

大量口服湿寒属性的饮食，药物，活动少，居住湿寒环境和过度受湿寒空气影响等，使体内黏液质偏盛，并发生异常，聚集于血管，附着在血管内胸腔异常黏液质阻塞血管后使血管营养不足，“力”被损耗，导致血液对血管的压力升高。

5. 异常沉液质性高血压

长期大量服用干性食物、药物，或有低落、忧虑、悲伤、压抑等情志失常，长期过度从事脑力和体力活动，长期居住干寒环境和过度干寒空气的影响等，使体内干寒体液偏盛，体内异常体液质日久未祛，其在“热”的作用下烧焦导致异常物质的产生，干寒性分量重，质地稠，易沉淀，具有强刺激性和破坏性。若干寒性沉积于血管极易附着于血管上使血管干寒属性会更加增强，使血管变硬变窄，通透性变差，容易引发“废弃物”凝结，为排除受阻而长期刺激血管导致损伤，“力”被损耗而引发炎症。

6. 高脂血性高血压病

体内脂肪发生变化，脂肪在血管内堆积致血液在血管内流动减弱，血管组织营养不足等这些因素可影响气道物质代谢，阻塞血管，损伤组织，驱力被损耗，引发血压升高。

三、导师总结出来的在我区高血压疾病引起的因素

1. 遗传因素

高血压有一定的家族史，父母均为高血压者，其子女患病概率为50%。

2. 生活习惯因素

膳食结构不合理，如过多的钠盐，低钾饮食，大量饮酒，摄入的饱和脂肪酸均可使血压升高。吸烟可加速动脉粥样硬化的过程，为高血压的危险因素。

3. 精神及环境因素

长期的精神紧张，激动，焦虑，受噪声或不良视觉刺激因素也会引起高血压的发生。

4. 年龄因素

发病率有随着年龄增长而增高的趋势，40岁以上者多发。

四、名医对高血压诊治

（一）治疗原则

（1）心理治疗。

（2）饮食辅助治疗。

（3）调节气质，使致病体液质成熟，再采用排泄法。

（4）保持血管弹性、扩张血管、降低血脂、降低血压、利尿，血压稳定后强心、增强体质、补脑，保肾为主。

（5）非药物治疗。

（二）治疗方法

1. 异常血液质型

以清血为目的口服红枣糖浆 50 ～ 100mL，每日 3 次；檀香糖浆 50 ～ 100mL，每日 3 次；檀香蒸露 30 ～ 50mL，每日 3 次；龙葵果蒸露 50 ～ 100mL，每日 2 次；水莲花蒸露每日饭后趁热服用；艾提热菲力散 5 ～ 10g，每日 3 次，饭前服用；艾夫特蒙合剂 50 ～ 100mL，每日 3 次，饭后趁热服用。调节血液质后再选用放血等维吾尔医特色疗法。

2. 胆液质型

成熟剂加利尿、扩管、强心、补脑药选用香青兰、牛舌草、蚕丝、水龙果、三条筋、印度多榔菊做合剂，每次内服 50 ～ 100mL，每日 2 次，饭后趁热服用 7 ～ 9 天。

3. 涩味黏液质性

成熟剂加利尿、扩管、强心、补脑药选用白檀香、菊苣子、青莱子、香青兰、黄华柳、从罗、牛舌草、蚕丝、水龙果、薰衣草做合剂，每次内服 50 ～ 100mL，每日 2 次，饭后趁热服用 7 ～ 9 天。

4. 沉液质性

成熟剂加利尿、扩管、强心、补脑药选用檀香、菊苣子、香青兰、牛舌草、蚕丝、水龙果、玫瑰花、破布木果、薰衣草、铁线蕨、赤芍、罗望于、米莲花做合剂，每次内服 50 ～ 100mL，每日 2 次，饭后趁热服用，9 ～ 12 天。

根据患者的体液分型、症状、辅助检查结果及并发症选择相应的药物：口服红枣糖浆 50 ～ 100mL，每日 3 次，檀香糖浆 50 ～ 100mL，每日 3 次，檀香蒸露 30 ～ 50mL，每日 3 次，龙葵果蒸露 5 ～ 100mL，每日 2 次，菊苣蒸露每次内服 50 ～ 100mL，每日 3 次，小茴香蒸露每次内服 50 ～ 100mL，天山堇菜糖浆每次内服 50 ～ 100mL，每日 3 次，饭后趁热服用；艾提热菲力开西尼孜散 5 ～ 10g 每日 3 次，饭前服用；艾夫特蒙合剂 50 ～ 100mL，每日 3 次，饭后趁热服用。安神巴迪然吉布亚蒸露 50 ～ 100mL，每日 3 次，复方醒脑库克亚片 3 ～ 5 片，每日 2 次，饭前口服，麦尔瓦依提蜜膏每次内服 5g，每日 3 次，强心艾维西木口服液 10mL，每日 3 次，止痛努加蜜膏 10g，每日 3 次，饭后服用。

五、预防保健及饮食指导

高血压是一种可防可控的疾病，对血压 130 ～ 139mmHg/85 ～ 89mmHg 正常高值阶段、超重/肥胖、长期高盐饮食、过量饮酒人群应进行重点干预，进行预防知识普及，定期健康体检，积极控制危险因素。调整生活作息方式，保持良好、规律的生活习惯，保持放松、舒畅的心情，合理膳食，适当运动，可以有效提高身体素质，预防高血压病的发生发展。

1. 合理膳食

饮食有节，定时定量，营养均衡。以少盐少味精、清淡素食为宜，每日食盐总量控制在 2 ～ 5g 左右；减少高脂肪的食物摄入，不食动物内脏、烤肉、羊肉汤、抓饭、烤包子、羊蹄，少食蛋黄，少食甜食；保证饮食低热量、低脂肪、低胆固醇；少食动物蛋白，多食用植物蛋白；补充足够的钾，钾可对抗钠对血管的损伤，缓解高血压，含钾多的食物如香蕉、西瓜等；多食用新鲜蔬菜和水果，以及具有降压作用的食物，如芹菜、绿豆、胡萝卜、海带、木耳、苹果、山楂等。

2. 调整生活习惯

①戒烟。研究表明吸烟是引起心脑血管疾病的一个重要危险因素，香烟中含有尼古丁成分，能引起心率加快，神经中枢兴奋，促使肾上腺素分泌儿茶酚胺，使得小动脉收缩，造成血压升高。尼古丁还有刺激血管感受器从而引起血压值升高的恶劣影响，所以长期大量吸烟易形成小动脉粥样硬化。②适量饮酒。适度少量的饮酒可以扩张血管，活血通络，但大量频繁饮酒或饮用度数较高的烈酒容易引起高血压反应。③少饮茶。茶水中含有少量茶碱、黄嘌呤，具有利尿作用，可以调治高血压，且其中的维生素可防止动脉硬化。但大量饮茶会造成神经兴奋，影响睡眠，引起失眠心悸，情绪不安，故茶水需适量饮用。

3. 运动指导

研究证明，坚持适度的有氧运动可以促进血液循环，调节神经，改善心肺功能，降低胆固醇，可降低收缩压有助于血压的调控。运动强度需根据年龄层及身体素质而适度选择。进行运动时需注意，选择适度的运动方式和时间，勿过量，注意环境气候，尤其注意运动时切勿空腹，以免发生低血糖，且进食 1 小时内避免运动以免引起肠胃不适。有研究表示肥胖者患高血压病的几率明显大于体重正常的人，建议体重指数 BMI<24kg/m^2，注意减重不可操之过急，应循序渐进。建议多进行有氧运动，如散步、慢跑、游泳、太极拳和太极剑等锻炼方式。散步可在早晨、黄昏或临睡前进行，每次宜 30min 左右，每日 1 ～ 2 次，速度依据个人身体状况而定。根据某地调查研究发现，当地长期练习太极拳的 55 ～ 80 岁中老年人群，其血压明显低于同年龄组的其他老年人，且高血压发病率明显较常人低。高血压患者长期坚持慢跑锻炼，可使血压平稳下降，症状减轻。慢跑时间可由少逐渐增多，以 15 ～ 30min 为宜。患有冠心病者则不宜长跑和游泳，以免发生意外或加重病情。

4. 自身管理

提高对疾病的重视程度，增强自我管理，形成自我约束的意识，避免对身体健康不利的生活方式，且家属也要加强监督和提醒。随着科技的发展，血压的测量日益方便快捷，可以进行日常自测，选用电子血压计或者水银血压计皆可。注意测量血压时尽量选用同一时间段及同侧上肢，避免误差，且测量前不宜剧烈运动，可静坐 5min 后再测。身体素质因素上应注意放松心情，劳逸结合，保证充足的睡眠。注意老年人不可血压过低，维持在 140 ～ 155/90 ～ 100mmHg 为宜，以免血压过低引起不适或加重心脏负担。一旦出现非暂时一过性的血压升高要及时就医，不可拖延病情。

5. 心理指导

高血压患者要经常保持乐观豁达的性情，树立正确的人生观。加强思想修养，遇到事情能站得高，看得远，不要因患病而烦恼不休。故高血压病患者应该时常做这种心理暗示，使自己的情绪保持在愉悦状态，使自己从疾病中摆脱出来，不被疾病所压倒，从而可加速身体的康复。以健康的身体、饱满的情绪投入新的生活。

第五节　名医对诊疗高血压的探究思路

只要继承人能够开展有目的、多样化、科学的传承导师治疗朱沙尼混（高血压）的学术思想，才能实现为维吾尔医药事业为治疗该病的发展做出更大的贡献。

回顾性病例调查，对 1000 例不同体液质分型的高血压患者并进行辅助检查，将各项生化指标均进行统计学分析，找出按维吾尔医理论结合体征不同分析的体液分型与现代诊断技术之间的关联性，并为将来维吾尔医理论传承诊断和科学传承提供科学依据。

导师买买提艾力·阿木提认为在原来诊断的临床症状、测血压等方法需要改进，后续诊断的过程中应采用多学科合并在一起的诊断方法。他建议将来维吾尔医诊断高血压疾病方法应该是：

第一，患者应有头晕、头疼、眼花、疲劳、心悸，胸闷、气短、心绞痛、多尿，视力模糊、眼底出血、乳头水肿，肾脏损害突出，持续蛋白尿、血尿与管型尿等临床表现。

第二，测血压时血压高于 140/90mmHg，或者不管收缩压多少，舒张压高于 90mmHg。

第三，辅助检查项目：血液生化（血脂分析、肾功检查，电解质分析，空腹血糖）；全血细胞计数、血红蛋白和白血细胞比容；尿液分析（蛋白、糖和尿沉渣镜检）；24 小时动态血压监测、超声心动图、颈动脉超声、眼底、胸部 X 线检查，血浆肾素活性、血和尿醛固酮、血和尿儿茶酚胺、动脉造影、CT 或 MRI、超声波检查。如果患者上述三种检查指标都符合高血压疾病诊断程度，再确诊患者并进行精准对症治疗，以提高治疗水平和患者生存指数。

除此之外，促进研究开发有效的治疗高血压的靶向维药制剂，减轻患者痛苦。研究维吾尔医药治疗高血压的切入点，建立维吾尔医治疗高血压疾病的诊疗方案和诊疗标准，提高诊疗方法独特，有效性。各家维吾尔医医院应为高血压患者开通心理疏导门诊以转变患者对高血压的认识，提高患者战胜疾病的信心，保持情绪稳定及轻松愉快的心态，提高心理素质，改变不良的心理状态。

（阿布力克木·阿布拉）

第二章　心力衰竭

第一节　心力衰竭西医诊疗方法

一、定义

心力衰竭是各种心脏结构或功能性疾病导致心室充盈和（或）射血功能受损，心排血量不能满足机体组织代谢需要，以肺循环和（或）体循环瘀血，器官、组织血液灌注不足为临床表现的一组综合征，主要表现为呼吸困难，体力活动受损和体液潴留，心功能不全或心功能障碍理论上是一个更广泛的概念，临床症状伴有心功能不全的称之为心力衰竭（简称心衰）。

二、流行病学调查

心力衰竭是多种心血管疾病的严重和终末阶段，是全球慢性心血管疾病防治的重要内容。欧美流行病学数据显示，成年人心衰患病率为 1% ～ 2%，并随年龄增长而增加，70 岁以上的老年人甚至超过 10%。美国有数据显示，心衰患病率呈不断增长的趋势，1994 至 2003 年 10 年间增长了 34%。《中国心血管病报告 2013》提出我国心血管病患病率处于持续上升阶段，从心衰“事件链式、阶段式”发展的特点来看，心血管病及其危险因素的增加将导致事件链终点的心衰患病增加，特别是我国人口老龄化的趋势也使未来发展为心衰的人群更为庞大。

据我国 2003 年的抽样调查显示，成年人心衰患病率为 0.9%，发达国家心衰患病率约为 1% ～ 2%，每年发病率约为 0.5% ～ 1%。随着年龄的增加，心衰患病率迅速增加，70 岁以上人群患病率更上升至 10% 以上。心力衰竭患者 4 年死亡率达 50%，严重心衰患者 1 年死亡率高达 50%，而年龄校正的心衰死亡率亦呈上升趋势。尽管心力衰竭治疗有了很大进展，但心衰患者死亡数仍在不断增加。冠心病、高血压已成为慢性心力衰竭的最主要病因，据 2005 年我国 17 个地区的 CHF 病因调查可知，冠心病占 57.1% 居首位，高血压病占 30.4%，风湿性心脏病虽在病因构成中的比例已趋下降，但瓣膜性心脏病仍不可忽视。同时，慢性肺心病和高原性心脏病在我国也具有一定的地域高发性。

三、病因

（一）原发性心肌损害

1. 缺血性心肌损害

冠心病心肌缺血等。

2. 心肌炎和心肌病

各种心肌炎及心肌病均导致心力衰竭。

3. 心肌代谢障碍性疾病

以糖尿病心肌病最为常见。

（二）心脏负荷过重

1. 压力负荷（后负荷）过重

见于高血压，主动脉瓣狭窄，肺动脉高压，肺动脉瓣狭窄等。

2. 容量负荷（前负荷）过重

见于心脏瓣膜关闭不全，静脉分流性先天性心血管病，伴有慢性贫血、甲状腺功能亢进症等。

（三）诱因

有基础心脏病的患者，其心力衰竭症状往往由一些增加心脏负荷的因素所诱发。

1. 感染

以呼吸道的感染最常见。

2. 心律失常

最常见心房颤动的心律失常。

3. 血容量增加

如钠盐摄入过多，静脉液体输入过多，过快。

4. 过度体力消耗或情绪激动

如妊娠后期及分娩过程等。

5. 治疗不当

如不恰当停用利尿药物或降血压药等。

6. 原有心脏病变加重或并发其他疾病

如冠心病发生心肌梗死，风湿性瓣膜病，甲状腺功能亢进症或贫血。

四、临床表现

（一）急性心力衰竭临床表现

突发严重呼吸困难，呼吸频率常达每分钟 30 ～ 40 次，强迫坐位、面色灰白、发绀、大汗、烦躁，同时频繁咳嗽，咳粉红色泡沫痰，极重者可因脑缺氧而致神志模糊。发病伊始可有一过性血压升高，病情如未缓解，血压可持续下降直至休克。听诊时两肺满布湿性音和哮鸣音，心尖部第一心音减弱，率快，同时有舒张早期第三心音奔马律，肺动脉瓣第二心音亢进。胸部X线片显示：早期间质水肿时，上肺静脉充盈、肺门血管影模糊、小叶间隔增厚；肺水肿时，表现为蝶形；肺门严重肺水肿时，为弥漫满肺的大片阴影。重症患者采用漂浮导管行床边血流动力学监测，肺毛细血管楔压随病情加重而增高，心脏指数则相反。

（二）慢性心力衰竭临床表现

1. 右心衰竭

（1）消化道症状　胃肠道及肝瘀血引起腹胀，食欲不振，恶心，呕吐等是右心衰最常见的症状。

（2）劳力性呼吸困难　继发于左心衰的右心衰呼吸困难业已存在。单纯性右心衰为分流性先天性心脏病或肺部疾患所致，也均有明显的呼吸困难。

2. 左心衰竭

（1）不同程度的呼吸困难，劳力性呼吸困难，端坐呼吸，夜间阵发性呼吸困难，急性肺水肿。

（2）咳嗽，咳痰，咯血。

（3）乏力，疲倦，运动降，头晕，心慌等，器官组织灌注不足及代偿性心率加快所致的症状。

（4）少尿及肾功能损害症状。

3. 全心衰竭

右心衰竭继发于左心衰竭而形成全心衰竭。右心衰竭时右心排血量减少，因此阵发性呼吸困难等肺瘀血症状反而有所减轻。扩张型心肌病等表现为左、右心室衰竭者，肺瘀血症状往往不严重。左心衰竭的表现主要为心排血量减少的相关症状和体征。

五、诊断标准

心力衰竭应综合病史症状体征及辅助检查做出诊断，主要诊断依据为原有基础心脏病的证据及循环淤血的表现。症状、体征是早期发现心衰的关键，完整的病史采集及详尽的体格检查非常重要。左心衰竭的不同程度呼吸困难、肺部啰音，右心衰竭的颈静脉征、肝大、水肿，以及心衰的心脏奔马律、瓣膜区杂音等是诊断心衰的重要依据。但症状的严重程度与心功能不全程度无明确相关性，需行客观检查并评价心功能，BNP测定也可作为诊断依据，并能帮助鉴别呼吸困难的病因。

判断原发病非常重要，因为某些引起左心室功能不全的情况如瓣膜病能够治疗或逆转，同时也应明确是否存在可导致症状发生或加重的并发症。

预后评价：生存率是针对人群的描述，对患者而言，个体的预后更值得关注。准确的预后评估可为患者及家属对未来生活的规划提供必要的信息，也能判断心脏移植及机械辅助治疗的可行性。LVEF降低、NYHA分级恶化、血细胞比容下降、QRS波增宽、持续性低血压、心动过速、肾功能不全、传统治疗不能耐受、顽固性高容量负荷、BNP明显升高等均为心衰高风险及再入院率、死亡率的预测因子。

六、治疗

（一）急性心力衰竭的治疗

急性左心衰竭时的缺氧和严重呼吸困难是致命的威胁，必须尽快缓解。

1. 基本处理

（1）体位　半卧位或端坐位，双腿下垂，以减少静脉回流。

（2）吸氧　立即高流量鼻管给氧，严重者采用无创呼吸机持续加压（CPAP）或双水平气道正压（BIPAP）给氧，增加肺泡内压，既可加强气体交换，又可对抗组织液向肺泡内渗透。

（3）救治准备　静脉通道开放，留置导尿管，心电监护及经皮血氧饱和度监测等。

（4）镇静　吗啡 3 ～ 5mg 静脉注射不仅可以使患者镇静，减少躁动所带来的额外的心脏负担，同时也具有舒张小血管的功能而减轻心脏负荷的作用。必要时每间隔 15 分钟重复 1 次，共 2 ～ 3 次。老年患者可减量或改为肌肉注射。

（5）快速利尿　呋塞米 20 ～ 40mg 于 2 分钟内静脉注射，4 小时后可重复 1 次。除利尿作用外，还有静脉扩张作用，有利于肺水肿缓解。

（6）氨茶碱　解除支气管痉挛，并有一定的增强心肌收缩、扩张外周血管作用。

（7）洋地黄类药物　毛花苷 C 静脉给药最适合用于有快速心室率的心房颤动并心室扩大伴左心室收缩功能不全者，首剂 0.4 ～ 0.8mg，2 小时后可酌情再给 0.2 ～ 0.4mg。

2. 血管活性药物

（1）血管扩张剂　硝普钠，硝酸酯类（硝酸甘油、双硝酸异山梨醇酯），a 受体拮抗剂（乌拉地尔）。

（2）正性肌力药物　β 受体兴奋剂（多巴胺、多巴酚胺），磷酸二酯酶抑制剂（米力农）。

3. 机械辅助治疗

主动脉内球囊反搏（Intra–aortic balloon counterpulsation，IABP）可用于冠心病急性左心衰患者。对极危重患者，有条件的医院可采用 LVAD 和临时心肺辅助系统。

4. 病因治疗

应根据条件适时对诱因及基本病因进行治疗。

（二）慢性心力衰竭的治疗

治疗目标：防止和延缓心力衰竭的发生发展，缓解临床症状，提高生活质量；改善长期预后，降低病死率与住院率。

治疗原则：采取综合治疗措施，包括对各种可致心功能受损的疾病如冠心病、高血压、糖尿病的早期管理，调节心力衰竭代偿机制，减少负面效应，如拮抗神经体液因子的过度激活，阻止或延缓心室重塑的进展。

1. 一般治疗

（1）生活方式管理

患者教育：心衰患者及家属应得到准确的有关疾病知识和管理的指导，内容包括健康的生活方式，平稳的情绪，适当的诱因规避，规范的药物服用，合理的随访计划等。

体重管理：日常体重检测能简单直观地反应患者体液潴留情况及利尿剂疗效，帮助指导调整治疗方案，体重改变往往出现在临床体液潴留症状和体征之前。部分严重慢性心力衰竭患者存在临床或亚临床营养不良，如果患者出现大量体脂丢失或者体重减轻情况称为心源性恶液质，往往预示预后不良。

饮食管理：心衰患者血容量增加，体内水钠潴留，减少钠盐摄入有利于减轻上述情况，但在应用强效排钠利尿剂时过分严格限盐可能会导致低钠血症。

（2）休息与活动

急性期或病情不稳定者应限制体力活动，卧床休息，以降低心脏负荷，有利于心功能的恢复。但长期卧床易发生深静脉血栓形成甚至肺栓塞，同时也可能出现消化功能减低、肌肉萎缩、坠积性肺炎、褥疮等，适宜地活动能提高骨骼肌功能，改善活动耐量。因此，应鼓励病情稳定的心衰患者主动运动，根据病情轻重不同，在不诱发症状的前提下从床边小坐开始逐步增加有氧运动。

（3）病因治疗

对所有可能导致心脏功能受损的常见疾病如高血压病、冠心病、糖尿病、代谢综合征等，在尚未造成心脏器质性改变前即应早期进行有效治疗，对于少数病因未明的疾病如原发性扩张型心肌病等亦应早期积极干预，延缓疾病进展。

（4）消除诱因

常见为感染，特别是呼吸道感染，应积极选用适当的抗感染治疗，对于发热持续 1 周以上者应警惕感染性心内膜炎的可能。心律失常特别是心房颤动也是诱发心力衰竭的常见原因，快心室率心房颤动应尽快控制心室率，如有可能应及时复律。潜在的甲状腺功能亢进、贫血等也可能是心力衰竭加重的原因，应注意排查并予以纠正。

2. 药物治疗

（1）利尿剂：利尿剂是心力衰竭治疗中改善症状的基石，是心衰治疗中唯一能够控制体液潴留的药物，但不能作为单一治疗，原则上在慢性心衰急性发作和明显体液潴留时应用。利尿剂的适量应用至关重要，剂量不足则体液潴留，将减低 RASS 抑制剂的疗效并增加 B 受体拮抗剂的负性肌力作用；剂量过大则容量不足，将增加 RASS 抑制剂及血管扩张剂的低血压及肾功能不全风险。常用药物有以下几种。

袢利尿剂：以呋塞米（速尿）为代表，作用于髓袢升支粗段，排钠排钾，为强效利尿剂。对轻度心衰患者一般小剂量（20mg 口服）起始，逐渐加量，一般控制体重下降 0.5 ～ 1.0kg/d 直至干重；重度慢性心力衰竭者可增至 100mg 每日 2 次，静脉注射效果优于口服。但须注意低血钾的副作用，应监测血钾。

噻嗪类利尿剂：以氢氯噻嗪（双氢克尿噻）为代表，作用于肾远曲小管近端和髓袢升支远端，抑制钠的重吸收，并因 Na^+–k^+ 交换同时降低钾的重吸收。GFR<30mL/min 时作用明显受限。轻度心力衰竭可首选此药，12.5 ～ 25mg 每日 1 次起始，逐渐加量，可增至每日 75 ～ 100mg，分 2 ～ 3 次服用，同时注意电解质平衡，常与保钾利尿剂合用。因其可抑制尿酸排泄引起高尿酸症，长期大剂量应用可影响糖、脂代谢。

保钾利尿剂：作用于肾远曲小管远端，通过抗醛固酮或直接抑制 Na^+–K^+ 交换而具有保钾作用，利尿作用弱，多与上述两类利尿剂联用以加强利尿效果预防低血钾。临床常用药物如螺内酯（安体舒通）氨苯蝶啶、阿米洛利。

电解质紊乱是利尿剂长期使用最常见的副作用，特别是低血钾或高血钾均可导致严重后果应谨慎区分缺钠性（容量减少性）与稀释性，应注意监测。

（2）RAAS 抑制剂

血管紧张素转换酶抑制剂（ACEI）:（卡托普利、贝那普利、培哚普利、雷米普利、咪达普利、赖诺普利）等，各种 ACEI 对心衰患者的症状、死亡率或疾病进展的作用无明显差异。以小剂量起始，如能耐受则逐渐加量，开始用药后 1 ～ 2 周内监测肾功能与血钾，需定期复查，长期维持终生用药。ACEI 的副作用主要包括低血压、肾功能一过性恶化、高血钾、干咳和血管性水肿等。

血管紧张素受体抗剂（ARB）：氯沙坦，坎地沙坦，缬沙坦。

醛固酮受体拮抗剂：螺内酯等抗醛固酮制剂作为保钾利尿剂，能阻断醛固酮效应，抑制心血管重塑，改善心衰的远期预后。

肾素抑制剂：阿利吉仑（aliskiren）是新一代口服非肽类肾素抑制剂。

（3）β 受体抗剂

β 受体拮抗剂可抑制交感神经激活对心力衰竭代偿的不利作用。心力衰竭患者长期应用 β 受体拮抗剂能减轻症状、改善预后、降低死亡率和住院率，且在已接受 ACEI 治疗的患者中仍能观察到 β 受体拮抗剂的上述益处，说明这两种神经内分泌系统阻滞剂的联合应用具有叠加效应。

目前，已经临床验证的 β 受体抗剂包括选择性 β1 受体拮抗剂（美托洛尔、比索洛尔）与非选性肾上腺素能 α1、β1 和 β2 受体抗剂（卡维地洛）。

（4）正性肌力药

洋地黄类药物：地高辛，毛花苷 C（西地兰），毒毛花苷 K。

非洋地黄类正性肌力药：β 受体兴奋剂（多巴胺，酚丁胺），磷酸二酯酶抑制剂（米力农，氨力农）。

心衰患者的心肌处于血液或能量供应不足的状态，过度或长期应用正性肌力药将扩大能量的供需矛盾，加重心肌损害，增加死亡率，为此在心衰治疗中不应以正性肌力药取代其他治疗用药。

（5）扩血管药物

慢性心力衰竭的治疗并不推荐血管扩张药物的应用，对仅伴有心绞痛或高血压的患者可考虑联合治疗，对存在心脏流出道或瓣膜狭窄的患者应禁用。

3. 非药物治疗

心脏再同步化治疗（CRT）、左室辅助装置、心脏移植、细胞替代治疗等。

（三）舒张性心力衰竭的治疗

舒张性心力衰竭常同时存在收缩功能不全，若客观检查（超声心动图）左心室舒张末压（LVEDP）增高，而左心室不大，左心室射血分数（LVEF）正常则表明以舒张功能不全为主。最常见于肥厚型心肌病治疗的原则与收缩功能不全有所差别，主要措施如下：

（1）积极寻找并治疗基础病因　如治疗冠心病或主动脉瓣狭窄、有效控制血压等。

（2）降低肺静脉压　限制钠盐摄入，应用利尿剂；若肺瘀血症状明显，可小剂量应用静脉扩张剂（硝酸盐制剂）减少静脉回流，但应避免过量致左心室充盈量和心排血量明显下降。

（3）β 受体拮抗剂　主要通过减慢心率使舒张期相对延长而改善舒张功能，同时降低高血压，减轻心肌肥厚，改善心肌顺应性。因此其应用不同于收缩性心力衰竭，一般治疗目标为维持基础心率50～60次/分。

（4）钙通道阻滞剂降 低心肌细胞内钙浓度，改善心肌主动舒张功能；降低血压，改善左心室早期充盈，减轻心肌肥厚，主要用于肥厚型心肌病。维拉帕米和地尔硫䓬尽管有一定的负性肌力作用，但能通过减慢心率而改善舒张功能。

（5）ACEI/ARB 有效控制高血压，从长远来看改善心肌及小血管重构，有利于改善舒张功能，适用于高血压性心脏病及冠心病。

（6）尽量维持窦性心律，保持房室顺序传导，保证心室舒张期充血量。

（7）在无收缩功能障碍的情况下，禁用正性肌力药物。

第二节 心力衰竭中医诊疗方法

一、定义

心力衰竭属于中医的“心水”“心悸”“喘证”“水肿”等范畴，中医学中属危重症及难治病证。《内经》记载：“心胀者，烦心短气，卧不安”“脉痹不已，复感外邪，内舍于心……痹者，脉不通，烦则心下鼓，上气而喘”，其中“心胀”和“心痹”就临床表现而言可归于心力衰竭。张仲景发展了《内经》水气为病的思想，提出了“心水”病名。《金匮要略》中“心水者，其身重而少气，不得卧，烦而躁，其人阴肿”，描述出心力衰竭的主要症状。中医学“心衰”病名首见于唐代孙思邈《备急千金要方》，详述于宋代《圣济总录·心脏门》中“心衰则健忘，不足则胸腹胁下与腰背引痛。惊悸，恍惚，少颜色，舌本强”，此处“心衰”虽非心力衰竭的典型表现，但与心力衰竭是有一定联系的。

二、病因

中医学认为心主血脉，心力衰竭则是各种病因导致这一功能受损而发生的病证。心衰的病因主要为心脏自病或他脏之病影响及心，造成气血阴阳诸虚，或六淫外邪犯心，从而损伤心脏。

（一）心气虚衰为发病基础

心的主要功能是推动血液在全身经脉中运行以濡养周身，心的功能主要体现在“心气”上，即心气是推动血液在血脉中运行的动力来源。心气充沛，才能维持正常的心力、心率和心律，才能保证心血的搏出，使血液在脉管中正常运行。正如《仁斋直指方论》所谓：“人以气为主，一息不运，则机缄穷，一毫不续则穷壤判。阴阳之所以升降者，气也；血脉之所以流行者，亦气也……盛则盈，衰则虚，顺则平，逆则病。”可见，若心气虚衰，推动血液运行无力，就会出现周身失养，进一步使心功能下降。《内经》称“味过于咸，大骨气劳，短肌心气抑”。《圣济总录》中“虚劳惊悸者，心气不足，心下有停水也”，则明确指出了心气虚为心力衰竭的基本病机。邓铁涛认为：“五脏皆致心衰，非独心也。”肺、脾、肝、肾的功能失调都可影响到心，而发生心衰。心力衰竭的主要病位在心，又常常与肺、脾、肾等脏相互影响。

（二）正虚为本，瘀血为标

心力衰竭发病机制始则多因心气虚弱、气不运血、心阴亏耗，表现为气阴两虚、心血不畅，进而气虚阳衰或阴损及阳，而致“阴阳两虚，心脉瘀滞”，成为心力衰竭的病理基础。尤以心阳（气）亏虚，心脏鼓动减弱，营运无力为其病理变化的主要方面。心气不足贯穿心力衰竭始终，是心力衰竭恶化的重要因素。王清任在《医林改错》中认为“元气既虚，不能达于血管，血管无气，必停留为瘀”。心血瘀阻则出现心悸，胸闷胸痛，面色瘀黯，唇甲青紫，舌有瘀点或瘀斑等。

（三）水气泛溢为最终结果

《素问·逆调论》曰：“夫不得卧，卧则喘者，水气之客也。”可见除血脉不通外，心力衰竭还与水气内停有关。又如《三因极一病证方论·水肿证治脉例》称：“短气，不得卧，为心水。”心气虚损衰竭，无力推动血行，血流迟滞，瘀而成水。由此可以推论出：心气虚导致血瘀，血瘀又进而引起水停，从而引发了咳喘、水肿、心悸等一系列证候。

关于心衰病机虽有较多论述，但认识是有一致之处的，即心衰的正虚与标实是相互交织共同存在的。其中，阳气虚衰，水饮与血瘀内停是贯穿于心力衰竭病程中最基本的病理机制。心力衰竭的病因病机可以概括为：心气虚→血瘀→水停→心虚加重，与现代医学心力衰竭的神经内分泌机制（心功能不全→神经内分泌激活→心室重构→心功能不全加重）虽分属不同的理论体系，但在一定程度上有共通之处。

三、临床表现

（一）心血瘀阻，心气虚衰

证候：心悸，乏力，不安，胸闷气短，口唇青紫，动则尤甚。面色暗红，气短喘息，劳则加重，尿少浮肿。舌质暗红，或有瘀点，紫斑，脉细涩或结代。

（二）气阴两虚，饮凌心肺

证候：心悸，气短，乏力，胸闷憋胀，痰饮上涌，不能平卧，心烦失眠，五心烦热，口燥咽干，盗汗，头晕，目眩，急躁易怒。舌红少苔，脉细数。

（三）脾肾阳虚，水饮凌心

证候：心悸，咳嗽，气短，尿少肢肿，面色晦暗，精神不振，畏寒肢冷，腰酸尿少，动则喘促，大便溏泄，面色苍白，全身水肿。舌淡苔白，脉沉细或结代。

（四）心阳欲脱

证候：喘促，心慌，气短，四肢厥逆，精神淡漠，唇甲青紫，汗出如油，不能平卧，咳吐白色泡沫痰或粉红色泡沫痰，舌质紫暗，苔白滑，脉微细欲绝或沉迟不续。

四、诊断标准

（1）心悸、气喘、水肿为本病的主要特征。

（2）早期表现气短心悸，或夜间突发惊悸喘咳，端坐后缓解。随着病情的发展，心悸频发，动则喘甚，或持续端坐呼吸，不能平卧，咳嗽咯痰，或泡沫状血痰；水肿呈下垂性，以下肢为甚，甚则全身水肿。终末期出现胁痛，或胁下积块，面色苍白或青灰，肢冷，唇舌紫黯，脉虚数或微弱，常伴乏力、神疲、腹胀、纳呆、便溏。

（3）多有心悸、胸痹、真心痛、心痹、心瘅、肺胀、眩晕、消渴等病史，或继发于伤寒、温病，也可见于一些危重疾病的终末期，以中老年人居多。感受外邪、饮食不节、劳倦过度、五志过极等可能导致心衰发作或加重。

五、治疗

（一）辨证选择口服中药汤剂或中成药

1. 心血瘀阻、心气虚衰证

治法：益气养心，活血化瘀。

方药：血府逐瘀汤。人参、黄芪、茯苓、白术、桂枝、桃仁、红花、川芎、赤芍、甘草、大枣、柴胡、桔梗、枳壳。

2. 气阴两虚、饮凌心肺证

治法：益气养阴，泻肺平喘。

方药：生脉散合血府逐瘀汤。

人参、麦冬、五味子、生地、黄精、玉竹、桃仁、红花、柴胡、当归、川芎、赤芍、车前子、冬瓜皮。

3. 脾肾阳虚，水饮凌心证

治法：益气温阳，化瘀利水。

方药：真武汤加减。

常用药：炮附子、茯苓、白术、生姜、白芍等。

4. 心阳欲脱证

治法：回阳救逆。

方药：四逆汤加人参汤。

常用药：附子，干姜，人参、龙骨、牡蛎等。

（二）辨证选择中成药

参麦注射液：用于心衰气阴两虚证。

丹红注射液：用于冠心病缺血性心肌病、心肌梗死、心衰等证属血瘀水停者。

益气养阴、活血化瘀中成药：心通舒胶囊、稳心颗粒。

（三）心衰中医特色疗法

1. 针灸疗法

（1）主穴为大椎、风门、肺俞、心俞，手法为点刺，不留针。

（2）气促配膻中、肺俞；腹胀配中脘、支沟；尿少配肾俞、三阴交。

（3）阳虚明显者，艾灸关元、气海、神阙；气阴两虚者，针刺取肾俞、神门、心俞、劳宫；水肿不消者，针刺选水分、气海，用补法。

2. 活血利水足疗法

（1）药物组成：红花 10g，金银花 10g，当归 10g，玄参 10g，泽泻 10g，生甘草 10g。

（2）功效：活血化瘀、利水消肿。

（3）方法：先煎适量药液倒入足浴盆中，水深以覆盖踝关节以上 5cm 为宜，温度 38℃～40℃，将双足在药液中浸泡 30 分钟后，用干毛巾擦净。每日 2 次，10 天为一疗程。

（四）注意事项

（1）基本病因的治疗：治疗引起心脏病的原发疾病。

（2）消除诱因：常见的诱因为感染，特别是呼吸道感染，应积极选用适当的抗菌药物治疗，其他使心衰加重的诱因如心律失常等也应积极纠正。

（3）卧床休息，减轻心脏的负荷，吸氧。

（4）限制钠盐摄入。

第三节　心力衰竭维吾尔医诊疗方法

一、定义

心力衰竭维医叫心脏供氧失调，维医学名为苏依台乃再依皮开力比，是指以心脏缺乏营养或供氧不足为主要特征的一种心脏病。病因多由在各种体内外不良因素影响下，机体发生气质失调，导致功能紊乱，引起心脏营养缺乏和供氧不足所致。虽无明显诱因，但症见全身羸瘦，心跳缓慢，自觉心脏即将停止跳动，四肢厥冷，全身出汗等；并种种迹象表明，因心脏营养和供氧不足而出现心脏虚弱、形体瘦小等。

二、流行病学调查

心力衰竭（心衰）是多种心血管疾病的严重和终末阶段，是全球慢性心血管疾病防治的重要内容。欧美流行病学数据显示成人心衰患病率为 1%～2%，并随年龄增加而增长，70 岁以上的老年人甚至超过 10%。美国的数据显示心衰患病率呈不断增长的趋势，1994 至 2003 年 10 年间增长了 34%。

《中国心血管病报告 2013》提出我国心血管病患病率处于持续上升阶段，从心衰“事件链式、阶段式”发展的特点来看，心血管病及其危险因素的流行增加将导致事件链终点的心衰患病增加，特别是我国人口老龄化的趋势也使未来发展为心衰的人群更为庞大。

据我国 2003 年的抽样调查，成人心衰患病率为 0.9%；发达国家心衰患病率约为 1% ～ 2%，每年发病率约为 0.5% ～ 1%。随着年龄的增加，心衰患病率迅速增加，70 岁以上人群患病率更上升至 10% 以上。心力衰竭患者 4 年死亡率达 50%，严重心衰患者 1 年死亡率高达 50%，而年龄校正的心衰死亡率亦呈上升趋势。尽管心力衰竭治疗有了很大进展，心衰患者死亡数仍在不断增加。冠心病、高血压已成为慢性心力衰竭的最主要病因，据 2005 年对我国 17 个地区的 CHF 病因调查，冠心病占 57.1% 居首位，高血压病占 30.4% 风湿性心脏病虽在病因构成中的比例已趋下降，但瓣膜性心脏病仍不可忽视。同时，慢性肺心病和高原性心脏病在我国也具有一定的地域高发性。

三、病因

心力衰竭是由于任何原因的初始心肌损伤（心肌梗死，血液动力负荷过重，炎症等），引起心肌结构和功能的变化，最后导致心室泵血功能低下。心力衰竭是一种进行性的变化，一旦起始以后，即使没有新的心肌损害，临床亦处于稳定阶段，仍可自身由于一系列复杂的分子和细胞机制导致心肌结构、功能和表型的变化，心肌细胞肥大、凋亡，胚胎基因和蛋白质的再表达，心肌细胞外机制和组成的变化。病理表现为心肌肌重，心室容量的增大和心室形状的改变。常见诱因有：

1. 各种心脏病

由于广泛性心肌梗死，风湿性心脏病，病毒性心肌炎等因心肌收缩力急剧下降而导致心脏衰弱。

2. 高血压病

因高血压病左心室压力增高，出现心脏收缩力急剧下降，心输出量减少，而导致心功能不全。

3. 快速输液

当快速输液时，心脏压力增高，因此出现心脏收缩力急剧下降，心输出量减少，而导致心功能不全。

四、临床表现

症状与体征：阵发性夜间呼吸困难或端坐呼吸，夜间咳嗽活动后呼吸困难，心动过速。颈静脉怒张，肺部啰音，心脏扩大，急性肺水肿，踝部水肿，肝肿大，胸腔积液，第三心音奔马律，肝颈静脉反流征阳性，肺活量降低。

（一）非体液质性气质失调性心衰病

1. 热性心衰病

心悸气短、压迫感、胸前烧热、动则心悸、气粗气短、脉数沉宽、多渴心烦、多愁善感、日见消瘦、喜饮冷食、喜待冷处、小便赤黄、多有便秘。

2. 湿性心衰病

胸闷、动则心跳、脉迟软、四肢发软无力、情志失常、口流涎水、困觉嗜睡、食欲不振、小便清长。

3. 寒性心衰病

胸闷、动则心慌、脉迟沉宽、四肢发冷、身乏无力、憔悴恐畏、其人少神、面色苍白、四肢微肿、喜饮热食、喜待热处、小便清长。

4. 干性心衰病

胸闷气喘、压迫感、动则心跳、口干失眠、干咳痰少、双目凹陷、身体消瘦、肤表干枯、善惊易恐、小事欲哭、脉象紧数、小便量少。

（二）体液质性气质失调型心衰病

1. 异常血液质型心衰病

胸闷气喘、心悸、咳嗽、气促气短、粉红色泡沫样痰、乏力、尿少浮肿、睡眠多、面部发红、眼球略红，脉粗呈波浪状且搏动有力。

2. 异常胆液质型心衰病

胸闷气喘、心悸、心慌、活动后加重、咳嗽、乏力、咯淡黄色痰、失眠、面部暗淡无光泽、眼球发黄或略黄、晨起口酸干、皮肤干热、粗糙无光泽、尿量少、尿色呈黄色或橙色、便秘、舌干、易裂，脉细快且搏动无规律。

3. 异常黏液质型心衰病

胸闷气喘、心悸、运动气喘、咳嗽、咯稀白痰、肢冷尿少浮肿、倦怠懒言、嗜睡、多梦、面色苍白、眼球发白红、晨起口涩、皮肤湿寒、无光泽，每次尿量少但次数多、颜色较透明，舌苔暗灰、边有齿痕、舌相对较大，脉空、慢、浮。

4. 异常沉液质型心衰病

胸闷气喘、心悸、气短，每次尿量少而次数多、尿色深，便秘、浮肿、小动作较多、失眠，严重失调者面色偏黑眼球发青、头晕目眩、晨起口苦、皮肤干冷、粗糙无光泽，舌体小，有青或灰色舌苔、舌干，脉细、慢、沉。

（三）特殊类型心衰病：多器官功能失调性心衰病

1. 支配器官功能失调性心衰病

胸闷气喘、心悸、咳嗽痰多、气促气短、不得平卧、活动后加重、吐粉红色泡沫样痰、乏力、尿少浮肿、睡眠多、面部发红、眼球略红，脉粗、呈波浪状、搏动有力。

2. 被支配器官功能失调性心衰病

胸闷气喘、心悸、气短、咳嗽痰多、乏力、活动后加重，每次尿量少而次数多、尿色深、浮肿、失眠、腹胀、头晕目眩、晨起口苦、皮肤干冷、粗糙无光泽，便秘，舌体小、有青或灰色舌苔、舌干，脉细、慢、沉脉。

五、诊断标准

（一）症状与体征

阵发性夜间呼吸困难或端坐呼吸，夜间咳嗽，活动后呼吸困难，心动过速。颈静脉怒张，肺部啰音，心脏扩大，急性肺水肿，踝部水肿，肝肿大，胸腔积液，第三心音奔马律，肝颈静反流征阳性，肺活量降低。

（二）辅助检查

心电图，动态心电图，运动平板，心肌酶，BNP，超声心电图。

（三）超声心动图指标

1. 收缩功能

以收缩末及舒张末的容量差计算射血分数（EF 值）虽不够精确，但方便使用，正常 EF 值 >50%，运动时至少增加 5%。

2. 舒张功能

目前大多采用多普勒超声心动图二尖瓣血流频谱间接测定心室舒张功能，心动周期中舒张早期心室充盈速度最大值为 E 峰，舒张晚期心室充盈最大值为 A 峰，E/A 为两者之比值。正常人 E/A 值不应小于 1.2，中青年应更大。舒张功能不全时，E 峰下降，A 峰增高，E/A 比值降低。

六、治疗

治疗原则：辨证选择口服维吾尔药汤剂或维成药，以调理致病异常体液或成熟和清除致病异常体液，调整气质，恢复体液平衡，开通阻滞，补益支配器官，改善血液循环为原则进行内外同时治疗。

治疗方法：调节疗法（成熟疗法、清除疗法、维成药），心综合疗法（情志疗法、动静结合、饮食疗法、特色疗法、茶剂疗法，帕雪压疗法）和特色疗法。

（一）调节疗法

以调理致病异常体液或成熟和清除致病异常体液，调节气质，恢复体液平衡，开通阻滞、补益支配器官，改善血液循环为原则进行内外同时治疗。

1. 热性心衰病

治法：调整心脏气质为原则，枯热清心、滋补心脏为主。

2. 湿性心衰病

治法：调整心脏偏湿气质为原则，燥湿利水、干补心脏为主。

3. 寒性心衰病

治法：调整心脏气质为原则，祛寒温心、热补心脏为主。

4. 干性心衰病

治法：调整心脏气质为原则，生湿润燥、湿补心脏为主。

5. 异常血液质性心脏病

治法：调整异常血液质体液，开通阻滞，利尿，改善血液循环，滋补心脏为主。

（1）调节疗法　血液质数量过盛而浓稠型调节剂加减：天山堇菜花、小红枣、破布木果、睡莲花、菊苣子、牛舌草花、莴苣子，黄诃子，玫瑰花、小茴香、蜀葵子等。

（2）维成药　参德力露剂或糖浆、玫瑰花露剂、宝心艾维西木口服液、卡森露剂养心达瓦依米西克蜜膏、健心合米尔高孜斑蜜膏、四何开西尼孜蜜膏。

6. 异常黏液质性心衰病

治法：调节异常黏液质（成熟疗法、清除疗法），补益支配器官。

（1）成熟疗法　异常黏液质成熟剂：地骨皮、黄诃子，无花果干，茴香根皮、小茴香、香青兰、洋茴香、薰衣草、菊苣子等。

（2）清除疗法　异常黏液质清除剂：盒果藤根皮、番泻叶、青果、玫瑰花、菟丝草、清泄山扁豆、黄诃子、小茴香、菊苣子等。

（3）维成药　益心巴迪然布亚颗粒、松布里糖浆、养心达瓦依米西克蜜膏、宝心维西木口服液、巴地样露剂。

7. 异常胆液质性心衰病

治法：调节异常胆液质（成熟疗法、清除疗法），补益支配器官。

（1）成熟疗法　异常胆液质成熟剂：天山堇菜、牛舌草、香青兰、破布木果、玫瑰花、菊苣子、睡莲花、小红枣、小茴香等。

（2）清除疗法　异常胆液质清除剂加减：天山堇菜，菟丝子，菊苣子，破布木果，清泄山扁豆，乌梅、小茴香等。

（3）维成药　益心巴迪然吉布亚颗粒、参德力露剂或糖浆、玫瑰花露剂，宝心艾维西木口服液、养心达瓦依密西克蜜膏、卡森露剂。

8. 异常沉液质性心衰病

治法：调节异常沉液质（成熟疗法、清除疗法），补益支配器官。

（1）成熟疗法　燃烧的沉液质成熟剂：薰衣草，牛舌草，三条筋，蚕茧，丁香罗勒、香青兰、玫瑰花、小茴香、菊苣子等。

（2）清除疗法　燃烧的沉液质清除剂：香青兰、番泻叶、黄诃子、青果、菟丝草、清泄山扁豆、薰衣草、地锦草、玫瑰花、小茴香、菊苣子等。

（3）维成药　乌斯提库都斯糖浆、益心巴迪然布亚颗粒、健心合米尔高孜班蜜膏、养心达瓦依米西克蜜膏、宝心艾维西木口服液、高孜斑露剂。

9. 支配器官失调性心衰病

治法：开通阻塞、利尿、调节支配器官的功能。

（1）推荐方药　香青兰、天山堇菜花、小红枣、破布木果、睡莲花、菊巨子、牛舌草花、莴苣子，黄诃子，玫瑰花、小茴香、蜀葵子等。

（2）维成药　益心巴迪然布亚颗粒、参德力露剂或糖浆、玫瑰花露剂、宝心艾维西木口服液、卡森露剂、养心达瓦依米西克蜜膏、健心合米尔高孜斑蜜膏。

10. 被支配器官失调性心衰病

治法：调节被支配器官的功能、开通阻塞、利尿、改善血液循环。

（1）推荐方药　地骨皮、黄诃子，无花果干，茴香根皮、小茴香、香青兰、洋茴香、薰衣草、菊苣子等。

（2）维成药　益心巴迪然布亚颗粒、松布里糖浆、养心达瓦依米西克蜜膏、宝心艾维西木口服液、巴地样露剂。

（二）综合疗法

根据病情选用情志疗法、动静结合、饮食疗法、特色疗法、茶剂疗法、帕雪压疗法等治疗方法。

1. 心脏评估和康复前教育

要对患者作各种应有的检查，而且定期复查，复查项目包括：分级运动试验测定；超声心动图测定左室射血分数。通过这些项目进行心脏评估。病情必须稳定，无休息时的心痛病、失代偿性心衰，或影响血液动力稳定的心律失常。严格按照 Vera Bitter 方法进行，观察运动前后 6 分钟内步行距离，制定运动方案。

2. 药茶疗法

根据病情给予茶剂处方，代茶饮。

推荐方药 1：用玫瑰花，牛舌草，薄荷、香青兰、玫瑰花、小红枣、小茴香、菊苣子等草药半碎泡热开水 30 分钟，适量口服，一日 3 次（根据病情成分加减），用于血液质性心衰病、胆液质性心衰病。

推荐方药 2：用小茴香，香青兰，洋茴香，薰衣草，肉豆蔻，甘松，西红花，菊苣子等草药半碎泡热开水 30 分钟，适量口服，一日 3 次（根据病情成分加减）。用于黏液质性心衰病、黑胆质性心衰病。

3. 其他疗法

可根据患者实际病情选用帕雪压疗法。

（三）特色疗法

开力比孜马疗法（心前区贴敷疗法），以改善心脏血液循环，扩张心肌血管为治疗目的，采用维草药粉碎成孜马地贴敷是在传统维吾尔医学治疗心衰病的特色疗法之一，开力比孜马地疗法分为孜马地祖仁巴提疗法、孜马地高孜斑疗法、孜马地参德力疗法等 3 类。

（1）孜马地祖仁巴提疗法

疗程：每日 1 ～ 2 次，每次 20 ～ 30 分钟，疗程 10 ～ 15 天。

适应证：用于凉性气质心衰病。

方药：祖仁巴提，甘松，香青兰，玫瑰花露。

操作方法：患者仰卧位，揭开衣服暴露心前区，为避免污染衣物和被单患者左侧胸部下垫一次性中单。将准备好的膏药用压舌板取适量厚度（约 0.5 ～ 1cm）贴敷于心前区（范围约 15cm×20cm，女性患者乳房下弧形贴敷），贴敷的膏药上先覆盖一层纸棉，再覆盖一次性治疗巾，最后覆盖被子。帖敷 20 ～ 30 分钟后，取出药物，用纸棉擦干净。

注意事项：皮肤敏感，过敏体质患者慎用。疾病急性期，有皮肤过敏反应，局部皮肤缺损、皮疹、炎症等患者暂不能用孜马地疗法。

（2）孜马地高孜斑疗法

疗程：每日 1 ～ 2 次，每次 20 ～ 30 分钟，疗程 10 ～ 15 天。

适应证：用于寒性气质心衰病。

推荐方药：牛舌草，阿里红，玫瑰花露等。

操作方法：患者仰卧位，揭开衣服暴露心前区，为避免污染衣物和被单患者左侧胸部下垫一次性中单。将准备好的膏药用压舌板取适量厚度（约 0.5 ～ 1cm）贴敷于心前区（范围约 15cm×20cm，女性患者乳房下弧形贴敷），贴敷的膏药上先覆盖一层纸棉，再覆盖一次性治疗巾，最后覆盖被子。贴敷 30 ～ 60 分钟后，取出药物，用纸棉擦干净。

注意事项：皮肤敏感，过敏体质患者慎用。疾病急性期，有皮肤过敏反应，局部皮肤缺损、皮疹、炎症等患者暂不能用孜马地高孜斑疗法。

（3）孜马地参德力疗法

疗程：每日 1 ～ 2 次，每次 20 ～ 30 分钟，疗程 10 ～ 15 天。

适应证：用于热性气质心衰病。

推荐方药：檀香，甘松，玫瑰花露等。

操作方法：患者仰卧位，揭开衣服暴露心前区，为避免污染衣物和被单患者左侧胸部下垫一次性中单。将准备好的膏药用压舌板取适量厚度（约 0.5 ～ 1cm）贴敷于心前区（范围约 15cm×20cm，女性患者乳房下弧形贴敷），贴敷的膏药上先覆盖一层纸棉，再覆盖一次性治疗巾，最后覆盖被子。贴敷 20 ～ 30 分钟后，取出药物，用纸棉擦干净。

注意事项：皮肤敏感，过敏体质患者慎用。疾病急性期，有皮肤过敏反应，局部皮肤缺损、皮疹、炎症等患者暂不能用孜马地参德力疗法。

（四）预防与调护

（1）使患者了解本病的治疗原则，避免过度劳累，保持乐观心态和提高应急能力，注意防寒保暖，防止上呼吸道感染诱发心衰。

（2）注意饮食膳食减盐、富有营养，易消化的稀软质食物，要及时进食，不可暴饮暴食，戒烟、限酒。

（3）异常血液质或异常胆液质型患者忌食过热性的、刺激性强的、难以消化的、油腻的食物。

（4）异常沉液质型或异常黏液质型患者忌食过寒性的、难以消化的、油腻的食物。

（5）维药汤剂宜温服，多种成药不可同时服用，每种药可间隔 15 ～ 20 分钟再服，以防患者出现恶心、呕吐、烦躁等症状，同时可防止药物互相作用产生副反应。患者难以口服的苦味维药汤剂可以加少量白砂糖、玫瑰花糖膏、柠檬汁或者小茴香露剂一并服用。

第四节　名医对心衰的临床实践及独特的学术思想

一、名医对心衰的辨证

买买提艾力·阿木提教授传授余心衰属于现代医学的一个病名，传统维医古籍对心衰并无专篇记载，也无此病名，但西医学所说的心衰竭疾病患者临床症状十分类似于维吾尔医学力所记载的心脏供氧失调（苏依台乃负斯开力比）。在导师的精心栽培下以及在我这几年的临床从事过程中，注重患者的主要临床表现为：呼吸困难，体力活动受损和体液潴留，自觉心脏即将停止跳动，四肢厥冷，全身出汗等，以及结合辅助检查心脏彩超显示心功能不全，形体小瘦等综合情况，诊断为苏依台乃负斯开力比（简称心衰）。

二、诊治心衰的学术思想及治疗方法

（一）学术思想

买买提艾力·阿木提老师认为人体和所有生命都是自然的一部分，生命与外部环境条件是一个整体。大自然即宇宙，乃是水、火、气、土四种物质的运动、变化生成的，事物之间存在着相互联系、相互作用、相互制约的关系。人类的生命是由自然界以上四种物质的复杂作用而形成的，同时，还与它的直接影响相关。根据古代唯物主义自然观，创立了四大物质学说。

导师买买提艾力·阿木提从事医疗、教学、科研工作60多年，他遵循古方古法，但反对教条的继承，主张汇通维、西医理论和方法，始终认为在疾病的诊疗中应以维医基础理论为指导，运用于疾病的诊断、治疗，擅于维西医结合，导师自己多年的临床生涯中对于心衰的诊疗就是一个实例。

导师通过观察诊治大量的心衰的患者，逐步认识到许多患者初期即表现为气质失调，治疗时一开始应调节失调的气质，使用给予反治法调节，要是因体液质的异常变化所导致，首先要进行致病体液质的成熟及清除，以调理致病异常体液或成熟和清除致病异常体液，调节气质，恢复体液平衡，开通阻滞，补益支配器官，改善血液循环为原则，进行内外同时治疗，最后巩固治疗治则。导师确定这样的认识是正确的，并作为以后指导心衰治疗的指导思想。

导师临床十分注重抓主证，而且由于临床许多慢性病多为多种疾病共存，所以导师强调治病要抓主病、抓主证。导师临证还十分重视脉诊，“脉诊”为维医学的特色诊法，他在讲授时，详细解释脉诊之具体操作方法、注意要点、每种脉象之体会及其病理意义等。而对于临床经常听到一些医者，不问病情只凭脉象诊断，导师对此持否定态度，他认为脉诊主要是察看患者的气质情况，结合现代医学，诊脉可以推测血管硬化的情况，但是脉诊还需结合望闻问触诊，那种过度强调脉诊的做法是违背维吾尔医四诊同用的基本原则的。

（二）治疗方法

维医治病根据不同患者不同体液质分型而引起的疾病来诊治，我的导师也以继承传承前辈们所留下的诊治该疾病的方法为主，结合自己60多余年的临床经验进行治疗。

1. 异常血液质性心衰病

推荐方药（血液质数量过盛而浓稠型调节剂加减）：天山堇菜花、小红枣、破布木果、睡莲花、菊苣子、牛舌草花、莴苣子，黄诃子，玫瑰花、小茴香、蜀葵子等。

成药：参德力露剂或糖浆、玫瑰花露剂、宝心艾维西木口服液、卡森露剂、养心达瓦依米西克蜜膏、健心合米尔高孜斑蜜膏、四何开西尼孜蜜膏。

2. 异常黏液质性心衰病

成熟疗法（异常黏液质成熟剂）：地骨皮、黄诃子，无花果干，茴香根皮、小茴香、香青兰、洋茴香、薰衣草、菊苣子等。

清除疗法（异常黏液质清除剂）：盒果藤根皮、番泻叶、青果、玫瑰花、菟丝草、清泄山扁豆、黄诃子、小茴香、菊苣子等。

维成药：益心巴迪然布亚颗粒、松布里糖浆、养心达瓦依米西克蜜膏、宝心维西木口服液、巴地样露剂。

3. 异常胆液质性心衰病

成熟疗法（异常胆液质成熟剂）：天山堇菜、牛舌草、香青兰、破布木果、玫瑰花、菊苣子、睡莲花、小红枣、小茴香等。

清除疗法（异常胆液质清除剂加减）：天山堇菜，菟丝子，菊苣子，破布木果，清泄山扁豆，乌梅、小茴香等。

维成药：益心巴迪然吉布亚颗粒、参德力露剂或糖浆、玫瑰花露剂，宝心艾维西木口服液、养心达瓦依密西克蜜膏、卡森露剂。

4. 异常脾液质性心衰病

成熟疗法（燃烧的脾液质成熟剂）：薰衣草，牛舌草，三条筋，蚕茧，丁香罗勒、香青兰、玫瑰花、小茴香、菊苣子等。

清除疗法（燃烧的脾液质清除剂）：香青兰、番泻叶、黄诃子、青果、菟丝草、清泄山扁豆、薰衣草、地锦草、玫瑰花、小茴香、菊苣子等。

维成药：乌斯提库都斯糖浆、益心巴迪然布亚颗粒、健心合米尔高孜班蜜膏、养心达瓦依米西克蜜膏、宝心艾维西木口服液、高孜斑露剂。

5. 支配器官失调性心衰病

推荐方药：香青兰、天山堇菜花、小红枣、破布木果、睡莲花、菊巨子、牛舌草花、莴苣子，黄诃子，玫瑰花、小茴香、蜀葵子等。

维成药：益心巴迪然布亚颗粒、参德力露剂或糖浆、玫瑰花露剂、宝心艾维西木口服液、卡森露剂、养心达瓦依米西克蜜膏、健心合米尔高孜斑蜜膏。

6. 被支配器官失调性心衰病

方药：地骨皮、黄诃子，无花果干，茴香根皮、小茴香、香青兰、洋茴香、薰衣草、菊苣子等。

维成药：益心巴迪然布亚颗粒、松布里糖浆、养心达瓦依米西克蜜膏、宝心艾维西木口服液、巴地样露剂。

三、预防与保健

（1）使患者了解本病的治疗原则，动与静结合，保证睡眠充足，避免过度劳累，保持乐观心态和提高应急能力，注意防寒保暖，防止上呼吸道感染诱发心衰。

（2）注意饮食膳食减盐、富有营养，易消化的稀软质食物，要及时进食，不可暴饮暴食，戒烟、限酒。

（3）异常血液质或异常胆液质型患者忌食过热性的、刺激性强的、难以消化的、油腻的食物。

（4）异常沉液质型或异常黏液质型患者忌食过寒性的、难以消化的、油腻的食物。

（5）维药汤剂宜温服，多种成药不可同时服用，每种药可间隔 15 ～ 20 分钟再服，以防患者出现恶心、呕吐、烦躁等症状，同时可防止药物互相作用产生副反应，患者难以口服的苦味维药汤剂可以加少量白砂糖、玫瑰花糖膏、柠檬汁或者小茴香露剂一并服用。

第五节　名医对心衰诊疗思路

导师买买提艾力·阿木提从事维医 60 多年，在维医基础理论的基础上提出“以脉为根”“四诊同用”的学术思想，从理论方面进行了对病因病机的深入讨论，在治疗过程中全面概括了维医诊治心衰的临床经验，以及总结归纳出来维西医结合的思想表达，以期为临床中治疗心衰提供手段。

导师在学医过程中，刻苦学习，努力钻研，不断探索，为人民服务。整理和研究他的诊疗技术，继承他的学术思想，对促进维吾尔医学诊疗技术的规范化，提高疗效有着极其重要的意义。他经常强调，维医要与时俱进，不可故步自封。维医有自身的局限性和不足，现代医学对多种疾病进行了深入的研究，有许多宝贵的病因病理、化验检查方面的资料，维医治病已经不能满足于症状改善，还要疾病的好转、指标的改善，甚至痊愈，因此作为弟子应擅于运用维西医结合。

比如心衰就是一个例子，用单纯的维医诊断方法不能作为疾病的诊断，应与现代先进检查手段结合才能更好地诊断，给广大患者提供便利。

第一，熟读精研维医经典著作，要成为一名合格的医生，实践是必不可少的，通过接诊患者，真正实践望闻问切四诊，收集各方面资料，才能把维医理论和临床实践结合起来，落实到实处。他说，患者生病不会按照书本上描述的那样，只有通过千百次的实践锻炼，甚至是不断调整、不断纠错的过程，才能练就一双慧眼。

第二，用药精准亦需要不断地实践和改进。导师在临床实践中，处方用药精练，且有自己的特色，这是导师无数次诊治患者经验的结晶，他不提倡处方药味过多，而是强调方子要“瘦身”，这也是在不断实践中才有把握做出取舍。

第三，创新的根基在于实践。导师认为作为一名医生，在很好的继承前人的基础上，要有自己一定的创新，形成自己的特色，然而创新的基础只能是不断地实践，在实践中思考、总结、归纳后才能提升。

（阿不都克衣木·阿不都热合曼）

第三章　病毒性肝炎

第一节　病毒性肝炎的西医诊疗方法

一、病毒性肝炎的定义

病毒性肝炎（viral hepatitis）是由多种肝炎病毒引起的，以肝脏损害为主的一组传染病。目前按病原学明确分类的有甲型、乙型、丙型、丁型、戊型五型病毒性肝炎，各型病毒性肝炎的临床表现相似，主要表现为乏力、食欲减退、肝功能异常，部分病例出现黄疸。甲型和戊型经粪—口途径传播，主要表现为急性感染。乙型、丙型、丁型主要经血液、体液等胃肠外途径传播，多数呈慢性感染，少数病例可发展为肝硬化或肝细胞癌。

二、流行病学

我国是病毒性肝炎的高发区，全国第二次肝炎流行病学调查中，甲型肝炎人群总感染率为80.9%，农村高于城市。据世界卫生组织报道，全球约20亿人曾感染乙型肝炎病毒（HBV），其中2.4亿人为慢性HBV感染者，每年约65万人死于HBV感染所致的肝功能衰竭、肝硬化和肝细胞癌；我国有慢性HBV感染者约9300万人。全球丙型肝炎病毒（HCV）感染者约1.85亿，我国人群抗HCV阳性者约1000万人。丁型肝炎人群流行率约1%，戊型肝炎约20%。

三、分类

（一）甲型肝炎

1. 传染源

甲型肝炎无病毒携带状态，传染源为急性期患者及隐性感染者，后者数量明显较前者多。起病前两周至血清丙氨酸转氨酶（ALT）高峰期后1周为粪便排毒期，少数患者可延长至其起病后30日，血清抗甲型肝炎病毒（HAV）的出现提示粪便排毒基本停止。

2. 传播途径

HAV 主要经粪—口途径传播，粪便污染饮用水源、食物、蔬菜、玩具等可引起流行。水源或食物污染可致暴发或流行，日常生活接触多为散发性发病。

3. 易感人群

抗 HAV 阴性者均为易感人群，在我国，大多在幼儿、儿童、青少年时期获得感染，以隐性感染为主，成人抗 HAV IgG 的检出率达 80%。近年来，由于卫生条件的改善及甲肝疫苗的接种，我国甲型肝炎的发病率已下降至 1.66/10 万，感染后可产生持久免疫。

（二）乙型肝炎

1. 传染源

主要是急、慢性乙型肝炎患者和病毒携带者，慢性患者和病毒携带者为主要传染源，其传染性与体液中 HBV DNA 含量成正比。

2. 传播途径

因含 HBV 体液或血液进入机体而获得感染，具体传播途径主要有以下几种：

（1）母婴传播途径　主要有宫内感染围生期感染、分娩后感染。在我国，母婴传播最为广泛，30%以上的 HBV 携带者是因母婴传播感染。

（2）血液、体液传播途径　感染者血液中 HBV 含量很高，微量的污染血通过破损的皮肤和黏膜进入机体即造成感染，如输血及血制品、注射、手术、针刺、共用剃刀和牙刷、血液透析、器官移植等均可传播。目前已证实唾液、汗液、精液、阴道分泌物、乳汁等体液中也含有 HBV，密切的生活接触、性接触等亦可能感染 HBV。

（3）其他传播途径　虽然经破损的消化道、呼吸道黏膜或昆虫叮咬在理论上存在传播的可能，但实际上发生极少。

3. 易感人群

HBsAb 阴性者均为易感人群，婴幼儿期是 HBV 感染的最危险时期，高危人群包括 HBsAg 阳性母亲的新生儿、HBsAg 阳性者的家属、反复接受输血及血制品者、血液透析患者、多个性伴侣者、静脉药瘾者、接触血液的医务工作者等。感染恢复后或疫苗接种后，HBsAg 阳性者有免疫力。

4. 流行特征

（1）有地区性差异表现为乡村高于城市，南方高于北方，西部高于东部。

（2）有性别差异表现为男性高于女性，男女比例为（5 ～ 7）∶1。

（3）无明显季节性。

（4）以散发为主。

（5）有家庭聚集现象即此现象与母婴传播及日常生活接触传播有关。

（6）婴幼儿感染多见。

（三）丙型肝炎

1. 传染源

急、慢性患者及无症状病毒携带者，慢性患者及病毒携带者为主要传染源。

2. 传播途径

类似乙型肝炎，主要通过肠道外途径传播。

（1）血液、体液传播　输血及血制品曾是最主要的传播途径，随着筛查方法的改善，此传播方式已得到明显控制，注射、针刺、器官移植、骨髓移植、血液透析等均可传播。密切的生活接触、性接触等亦可能传播。

（2）母婴传播　HCV RNA 阳性母亲传播给新生儿的概率为 4%～7%。

3. 易感人群

人类对 HCV 普遍易感。HCV Ab 并非保护性抗体，感染后无保护性免疫。

（四）丁型肝炎

传染源和传播途径与乙型肝炎相似。以与 HBV 重叠感染或同时感染的形式存在，尤其是重叠感染，丁型肝炎病毒（HDV）Ab 不是保护性抗体。

（五）戊型肝炎

传染源和传播途径与甲型肝炎相似。但有如下特点：①暴发流行均由于粪便污染水源所致，散发多由于不洁食物或饮品所引起；②隐性感染多见，显性感染主要发生于成年；③原有慢性 HBV 感染者或晚期孕妇感染戊型肝炎病毒（HEV）后病死率高；④有春、冬季高峰；⑤抗 HEV 多在短期内消失，少数可持续 1 年以上。

四、临床表现

不同类型病毒引起的肝炎潜伏期不同，甲型肝炎 2～6 周，平均 4 周；乙型肝炎 1～6 个月，平均 3 个月；丙型肝炎 2 周～6 个月，平均 40 日；丁型肝炎 4～20 周；戊型肝炎 2～9 周，平均 6 周。

（一）急性肝炎

急性肝炎包括急性黄疸型肝炎和急性无黄疸型肝炎，各型病毒均可引起。

1. 急性黄疸型

肝炎临床经过的阶段性较为明显，可分为三期。

（1）黄疸前期　甲、戊型肝炎起病较急，约 80% 患者有发热伴畏寒。乙、丙、丁型肝炎起病相对较缓，仅少数有发热。此期主要症状有全身乏力、食欲减退、恶心、呕吐、厌油、腹胀、肝区痛、尿色加深等；体征可有右上腹叩击痛，肝功能改变主要为丙氨酸氨基转移酶（ALT）和天门冬氨酸氨基转移酶（AST）升高，本期持续 5～7 日。

（2）黄疸期　尿黄加深，巩膜和皮肤出现黄染，1～3 周内黄疸达高峰。部分患者可有一过性粪色变浅、皮肤瘙痒、心动徐缓等梗阻性黄疸表现。肝大，质软，边缘锐利，有压痛及叩击痛。部分病例有轻度脾大。肝功能改变主要为 ALT 和胆红素升高，尿胆红素阳性，本期持续 2～6 周。

（3）恢复期　症状逐渐消失，黄疸消退，肝、脾回缩，肝功能逐渐恢复正常。本期持续 1～2 个月，总病程为 2～4 个月。

2. 急性无黄疸型肝炎

除无黄疸外，其他临床表现与黄疸型相似，无黄疸型发病率远高于黄疸型。其起病较缓慢，症状较轻，主要表现为全身乏力、食欲下降、恶心、腹胀、肝区痛、肝大、有轻压痛及叩痛等。恢复较快，病程多在3个月内。有些病例无明显症状，易被忽视。急性丙型肝炎的临床表现一般较轻，多无明显症状，少数病例有低热，血清ALT轻、中度升高。无黄疸型占2/3以上，即使是急性黄疸型病例，黄疸亦属轻度。急性丁型肝炎可与HBV感染同时发生或继发于HBV感染者，其临床表现部分取决于HBV感染状态。同时感染者临床表现与急性乙型肝炎相似，大多数表现为黄疸型，有时可见双峰型ALT升高，分别表示HBV和HDV感染，预后良好，极少数可发展为重型肝炎。重叠感染者病情常较重，ALT升高可达数月之久，部分可进展为急性重型肝炎，此种类型大多会向慢性化发展。

戊型肝炎的临床表现与甲型肝炎相似，但有黄疸前期较长（平均10日）、症状较重、自觉症状至黄疸出现后4～5日才开始缓解、病程较长等特点，晚期妊娠妇女容易发生肝衰竭。HBV慢性感染者重叠戊型肝炎时病情较重，病死率增高。散发病例老年多见。老年患者通常病情较重，病程较长，病死率较高。

（二）慢性肝炎

急性肝炎病程超过6个月，原有乙、丙、丁型肝炎急性发作再次出现肝炎症状、体征及肝功能异常者；发病日期不明确或虽无肝炎病史，但根据肝组织病理学改变特点，或根据症状、体征、化验及B超等影像学检查综合分析符合慢性肝炎表现者，可诊断为慢性肝炎。根据其病情严重程度不同可分为三度。

1. 轻度

病情较轻，主要表现为反复出现的乏力、头晕、食欲减退、厌油、尿黄、肝区不适、睡眠欠佳、肝稍大，有轻度触痛，可伴有轻度脾大。部分病例的症状、体征缺如，肝功能仅12项指标有轻度异常。

2. 中度

症状、体征、实验室检查居于轻度和重度之间。

3. 重度

有明显或持续的肝炎症状，如乏力、缺乏食欲、腹胀、尿黄、便溏等，伴肝病面容、肝掌、蜘蛛痣、脾大，ALT和（或）AST反复或持续升高，白蛋白降低、球蛋白明显升高。

（三）重型肝炎（肝衰竭）

重型肝炎（肝衰竭）的病因及诱因复杂，包括重叠感染（如乙型肝炎重叠其他肝炎病毒感染）、HBV前C区突变、机体免疫状况、妊娠、过度疲劳、精神刺激、饮酒、应用肝损药物、合并细菌感染、有其他合并症（如甲状腺功能亢进、糖尿病）等。其主要临床表现为一系列肝衰竭症候群：极度乏力，严重消化道症状，神经、精神症状（嗜睡、性格改变、烦躁不安、昏迷等）；有明显出血倾向，凝血酶原时间（PT）显著延长及凝血酶原活动度（PTA）$< 40\%$；黄疸进行性加深，胆红素每日上升$\geq 17.1\ \mu mol/L$或大于正常值10倍；可出现中毒性鼓肠、肝臭及肝肾综合征等；可见扑翼样震颤或病理反射，肝浊音界进行性缩小，胆酶分离，血氨升高等。

（四）淤胆型肝炎

淤胆型肝炎是以肝内胆汁淤积性黄疸为主要表现的一种特殊临床类型，又称为毛细胆管炎型肝炎。急性淤胆型肝炎起病类似急性黄疸型肝炎，大多数患者可恢复。在慢性肝炎或肝硬化基础上发生上述表现者，为慢性淤胆型肝炎。淤胆型肝炎有类似梗阻性黄疸的临床表现，如皮肤瘙痒，便颜色变浅，肝大。肝功能检查血清总胆红素明显升高，以直接胆红素为主，γ 谷氨酰转肽酶（GGT），碱性磷酸酶（ALP 或 AKP），总胆汁酸（TBA），胆固醇（CHO）等升高，但 ALT、AST 升高不明显，PT 无明显延长，PTA ＞ 60%。

（五）肝炎肝硬化

根据肝脏炎症程度分为活动性与静止性两型。

1. 活动性肝硬化

有慢性肝炎活动的表现，乏力及消化道症状明显，ALT 升高，黄疸，白蛋白下降，伴有腹壁、食管静脉曲张，腹水，肝缩小，质地变硬，脾进行性增大，门静脉、脾静脉增宽等门脉高压症表现。

2. 静止性肝硬化

无肝脏炎症活动的表现，症状轻或无特异性，可有上述体征。

（六）特殊人群的肝炎

1. 小儿病毒性肝炎

小儿急性肝炎多为黄疸型，以甲型肝炎为主。一般起病较急，黄疸前期较短，消化道症状和呼吸道症状较明显，早期易误诊为消化道或上呼吸道感染等疾病。婴儿肝炎病情常较重，可发展为急性重型肝炎。小儿慢性肝炎以乙型和丙型多见，病情大多较轻。因小儿免疫系统发育不成熟，感染 HBV 后易形成免疫耐受状态，多无症状而成为隐性感染，或成为无症状 HBV 携带者。

2. 老年病毒性肝炎

老年急性病毒性肝炎以戊型肝炎多见，黄疸型为主。老年慢性肝炎较急性者为多，特点是黄疸较深，持续时间较长，易发生淤胆；并发症较多；肝衰竭发生率高，预后较差。

3. 妊娠期合并肝炎

病情常较重，尤其以妊娠后期更为严重，产后大出血多见，较易发展为肝衰竭，病死率较高，妊娠合并戊型肝炎时病死率可高达 30% 以上。

五、并发症

肝内并发症多发生于 HBV 和（或）HCV 感染，主要有脂肪肝、肝细胞癌等，肝外并发症包括胆道炎症、胰腺炎、糖尿病、甲状腺功能亢进、再生障碍性贫血、溶血性贫血、心肌炎、肾小球肾炎、肾小管性酸中毒等。

六、临床诊断

1. 急性肝炎

起病较急，常有畏寒、发热、乏力、食欲减退、恶心、呕吐等急性感染症状；皮肤巩膜可有黄染，肝大，触痛；ALT 显著升高。黄疸型肝炎血清胆红素升高，尿胆红素、尿胆原可阳性，病程不超过 6 个月。

2. 慢性肝炎

病程超过半年或发病日期不明而有慢性肝炎症状、体征、实验室检查改变者，常有乏力、厌油、肝区不适等症状，可有肝病面容、肝掌、蜘蛛痣、胸前毛细血管扩张、肝大质偏硬、脾大等体征。

3. 重型肝炎（肝衰竭）

主要有肝衰竭症候群表现。急性黄疸型肝炎病情迅速恶化，2 周或 2 周后出现肝性脑病或其他重型肝炎表现者，为急性重型肝炎或急性肝衰竭；15 日～ 26 周出现上述表现者为亚急性重型肝炎或亚急性肝衰竭；在慢性肝病基础上出现的急性肝功能失代偿为慢性重型肝炎或慢加急性（亚急性）肝衰竭；在肝硬化基础上出现的肝衰竭为慢性肝衰竭。

4. 淤胆型肝炎

起病类似急性黄疸型肝炎，黄疸持续时间长，症状轻，有肝内梗阻的表现。

5. 肝炎肝硬化

多有慢性肝炎病史。有乏力、腹胀、尿少、肝掌、蜘蛛痣、脾大、腹水、双下肢水肿、胃底食管下段静脉曲张、白蛋白下降、A/G 倒置等肝功能受损和门脉高压症表现。

七、治疗

病毒性肝炎的治疗应根据不同病原体、不同临床类型及组织学损害区别对待。各型肝炎的治疗均应给予足够的休息、合理饮食，辅以适当药物，避免饮酒、过劳和服用损害肝脏药物。

（一）急性肝炎

急性肝炎一般为自限性，多可完全康复。以一般治疗及对症支持治疗为主，急性期应进行隔离，症状明显及有黄疸者应卧床休息，恢复期可逐渐增加活动量，但要避免过劳。饮食宜清淡易消化，适当补充维生素，热量不足者应静脉补充葡萄糖。一般不采用抗病毒治疗，但急性丙型肝炎例外，因急性丙型肝炎容易转为慢性，早期应用抗病毒治疗可降低慢转率。通常可选用干扰素或长效干扰素，加用利巴韦林治疗。

（二）慢性肝炎

根据患者具体情况采用综合性治疗方案，包括合理的休息和营养，保持心态平衡，改善和恢复肝功能，调节机体免疫，抗病毒，抗纤维化等治疗。

1. 一般治疗

（1）适当休息　症状明显或病情较重者应强调卧床休息，卧床可增加肝脏血流量，有助于恢复。

病情轻者以活动后不觉疲乏为度。

（2）合理饮食　适当高蛋白、高热量、高维生素的易消化食物有利肝脏修复，不过分强调高营养，以防发生脂肪肝，避免饮酒。

（3）心理平衡　使患者有正确的疾病观，对肝炎治疗应有耐心和信心。

2. 抗病毒治疗

目的是清除或持续抑制体内的肝炎病毒，减轻肝细胞炎症坏死及肝纤维化，延缓和阻止疾病进展，减缓和防止肝脏失代偿、肝硬化、肝癌及其并发症的发生，从而改善生活质量、延长存活时间。

（1）慢性乙型肝炎　抗病毒治疗的一般适应证包括：①HBeAg 阳性患者，HBV DNA ≥ 20000IU/mL；HBeAg 阴性患者，HBV DNA ≥ 2000IU/mL；②ALT 持续升高 ≥ 2×ULN（正常值上限）超过 3 个月，用干扰素治疗者，ALT 应 ≤ 10×ULN，血清总胆红素应 < 2×ULN；③如 ALT < 2×ULN，但组织病理学 Knodell HAl 指数 ≥ 4，或中度（G2–3）及以上炎症坏死和（或）中度（S2）以上纤维化病变。注意排除由药物、酒精和其他因素所致的 ALT 升高，也注意排除应用降酶药物后的 ALT 暂时性正常。

慢性乙型肝炎抗病毒治疗主要有两类药物，干扰素和核苷（酸）类似物。干扰素分普通干扰素和长效干扰素，疗程 1 年左右。核苷（酸）类似物目前主要有拉米夫定、阿德福韦酯、恩替卡韦、替比夫定、替诺福韦酯等。核苷（酸）类似物作用于 HBV 的聚合酶区，通过取代病毒复制过程中延长聚合酶链所需的结构相似的核苷，终止链的延长，从而抑制病毒复制。治疗的疗程根据患者情况而定，对 HBeAg 阳性慢性乙型肝炎患者 HBeAg 血清转换后继续用药 3 年以上；HBeAg 阴性慢性乙型肝炎患者建议用至 HBsAg 持续阴转后。

（2）丙型肝炎　血清 HCV RNA 阳性，无论 ALT 升高与否，只要患者有治疗意愿，且无治疗禁忌证，均应给予抗病毒治疗。随着 2011 年直接抗病毒药物（DAA）的临床应用及新药的不断上市，丙型肝炎治疗进入 DAA 时代，给丙肝患者带来了治愈的希望。目前在临床上使用的抗丙肝病毒药物主要有三种：IFN–α、利巴韦林和 DAAS。联合用药一般可显著提高疗效，干扰素联合利巴韦林、DAA 联合干扰素和利巴韦林、DAAs 联合利巴韦林，以及不同 DAAs 联合或复合制剂。国际上多推荐使用 DAAs 方案。临床上可根据患者的意愿、病情、感染 HCV 的基因型、药物禁忌证及药物的可及性等综合考虑，选择抗病毒治疗方案。

3. 一般药物治疗

（1）非特异性护肝药　维生素类、还原型谷胱甘肽、葡醛内酯（肝泰乐）等。

（2）降酶药　五味子类（联苯双酯等）、山豆根类（苦参碱等）、甘草提取物（甘草酸等）、垂盆草、齐墩果酸等有降转氨酶作用。

（3）退黄药　门冬氨酸钾镁、前列腺素 E1（PGE1）、腺苷蛋氨酸、熊去氧胆酸、山莨菪碱、皮质激素等。中药丹参制剂、中药茵栀黄制剂等也有较好疗效。应用糖皮质激素须慎重，症状较轻，肝内淤胆严重，其他退黄药物无效，无禁忌证时可选用。

4. 免疫调节治疗

对慢性乙型肝炎可试用免疫调节治疗，如胸腺肽、转移因子、特异性免疫核糖核酸等，某些中草药提取物如猪苓多糖、香菇多糖、云芝多糖等亦有免疫调节效果。

5. 抗肝纤维化治疗

主要有丹参、冬虫夏草、桃仁提取物、γ 干扰素等。丹参制剂有一定的抗纤维化作用，研究显示其能提高肝胶原酶活性，抑制 I、III、IV 型胶原合成。γ 干扰素在体外试验中抗纤维化作用明显，有待更多临床病例验证。

（三）重型肝炎（肝衰竭）

重型肝炎（肝衰竭）因病情发展快、病死率高（50%～70%），应积极抢救。

重型肝炎（肝衰竭）治疗原则：病情发展的不同时期（早、中、晚期）予以支持、对症、抗病毒等内科综合治疗，早期免疫控制，中、后期以预防并发症及免疫调节为主，辅以人工肝支持系统疗法，争取适当时期进行肝移植治疗。

1. 支持和对症治疗

患者应卧床休息，实施重症监护，密切观察病情，防止院内感染。饮食方面宜清淡易消化。给予以碳水化合物为主的营养支持治疗，补液量 1500～2000mL/d，注意出入量的平衡，注意维持电解质及酸碱平衡。尽可能减少饮食中的蛋白质，以控制肠内氨的来源。补充足量维生素 B、C 及 K。输注新鲜血浆、白蛋白或免疫球蛋白以加强支持治疗，禁用对肝、肾有损害的药物。

2. 病因治疗

对病毒性肝炎肝衰竭的病因学治疗，目前主要针对 HBV 感染所致的患者。对 HBV DNA 阳性的肝衰竭患者，不论其检测出的 HBV DNA 滴度高低，建议立即使用核苷（酸）类药物抗病毒治疗。对确定或疑似疱疹病毒或水痘－带状疱疹病毒感染引发的急性肝衰竭患者，可使用阿昔洛韦治疗。

3. 其他治疗

（1）糖皮质激素　目前对于糖皮质激素在肝衰竭治疗中的应用尚存在不同意见。非病毒感染性肝衰竭，如自身免疫性肝炎是其适应证，可考虑使用泼尼松，用量为 40～60mg/d。其他原因所致肝衰竭前期或早期，若病情发展迅速且无严重感染、出血等并发症者，也可酌情使用。

（2）促肝细胞生长治疗　为减少肝细胞坏死，促进肝细胞再生，可酌情使用促肝细胞生长素和前列腺素 E1（PGE1）脂质体等药物，但疗效尚需进一步确定。

（3）微生态调节治疗　肝衰竭患者存在肠道微生态失衡，肠道益生菌减少，肠道有害菌增加，可应用肠道微生态调节剂及乳果糖等，以减少肠道细菌移位或降低内毒素血症及肝性脑病的发生。

八、预后

（一）急性肝炎

急性肝炎多数患者在 3 个月内临床康复。甲型肝炎预后良好，病死率约为 0.01%；急性乙型肝炎 60%～90% 可完全康复，10%～40% 转为慢性或病毒携带者；急性丙型肝炎 55%～85% 转为慢性或病毒携带；急性丁型肝炎重叠 HBV 感染时约 70% 转为慢性；戊型肝炎病死率为 1%～5%，妊娠晚期合并戊型肝炎病死率为 10%～40%。

（二）慢性肝炎

轻度慢性肝炎患者一般预后良好。重度慢性肝炎预后较差，5 年内约 80% 发展为肝硬化，少部分可进展为肝细胞癌。中度慢性肝炎预后居于轻度或重度之间，慢性丙型肝炎也可进展为肝硬化甚至肝细胞癌。由于抗病毒治疗的临床应用，慢性乙型肝炎的疾病进展大多可以得到控制，丙型病毒性肝炎基本可达到临床治愈。

（三）重性肝炎（肝衰竭）

重性肝炎（肝衰竭）预后不良，病死率为 50% ～ 70% 年龄较小、治疗及时、无并发症者病死率较低。急性重型肝炎（肝衰竭）存活者，远期预后较好，多不发展为慢性肝炎和肝硬化；亚急性重型肝炎（肝衰竭）存活者多数转为慢性肝炎或肝炎肝硬化；慢性肝衰竭病死率最高，可达 80% 以上，存活者病情可多次反复。

（四）淤胆型肝炎

淤胆型肝炎急性者预后较好，一般都能康复。慢性者预后较差，容易发展成胆汁性肝硬化。

（五）肝炎肝硬化

静止性肝硬化可较长时间维持稳定，活动性肝硬化预后不良。

第二节　病毒性肝炎的中医诊疗方法

中医学认为病毒性肝炎属于“黄疸”“胁痛”“疫毒”“郁证”“膨胀”“血证”等范畴。病毒性肝炎的发生，多由于脾胃素虚，或饮食不慎，酒食不节，以致脾胃运化失健，湿浊内生，或因情志失调，劳伤过度，复感疫毒时邪而发病。

中医治疗病毒性肝炎的治疗应以辨病与辨证相结合，在确定诊断的基础上辨证论治。急性肝炎以清热解毒、疏肝利胆为主，多属标实证，治疗重在清热解毒利湿。慢性肝炎病程较长，反复发作，病机复杂，多属虚实夹杂证，治疗当扶正祛邪相结合。重症肝炎以热毒炽盛、热瘀互结为主，可重用凉血化瘀之品。总的来说，本病为肝胆感受湿热疫毒之邪所致，故以清热化湿解毒、疏肝利胆为本病的基本治则。

1. 一般处理

①隔离治疗，卧床休息，避免过度劳累。②合理营养，避免饮酒。急性肝炎饮食清淡，高蛋白质，高维生素，不强调高糖饮食；慢性肝炎宜高蛋白饮食，限制糖和脂肪摄入；重型肝炎应限制蛋白质摄入量；合并腹水时宜低盐饮食，限制水钠摄入；有肝昏迷前期症状及肝昏迷期应禁止蛋白质摄入。③对意识障碍患者应注意皮肤、口腔护理，输液及保留导尿管者应防止继发感染。

2. 分型证治

（1）急性肝炎

1）湿热蕴结，热重于湿

症状：面目周身俱黄，色泽鲜明，小便深黄，烦热，胸闷脘痞，恶心欲呕，厌油纳差，口干口苦喜冷饮，胸胁胀满，大便秘结，舌红，苔黄或黄腻，脉弦数或滑数。

治法：清热利湿，解毒退黄。

方药：茵陈蒿汤（《伤寒论》）加味。茵陈 30g，栀子 10g，大黄 10g，蒲公英 20g，黄芩 10g，板蓝根 30g，半枝莲 15g，金钱草 30g，甘草 6g。

加减：①胁肋胀痛明显者，加柴胡 10g，枳壳 10g。②小便黄而短赤者，加车前草 15g，生薏苡仁 15g，白茅根 30g。③心烦口苦甚者，加连翘 20g，生地黄 15g，黄连 6g。④呕吐明显者，加制半夏、竹茹各 10g。⑤发热口苦甚者，加龙胆草 10g，黄柏 10g。

2）湿热蕴结，湿重于热

症状：身目色黄而不光亮，小便短黄，头身困重，胸脘痞满，恶心，呕吐，口渴不欲饮，食少，便溏，舌苔厚腻或黄白相兼，脉弦或濡缓。

治法：利湿化浊，清热退黄。

方药：茵陈蒿汤（《伤寒论》）合四妙丸（《全国中药成药处方集》）加味。茵陈 30g，苍术 10g，生薏苡仁 20g，猪苓 15g，泽泻 10g，茯苓 15g，白术 10g，郁金 10g，甘草 3g。

加减：①呕吐甚者，加半夏、藿香各 10g，陈皮 6g。②腹胀者，加厚朴 10g，大腹皮 15g。③纳差腹胀者，加木瓜 15g，山楂 15g。④便溏尿少，口中甜者，加佩兰 10g，白蔻仁 10g。⑤胁痛明显者，加柴胡、枳壳各 10g。

3）湿热并重

症状：面目周身俱黄，小便深黄，心烦，口干喜饮，恶心呕吐，纳差，便溏或便秘，腹胀胁痛，倦怠乏力，舌质较红，苔黄腻或厚腻，脉弦滑或弦数。

治法：清热解毒，利湿退黄。

方药：甘露消毒丹（《温热经纬》）加减。茵陈 30g，黄芩 10g，连翘 15g，白蔻仁 6g，藿香 10g，虎杖 10g，木通 10g，滑石 15g，板蓝根 20g，贯众 15g，茯苓 10g，柴胡 10g，甘草 3g。

加减：①腹胀食少者，加厚朴 10g，陈皮 10g，山楂 10g，生麦芽 30g。②大便秘结者，加大黄（后下）、枳实、厚朴各 10g。③胁痛明显者，加郁金、延胡索各 10g。

4）湿邪困脾

症状：肢体困倦，脘痞泛恶，口淡不渴，厌油纳呆，腹胀，便溏，胁肋隐痛，小便浑浊，舌苔白腻或厚浊，脉弦缓和濡缓。

治法：化湿解毒，调和脾胃。

方药：柴平汤（《景岳全书》）加减。柴胡 15g，半夏 10g，黄芩 10g，苍术、厚朴、陈皮各 10g，生姜 6g，人参 6g，茯苓 15g，茵陈 20g，甘草 3g。

加减：①舌苔黄腻，口苦咽干者，加黄连 6g，栀子 10g。②胃气上逆，泛恶频繁者，加藿香 10g，白蔻仁 6g。③口淡乏味明显者，加佩兰 10g，砂仁 6g，木瓜 10g。④胁胀痛者，加香附、枳壳、郁金、延胡索各 10g。⑤大便溏薄者，加白术 10g，猪苓 10g。⑥黄疸明显者，加白茅根 30g，金钱草 20g。

5）肝气郁结

症状：胸胁胀痛较著，走窜不定，疼痛每因情志变动而增减，胸闷腹胀，嗳气，恶心，纳谷不香，舌苔薄，脉弦。

治法：清解邪毒，疏肝理气。

方药：逍遥散（《太平惠民和剂局方》）加减。柴胡 10g，当归 10g，茯苓 15g，香附 10g，枳壳 10g，白芍 20g，白术 10g，郁金 10g，陈皮 6g，甘草 10g。

加减：①若气郁化火，症见烦热口渴，舌红苔黄者，加牡丹皮10g，栀子15g，板蓝根20g，虎杖15g。②肝木克土，脾运失常而见肠鸣，腹泻者，加木瓜10g、人参6g。③胃失和降而见恶心，呕吐者，加旋覆花10g，半夏10g，生姜6g。④口苦甚者，加黄芩10g，栀子10g，龙胆草6g。⑤右胁胀痛明显者，加川芎10g，丹参10g。⑥黄疸明显者，加茵陈30g，金钱草20g。

（2）慢性肝炎

1）肝胆湿热

症状：胁痛口苦，脘闷纳呆，恶心呕吐，厌油腻，身目黄或无黄，小便黄短，大便黏腻不爽，舌苔黄腻，脉弦数。

治法：清利肝胆湿热。

方药：龙胆泻肝汤（《兰室秘藏》）加减。龙胆草、柴胡、黄芩、栀子各10g，川木通6g，泽泻、车前子、玄参、木香各10g，茯苓10g，甘草3g。

加减：①舌苔厚，黄疸明显者，加茵陈30g，虎杖10g。②纳差食少，神疲乏力者，加白术、党参各10g。③兼胃肠燥热，大便不通者，加大黄（后下）10g，芒硝（冲服）10g。④右胁胀痛甚者，加郁金10g，香附10g。⑤口苦喜呕者，加竹茹、藿香、半夏各10g。

2）寒湿阻遏

症状：面色不华或面黄晦暗，脘闷腹胀，纳差，便溏，小便自利，形寒肢冷，胁肋隐痛，神疲乏力，舌质淡胖，苔白腻或白滑，脉沉细无力。

治法：温化寒湿，利胆退黄。

方药：茵陈术附汤（《医学心悟》）加味。茵陈20g，白术10g，附片（先煎）10g，干姜6g，茯苓15g，泽泻10g，柴胡10g，甘草6g。

加减：①神疲乏力者，加人参10g。②纳差食少明显者，加党参、山楂各10g。③湿阻气滞，腹胀较甚者，加厚朴10g，木香6g，大腹皮10g。④恶心呕吐者，加半夏10g，藿香10g。⑤黄疸消退缓慢者，加丹参15g，虎杖30g，金钱草20g。

3）肝郁脾虚

症状：胁肋胀满或疼痛，胸闷善太息，精神抑郁，脘痞腹胀，午后为甚，口淡乏味，纳差便溏，神疲乏力，舌淡苔白，脉弦弱。

治法：硫肝解郁，健脾除湿。

方药：柴芍六君子汤（经验方）加味。柴胡、党参各15g，白芍20g，茯苓20g，白术、陈皮、半夏各10g，枳壳10g，怀山药20g，炙甘草6g。

加减：①胸胁胀痛者，加香附、郁金、延胡索各10g。②身、目、小便黄明显者，加茵陈20g，木瓜20g，金钱草15g。③舌质瘀暗，脉弦涩，瘀血证明显者，加丹参20g，牡丹皮10g。④烦躁易怒，口苦，舌红，脉弦数者，加栀子、郁金、龙胆草各10g。⑤失眠多梦者，加合欢皮20g，酸枣仁15g。

4）脾虚血亏

症状：面目肌肤发黄，颜色浅淡，纳呆，便溏，小便黄，肢软乏力，心悸气短，舌淡苔薄，脉濡细。

治法：健脾温中，补益气血。

方药：小建中汤（《伤寒论》）加减。白芍30g，桂枝10g，黄芪20g，党参20g，饴糖（兑服）

30g，丹参 20g，甘草 10g。

加减：①纳差食少明显者，加白术 15g、茯苓 10g。②两胁隐痛且胀者，加柴胡 10g，香附 10g，延胡索 10g。③身目黄而晦暗者，加仙灵脾 10g，茵陈 10g，山楂 10g。

5）肝肾阴亏

症状：胁痛隐隐，劳累尤甚，头晕耳鸣，两目干涩，口燥咽干，失眠多梦，五心烦热，腰膝酸软，形体消瘦，舌红少苔或有裂纹、花剥苔，脉细数。

治法：养血柔肝，滋阴补肾。

选方：一贯煎（《续名医类案》加减。生地黄 15g，当归 10g，白芍 10g，枸杞子 10g，沙参 15g，麦冬、石斛、川楝子、丹皮、木瓜各 10g，甘草 6g。

加减：①胁痛明显者，加柴胡 6g，郁金、延胡索各 10g。②大便干结者，加火麻仁 15g，生大黄 6g。③失眠者，加酸枣仁 20g，合欢皮 15g，夜交藤 30g。④气阴两虚，午后低热者，加太子参 20g，黄柏 6g，鳖甲 20g，地骨皮 15g。⑤齿衄、鼻衄者，加白茅根 30g，旱莲草 20g。⑥黄疸明显者，加茵陈 20g，金钱草 20g。

（3）重型肝炎

1）湿热内盛，弥漫三焦

症状：身目发黄，色深鲜明，日趋严重，腹部膨隆，小便黄短，头目昏沉，肢体困重，恶心，呕吐，无食欲，神疲乏力，大便秘结或黏滞不爽，舌质红绛，苔黄褐厚燥或黄腻垢浊，脉洪大或滑数。

治法：清热利湿，解毒退黄。

方药：清瘟败毒饮（《疫疹一得》）合茵陈蒿汤（《伤寒论》）加减。茵陈 30g，黄连、黄芩、黄柏各 10g，连翘 20g，玄参 15g，牡丹皮 10g，赤芍 15g，柴胡 10g，知母 10g，茯苓 15g，猪苓 15g，甘草 6g。

加减：①高热、口渴者，加生石膏（先煎）30g，水牛角粉（先煎）30g。②黄疸重，热毒明显者，静脉滴注茵栀黄注射液 20mL 加 10% GS250mL，每日 1～2 次。③大便秘结者，加大黄（后下）10g，枳实 10g。④神识昏蒙者，加石菖蒲 10g，郁金 10g；静脉滴注清开灵注射液 30mL，加 5% GS 250mL 或牛黄醒脑注射液 30mL，加 5% GS 500mL。

2）热毒炽盛

症状：急起身目发黄，小便黄且迅速加深，烦躁不安，呕吐频繁，脘腹胀满，疼痛拒按，大便秘结，舌红苔黄糙，脉弦数或洪大。

治法：清热泻火，解毒退黄。

方药：茵陈蒿汤（《伤寒论》合黄连解毒汤（《外台秘要》）加味。茵陈 30g，栀子 15g，大黄、黄连、黄芩、黄柏各 10g，银花、生地黄、蒲公英各 15g，板蓝根 20g，甘草 6g。

加减：①高热、烦躁，皮肤发斑，衄血者，加水牛角粉（先煎）30g，牡丹皮 10g，赤芍 15g，玄参 15g；静脉滴注茵栀黄注射液 20mL，加 10% GS 250mL，每日 1～2 次。②腹胀明显，小便短赤者，加白茅根 30g，猪苓、大腹皮、厚朴各 10g。③黄疸明显者，加金钱草 30g。

3）热毒内陷

症状：起病急骤，黄疸迅速加深，衄血、便血，皮下瘀斑，尿闭，烦躁不安，甚则狂乱，抽搐，神情恍惚或神昏谵语，舌质红绛，苔少或黄厚而浊，脉弦滑数。

治法：清热解毒，凉血开窍。

方药：犀角散（太平圣惠方）合茵陈蒿汤（《伤寒论》）加减。水牛角粉（先煎）50g，黄连10g，柴胡10g，茵陈30g，栀子10g，生地黄30g，玄参15g，牡丹皮10g，虎杖20g，大青叶20g，紫草10g，甘草6g。

加减：①热毒甚，黄疸重者，静脉滴注茵栀黄注射液20mL，加10% GS 250mL，每日1～2次。②出血甚者，加三七粉6g冲服，或加用云南白药。③尿少尿闭者，加猪苓15g、滑石（包煎）20g，车前子15g，白茅根30g。④气阴大虚者，静脉滴注生脉注射液30mL，加5% GS 250mL。⑤抽搐者，加紫雪丹3g冲服，或在方中加地龙20g，蝉衣10g。⑥神昏者，加安宫牛黄丸3g，鼻饲；牛黄醒脑注射液30mL，加5% GS 500mL，静脉滴注。

（4）淤胆型肝炎

症状：身目发黄，其色鲜明，持续不退，皮肤瘙痒，小便黄短，口渴喜饮，食少，厌油，泛恶，胁痛，便秘或便溏，色灰白，舌苔黄糙，脉弦或弦数。

治法：清热化瘀，利胆退黄。

方药：大柴胡汤（《伤寒论》）加减。柴胡、丹参、郁金各15g，黄芩、枳实各10g，茵陈30g，金钱草15g，大黄10g，赤芍20g，虎杖10g，甘草6g。

加减：①舌质瘀暗，胁胀痛明显，气滞血瘀者，加三棱10g，延胡索10g。②腹胀甚者，加厚朴10g，大腹皮10g。③恶心甚者，加姜竹茹、半夏、藿香各10g。④便秘数日不行者，加玄明粉10g（兑服）。⑤神疲纳差者，加茯苓20g，白术10g。

（5）慢性肝炎肝硬化

症状：胁肋刺痛，或胁下有瘀块，神疲乏力，纳差食少，身目发黄，其色晦暗，口唇紫暗，面部、颈部、前胸可见赤纹丝缕，舌质瘀暗，或有瘀斑、瘀点，脉细涩或弦细。

治法：活血化瘀，疏肝利胆退黄。

方药：鳖甲煎丸（《金匮要略》）加减。鳖甲15g，土鳖虫10g，人参10g，黄芩10g，大黄10g，桃仁10g，丹参15g，柴胡10g，厚朴10g，茵陈15，茯苓20g，牡丹皮10g，姜黄10g，生地黄15g，当归10g，白芍15g，干草6g。

加减：①肝硬化症状特征明显者，加服鳖甲软肝片，每次2片，每日3次。②脘腹胀满，便溏者，加薏苡仁20g，木瓜10g，枳壳10g，麦芽20g。③面色萎黄，头晕，心悸者，加熟地黄、白术、枸杞子、制首乌各10g。④口干，舌红，衄血者，加白茅根、小蓟各20g；或用中成药裸花紫珠片每次2片，每日2次。⑤两胁胀痛，表情抑郁，肝郁气滞明显者，加郁金10g，柴胡用至15g。

3. 对症治疗

（1）黄疸

可加茵陈30g、金钱草20g，煎服。

（2）腹胀腹痛

可加加枳壳、三棱各10g，或针刺内关、支沟、照海、巨阙、足三里。

（3）呕吐

加藿香10g，生姜6g。

4. 并发症及其治疗

（1）肝性脑病

为重型肝炎、肝炎肝硬化的常见并发症，常有中枢神经系统功能失调表现，意识行为异常和昏迷。属肝胆湿热、热扰心神证。

症状：神识昏蒙，似清似昧，时有谵语，脘腹胀满，舌黯红苔黄腻，脉沉滑。

治法：清热化湿，豁痰开窍。

方药：菖蒲郁金汤加减合苏合香丸。柴胡 10g，黄芩 10g，石菖蒲 10g，郁金 10g，栀子 10g，连翘 10g，茯苓 10g，甘草 6g，苏合香丸 6g。

加减：若见壮热烦躁，神昏谵语，四肢抽搐，身目黄染，大便秘结，尿似浓茶，舌绛，苔黄燥，脉洪数有力。治宜清热解毒，凉血开窍。静脉滴注清开灵注射液 30mL，加 5% GS 250mL，静脉滴注。选用犀角散加减合安宫牛黄丸。水牛角粉（先煎）50g，黄连 10g，茵陈 30g，栀子 15g，板蓝根 20g，生地黄 20g，玄参 15g，牡丹皮 12g，赤芍 20g，大黄（后下）10g，金钱草 30g，甘草 6g。安宫牛黄丸 1 丸，鼻饲。病情危重时应同时结合西医治疗，积极抢救。

（2）肝肾综合征

为严重肝病晚期的一种并发症。其常见诱因为过度利尿或腹水、上消化道出血等，属下焦湿热、毒瘀互结证。

症状：进行性少尿，尿钠极度降低，血清尿素氮、肌酐升高。预后极差，若见尿少或尿闭，腹胀大如鼓，恶心欲呕，下肢浮肿，口苦咽干，舌质红苔黄腻，脉数。

治法：清利湿热，解毒化浊。

方药：柴芩承气汤合茵陈蒿汤加减。柴胡 10g，枳壳 10g，厚朴 10g，黄芩 10g，大腹皮 15g，茯苓 12g，法半夏 9g，茵陈 20g，栀子 15g，大黄 10g。静脉滴注丹参注射液 30mL，加 5% GS 250mL，静脉滴注，并积极应用西医方法进行救治。

（3）上消化道出血

为最常见的并发症，门体侧支循环任何部位破裂均可引起大量的出血，但最常见为食管下段、胃底静脉曲张破裂出血，属热毒伤络、血不归经证。

症状：呕血或黑便及周围循环衰竭，可见吐血色红或紫黯，夹杂食物残渣，脘腹胀痛，口臭，大便如柏油样或便秘，舌红苔黄腻，脉滑数。

治法：清胃泻火，化瘀止血。

方药：泻心汤合十灰散加减。大黄 10g，黄连 10g，黄芩 15g，十灰散（冲）10g。

加减：若症见骤然冷汗淋漓，胸腹及四肢冰冷，脉细欲绝，治宜益气固脱，急予静脉滴注生脉注射液 30mL，加 5% GS 250mL，静脉滴注；或生脉散加味，红参（兑服）15g、麦冬 10g，五味子 10g，血余炭 15g，蒲黄炭 10g。结合西医治疗，积极抢救。

5. 后期调治

温热邪毒，毒蕴结肝胆、脾胃，留而不去，迁延日久，可导致脾气亏虚，脾失健运，肝阴亏损，因而后期可见肝郁气滞、肝肾阴虚、肝郁脾虚、慢性肝炎肝硬化四种证型。

（1）肝郁脾虚证

症见形体消瘦，胸闷脘痞，四肢乏力，纳呆，大便溏薄，舌淡红苔白，脉细缓，治宜益气健脾、运脾化湿。方用柴芍六君子汤加减：柴胡 10g，白芍 10g，党参 15g，茯苓 10g，白术 10g，连翘 10g，甘草 6g。

（2）肝肾阴虚证

症见两胁隐痛，口干口苦，低热，腰膝酸软，耳鸣，失眠多梦，舌红苔少，脉细弱，治宜滋阴疏肝。方用一贯煎加减：沙参15g，麦冬10g，当归10g，生地黄15g，枸杞20g，白芍10g，川楝子6g，牡丹皮9g，枣皮15g，甘草6g。

（3）肝郁气滞证

症见两胁隐痛，心烦易怒，口干口苦，脘痞腹胀，纳呆，夜寐欠安，大便溏稀，舌淡红苔薄白，脉弦。治宜疏肝解郁。方用逍遥散加减：柴胡10g，白芍15g，当归10g，陈皮10g，法半夏9g，茯苓10g，党参15g，白术10g，郁金10g，甘草6g。

（4）慢性肝炎肝硬化

症见胁肋刺痛，或胁下有瘀块，神疲乏力，纳差食少，身目发黄，其色晦暗，口唇紫暗，面部、颈部、前胸可见赤纹丝缕，舌质瘀暗，或有瘀斑瘀点，脉细涩或弦细，治宜活血化瘀、疏肝利胆退黄，方用鳖甲煎丸加减（处方同前）。

6. 中成药及验方

（1）药物治疗

1）茵陈汤：茵陈每日煎服30g，适用于各种原因引起的黄疸。

2）退黄汤：鸡骨草、田基黄、蒲公英、六月雪、败酱草、白茅根、虎杖、平地木、垂盆草等，均有退黄作用，可酌情选用1～3种，每日30g，煎服。

3）五味散：五味子每日9g，分3次研末冲服或配成丸药服，在降ALT方面有独特作用。

4）板蓝根颗粒（冲剂）：

处方来源：经验方。

药物组成：板蓝根。

功能：清热解毒，凉血消肿。

主治：用于瘟毒发斑，痄腮，喉痹，烂喉丹痧，大头瘟，丹毒，痈肿等。

剂型规格：冲剂，每袋10g，相当于原材料16.6g。

用法用量：口服，成人每次1/2袋，儿童每次1/4袋，每4小时1次，温开水送服或冲服。

注意事项：用于治疗非实火热毒者忌服。

现代应用：传染性肝炎。

5）茵陈五苓丸：

处方来源：清代吴谦等（《医宗金鉴》）茵陈五苓散。

药物组成：茵陈、泽泻、茯苓、猪苓、白术（炒）、肉桂。

功能：清热祛湿，通利小便。

主治：用于肝胆湿热、脾肺郁结引起的两眼身面皆黄，肚腹胀满，小便黄赤不利。

剂型规格：水丸，每20粒重1g。

用法用量：口服，每次6g，每日2次，温开水送服。

现代应用：用于治疗传染性肝炎。

6）益肝灵片（水飞蓟素片）：

处方来源：经验方。

药物组成：水飞蓟素。

功能：改善肝功能，护肝、降血脂。

主治：用于急、慢性黄及无黄疸肝炎，迁延性肝炎，慢性肝炎，早期肝硬化，中毒性肝炎，高脂血症，门静脉高压准备行分流术的肝硬化。

剂型规格：片剂，每片 38.5mg。

用法用量：口服，每次 2 片，每日 3 次。满 3 个月后，剂量减至 1 片，每日 3 次。

注意事项：如服至 3 个月无效可停药，有效者可长期服用，无毒副作用。

7）黄芪注射液：

处方来源：经验方。

药物组成：黄芪。

功能：补益脾胃，益气升阳。

主治：用于病毒性肝炎、消化性溃疡、萎缩性胃炎、胃下垂，病毒性心肌炎，慢性肾炎及肾功能衰竭，支气管哮喘、慢性支气管炎，流行性出血热、心脏病等属于气虚不足者。

剂型规格：注射剂，每支 2mL（相当于原材料 2g）。

用法用量：肌注，每次 2mL，每日 2 次。

注意事项：无气虚之实证忌用。

现代应用：用于治疗病毒性肝炎。

8）沙棘冲剂：

处方来源：公元 5 世纪藏医经典《达兰毗琉璃》。

药物组成：沙棘膏。

功能：止咳祛痰，消食化滞，活血散瘀，补脾健胃。

主治：用于咳嗽痰多，气管炎，消化不良，食积腹痛，胃溃疡，跌打瘀肿，瘀血经闭，呼吸困难。

剂型规格：冲剂，每袋 10 ～ 15g，相当沙棘膏 2 ～ 2.5g；或糖浆剂，油剂，乳剂，栓剂。

用法用量：口服，每次 10g，每日 3 次，用开水冲服。

9）青叶胆片：

处方来源：云南红河州弥勒县经验方。

药物组成：青叶胆。

功能，清肝利胆，清热利湿。

主治：用于黄疸尿赤，热淋涩痛。

剂型规格：片剂，为青叶胆浸膏片，每片相当于原生药 1.57g。

用法用量：口服，每次 4 ～ 5 片，每日 4 次。

注意事项：虚寒者慎用。

现代应用：用于治疗急性传染性肝炎 92 例，治愈率达 95.65%。

10）香菇多糖注射液：

处方来源：研制方。

药物组成：香菇多糖。

功能：益气健脾，补虚扶正。

主治：用于肝炎及肿瘤辅助药。

剂型规格：注射剂，每支 2mL（含香菇多糖 4mg）。

用法用量：肌内注射，每日 1 次，每次一支。

现代应用：用于治疗肝炎及肿瘤辅助药。

11）复方鳖甲软肝片：

处方来源：研制方。

药物组成：鳖甲、莪术、赤芍、当归、三七、人参、黄芪、紫河车、冬虫夏草、板蓝根、连翘。

功能：软坚散结，化瘀解毒，益气养血。

规格：每片 0.5g

用量用法：口服，每次 4 片，每日 3 次，6 个月为 1 个疗程，或遵医嘱。

（2）针灸治疗

1）湿热黄疸：

取穴：胆俞、阳陵泉、太冲、至阳、大椎、肝俞。

操作方法：胆俞、肝俞施以平补平泻，余穴均用泻法，留针 20 ～ 30 分钟，每日 1 次，10 次为 1 个疗程。

方义：湿热黄疸，为胃湿热熏蒸所致，取脾俞泻湿热；胆经之合穴阳陵泉，配肝经之原穴太冲以疏泄肝胆，令胆汁得循常道；至阳位于督脉，是退黄之要穴；取大椎穴清热毒。肝俞利肝退黄；诸穴合用，具有清热利湿、疏利肝胆之功。

2）肝郁气滞：

取穴：肝俞、脾俞、阳陵泉、足三里、中脘、内关。

操作方法：以上诸穴，均采用平补平泻法，留针 20 ～ 30 分钟，每日 1 次，10 次为 1 个疗程。

方义：取肝之背俞穴，配胆经之合穴阳陵泉以疏调肝胆气机；用脾俞、足三里以调理脾胃之运化，并取内关以宽胸理气；取中脘以健脾和胃、降逆化郁。

3）湿困脾虚：

取穴：脾俞、胆俞、阳陵泉、足三里、三阴交、至阳。

操作方法：上述各穴均用补法，脾俞、至阳、足三里针后加灸，每穴 5 ～ 7 壮。

方义：脾俞、足三里针灸并用，温运脾胃而化寒湿；至阳加灸，以温通阳气；胆俞、阳陵泉，通利胆腑；三阴交运脾而化湿。诸穴合用，健脾和胃，共起温化退黄之功。

4）肝肾亏损：

取穴：肝俞、肾俞、太冲、太溪、间使、大椎。

随证配穴：肝脏肿大质硬配章门、痞根。

操作方法：方中各穴均用补法或平补平泻法，章门、痞根可用平补平泻或泻法以消肿胀。

方义：取肝俞、肾俞、太冲、太溪用补法以养肝肾之阴，使肝荣痛止；取大椎、间使，以清虚热；章门、痞根合肝俞以疏导气血而消肿，促进肝脏康复。

5）毒热急黄：

取穴：劳宫、涌泉、十二井、委中。

随证配穴：神昏配人中、百会。

操作方法：十二井穴、委中点刺出血，余穴用泻法。

方义：本型为热毒内陷之重证，清心窍为当务之急，故取劳宫、涌泉，以清心热；点刺十二井穴、委中出血，以清血分之热邪；用人中、百会，以醒神开窍。如病情危重，当积极采取中西医综合治疗为主，针刺为辅。

第三节 病毒性肝炎的维吾尔医诊疗方法

维吾尔医治疗肝病有较长的历史与浓厚的民族特色，且疗效独特。在维吾尔医学古籍文献中，肝病名为外朱勒开比提，记载有大量的诊治肝病的论述，收集到大批临床行之有效的方剂。维吾尔医古籍《哈热孜木下合》《提比·艾克拜尔》《代斯图如勒·依拉吉》《阿克萨拉依》《阿孜克》等书籍中记载了有关肝病的理论知识及其分类、疗法、方药、用药原则、饮食调理等内容。如《提比·艾克拜尔》中记载有关肝脏的解剖和生理功能的知识，介绍 11 种肝病的治疗方法、常用的生药和成药;《代斯图如勒·依拉吉》中记载肝脏米杂吉（气质）的寒热失调等几种米杂吉（气质）失调，较详细地论述胆液质性肝炎、血液质性肝炎、黏液质性肝炎、沉液质性肝炎及其治疗方法。

一、发病机理

维吾尔医古籍记载，肝病是由各种体内外因素的原因，合力体质量和数量上发生变化而影响肝脏的米杂吉而引起肝功能衰竭，出现相关各种合力体变化的症状，同时出现乏力、食欲减退、恶心、心律缓慢，病情严重者会出现巩膜黄染甚至全身黄疸体征，肝区轻度疼痛，消瘦等症状。

现代维尔医认为，各种内因和外因的作用下，肝脏的新陈代谢紊乱，造成在肝脏异常合力体的淤积，这种物质淤阻于肝脏的毛细血管和腔隙中，引起血液和肝细胞中的物质代谢障碍，从而减弱了肝脏的库瓦依台比的循环和功能的紊乱，并使肝脏所需的营养物质得不到给养，肝脏在代谢过程中所产生的有毒物质得不到及时排除，造成肝细胞的损伤引起各类肝病。若不及时治疗可衍变为肝脏米杂吉寒邪偏盛，从而衍生其他病症。

二、诊断

维吾尔医学以患者表现的症状与特征为依据，结合患者的现病史以及化验、超声波等现代医学辅助检查结果进行确诊。

一般来讲，肝病患者均会出现恶心、呕吐、食欲不振、乏力等共有的症状。望诊时患者面色苍白，呈现慢性病面容；小便的颜色，舌色，脉象等会随患者气质（米杂吉）的改变而不同。如舌苔或黄，或白，或灰褐，或微红色；小便颜色也有黄色，白色，微红，或浑浊等。触诊时，按压患者肝区，可出现不同程度的疼痛感。有些肝病导致肝肿大，则有较强的疼痛感，有些肝病有或弱或轻的疼痛感。脉诊是维吾尔医学诊治疾病的重要手段，脉象能较全面和准确地体现脏器变化情况，是判断疾病病位、性质和邪正盛衰，推断疾病的进退和预后的依据。维吾尔医通过切脉了解患者在病态期的气质、体液、驱力等的各种状态，以及是否有心血管疾病等情况，以此估计疾病的程度和病情的预后等。

维吾尔医学在肝病的诊断，十分重视通过问诊、望诊、脉诊等手段分辨致病的异常合力体的类型。4 种异常合力体引起的肝病，一般表现出以下症状。

1. 黏液质性肝病

患者有全身无力，起病较慢，部分患者表现为食欲不振、恶心、右肋下轻度疼痛、皮肤不出现发黄。有部分患者症状不典型，只能在辅助检查时才能发现，以及机体出现黏液质偏盛的症状：嗜睡乏力，精神郁滞，口无味，脉宽而迟。

2. 沉液质性肝病

患者早期症状不明显，部分患者除了精神疲劳、皮肤干燥瘙痒、多饮、焦虑外，另有上度部胀、食欲不振、面色发黑以及机体出现沉液质偏盛的症状。

3. 胆液质性肝病

起始较快，症状也比较明显。患者皮肤与眼色发黄，皮肤瘙痒、干燥，全身发热，寒战发烧，全身乏力，食欲不振，恶心，呕吐，右上腹部疼痛，按压时疼痛感加重，小便赤黄，大便无色，部分患者除了腹泻外，机体出现胆液质偏盛的症状。

4. 血液质性肝病

患者有发热、口渴、抑郁、肝肿大、面红舌红、四肢厥冷、呕吐物味苦、尿闭、肝区剧烈疼痛，按压时疼痛感加重等症状，以及机体出现血液质偏盛的症状。

脉诊在肝脏疾患中有着举足轻重的地位，根据米杂吉和合力体的异常，肝病患者表现出肝病特有的脉象。热源性肝炎或者是黄疸型肝炎，食指和无名指可触及长脉、急脉、硬脉等脉象；血液感染，色非热亢盛（黄疸性）的患者食指和无名指可以触及长脉、急脉；肝寒性肝病，特别是黏液质引起的肝病，脉象表现为食指、中指可以触及弱脉，肌肤湿冷，重按时脉微欲绝。诊断肝病，脉象一定要结合其他体征和体格检查结果进行综合分析诊断。

三、治疗

维吾尔医的治疗方法有护理疗法、饮食疗法、药物疗法、手艺（手术）疗法等，其中最重要的是饮食疗法、药物疗法，以纠正气质和体液质失调为原则，重视主病和并发症的治疗，并且强调增强患者的体质。饮食疗法原则是让患者进食与其气质和病情相适宜的食物，禁止进食不相适宜的食物，以阻断病情的进一步发展。

治疗肝病时，首先服用成熟剂、清除剂，清除致病体液的同时，消炎通阻，改善肝脏的功能，补支配器官。维吾尔医药调整异常米杂吉，破坏肝炎病毒的生存环境，提高疗效。

1. 胆液质性肝炎的治疗

胆液质性肝炎是指胆液质偏盛为主要特征的肝炎，在各种体内外不良因素影响下，体液因胆液质的偏盛而失衡，导致肝脏米杂吉体液干热失调，损伤肝脏所致。

治疗：排除偏盛的胆液质，平衡体液，以调整肝脏米杂吉为原则，清热通便为主。根据所致疾病的异常体液，首先服用成熟剂、清除剂排出引起疾病的异常体液。第二步，清热通便，服用买朱尼达瓦衣米西克巴日德蜜膏，每日 2 次，每次 5g；谢日比提比乃非谢糖浆，每日 2 次，每次 100mL。

外敷治疗：维药药材苣菊、龙葵与新鲜龙葵汁调成糊剂，加热维改尼克孜力古丽油 24mL，葡萄醋 6mL，少许樟脑外敷于肝区局部。

2. 血液质性肝炎的治疗

血液质性肝炎是指血液质偏盛为主要特征的肝炎，在各种体内外不良因素影响下，体液因血液质的偏盛而失衡，导致肝脏米杂吉体液型湿热性失调，损害肝脏所致。

治疗：清血利尿，以调整肝脏米杂吉为原则，软便通便、降肝热为主。偏盛血液质时，如果没有禁忌证，吾赛里木静脉放血，若为14岁以下60岁以上患者禁止放血，肝区可用水蛭吸血；清血利尿，用龙葵叶汁48mL，苣菊叶汁48mL与谢日比提白祖日糖浆合并内服。清肝泄热，早晨内服库日斯孜日克片4g，晚上内服苣菊子、龙葵果实各6g，研磨，取苣菊叶汁、龙葵叶汁各48mL与上药同服；如果临床出现肝血瘀阻，肝失濡养，予谢日比提白祖日糖浆、合米日买日瓦日德糖膏、谢日比提迪那尔糖浆内服。

3. 黏液质性肝炎的治疗

黏液质性肝炎是指黏液质偏盛为主要特征的肝炎，在体内外各种不良因素影响下，体液因黏液质偏盛而失调，导致肝脏米杂吉体液型寒湿失调，损伤肝脏所致。

治疗：首先使用维药白里海密的成熟剂，成熟致病黏液质后，用相关白里海密的清除剂，清除被成熟的黏液质。然后利尿祛湿，取斯坎吉本白祖日阿日醋糖浆，每日2次，每次100mL与芹菜子、洋茴香、阿育魏实、苣菊根各10g同服。通便暖肝，取艾比阿亚热吉排克拉小丸内服，如果肝失濡养明显用朱尼代比都力外尔德蛮膏、买朱尼达瓦衣米西克蜜膏、库日斯孜日克片加减服用。燥屎内结者，可用阿里红温水调配灌肠液灌肠。

4. 脾液质性肝炎

沉液质性肝炎是指沉液质偏盛为主要特征的肝炎，在体内外各种不良因素影响下，体液因沉液质偏盛而失衡，导致肝脏米杂吉体液型干寒性失调，损害肝脏所致。

治疗：成熟和清除偏盛的沉液质，以平衡体液，调整肝脏米杂吉为原则，消炎软坚为主。首先使用偏盛的沉液质的成熟剂，成熟致病的异常沉液质后，用黑胆质的清除剂，清除被成熟的沉液质。然后以调整肝脏米杂吉和消炎软坚为目的，从买朱尼代比都力外尔德蜜膏、谢日比提布祖日糖浆、库日斯孜日克片、库日斯古丽赛格日片等中选一种内服。为增强内服的消炎软坚药物的作用，取苦艾，野苜蓿、玫瑰花、甘松、乳香、芦荟、洋甘菊适量，研细过筛和龙葵实汁，调成糊状外敷于肝区；若肝脏硬化较重，添加牛骨髓、玫瑰花油、白醋适量。饮食多食鸡汤、米粥，忌食油腻，难消化及干寒性食物。

第四节　名医对病毒性肝炎的学术思想

导师买买提艾力·阿木提根据自己多年治疗病毒性疾病的临床实践中，形成了自己独有的理论体系和诊疗方法。特别在对病毒性肝炎的诊疗、预防保健、饮食指导等方面有其临床实践及学术思想。

一、对病毒性肝炎的认识方面

1. 甲型肝炎的病因

一是受各种内外因素的影响，体内的正常胆液质发生质方面的变化，形成淡紫色胆液质，这一亢盛的异常胆液质通过血液循环进入肝脏，损伤肝细胞，造成炎症。二是由于肝和胆囊管发生阻塞，胆液质无法注入胆囊而在肝脏淤积，导致肝细胞的炎症，造成传染性肝炎。

2. 乙型肝炎的病因

各种内外因素引起体内的正常黏液质发生质变而形成无味黏液质，这一类偏盛的异常黏液质以其特有的湿性和寒性引起肝脏气质平衡失调，从而减弱了整个肝脏的干热性，阻碍其发挥生成体液的功能，并减弱精神力和自然力的作用，外在的致病因素就演化为肝脏性病变。

在这几年跟着导师坐诊过程中，我们发现导师诊断病毒性肝炎时，除了观察患者临床症状外还有非常注重该病的发病季节。导师认为，甲型肝炎四季都有传染性，但秋冬较多见；潜伏期为 2 ～ 6 周。乙型肝炎传染不具有典型的季节特点，有随时传染的可能，潜伏期为 6 周～ 6 月。甲型肝炎较乙型肝炎急发，有典型的黄疸；乙型肝炎发病缓慢，无典型黄疸。

导师在诊断甲型和乙型肝炎时，全面运用维吾尔医学望、闻、问、切等四诊方法，了解患者的病史、病因和病机，掌握症候特点的同时，重视结合现代医学检查如免疫学检查等辅助检查，综合分析，从而判断疾病的类型，这样不但避免盲目治疗，而且还可提高疗效。

二、治疗方面

导师对疾病的治则治法内容丰富，其基本原则是根据病因和病型进行分类，调整失调的气质，根据变异的气质服用基本药方和以杀损给予补益剂。治疗甲型和乙型肝炎时，要特别重视按照病因和病型分类治疗，避免延长治疗时间，失去治疗时机，给患者造成不必要的经济损失。

1. 甲型肝炎的治疗

异常胆液质趋向成熟和清除偏盛胆液质，平衡体液，调整肝脏气质失调的原则，用药以降热通便为主导。胆液质成熟方加药蜀葵子 10g，龙葵果 10g，冬葵子 10g，菊苣子 10g 等加强该方的清热消炎功能，每日 3 次，每次 100mL，口服；成熟胆液质的表现显出后，上方加胆液质清除药调配买提布合，口服 3 ～ 5 天，清除被成熟的异常胆液质，继以恢复肝脏的生理功能，降低肝热为目的，服用迪那尔糖浆、阿日克小胡拉、阿日克菊苣、谢日比提罗望子等成药。

2. 乙型肝炎的治疗

异常黏液质趋向成熟和清除偏盛黏液质，平衡体液质，调整肝脏气质为原则，用药以利尿祛湿，通便生热为主导。单一黏液质成熟方加菊苣子 10g，芹菜子 10g，调配买提布合，每日 3 次，每次 100mL，口服约 9 天，内服 3 ～ 5 天，黏液质成熟的表现显出后，上方加黏液质的清除药调配买提布合，每日 3 次，每次 100mL，内服 3 ～ 5 天，清除被成熟的异常黏液质；继以服用具有恢复肝脏功能的药物谢日比提布祖日阿日、买朱尼艾米尔斯亚、达瓦依库尔库木、买朱尼代比地力外尔德等成药。

三、预防保健、饮食指导方面

导师十分注重调整患者的日常饮食实行饮食禁忌，他认为，治疗肝炎也要强调调整患者的日常饮食。对调整甲型肝炎的日常饮食而言，禁忌食用能增多异常胆液质的各种饮食，食用具有降低肝热作用，消化的湿寒性饮食。

总而言之，跟着导师掌握了治疗甲型和乙型肝炎，首先要掌握以上几个方面的问题和特点，进行综合分析病因，分类疾病的体液质，正确鉴别病型，择时成熟化和清除导致疾病的异常体液质，最后服用恢复和稳定肝脏生理功能药物的同时，合理调整患者的饮食结构、劳逸结合，可提高两种肝炎的疗效。

预防要强调以下几点：

1. 控制感染源

各型急性肝炎患者均应隔离。如住院治疗者，只要病情稳定，即可出院，定期随访，病毒携带者禁止献血及从事直接接触入口食物和托幼工作。

2. 切断传播途径

切断传播途径是预防的重点。抓好饮水、食物、粪便的卫生管理，重点在防止血液和体液的传播，各种医疗及预防注射应实行一人一针一管，对带血清的污染物严格消毒处理，血液制品应予严格检测。

3. 草药预防

预防方①：茵陈 30g，板蓝根 30g，生甘草 10g；预防方②：决明子 15g，贯众 15g，生甘草 10g；预防方③：茵陈 30g，凤尾草 30g。前 3 方中选 1 方，水煎服，连服 3 ～ 7 日。

4. 饮食调养

①食物要新鲜、易消化，并含有一定的蛋白质、维生素，保证充足的热量摄入。肝类、鲜鱼、瘦肉、蛋类和新鲜蔬菜、水果等均宜食。菊花补脑汤、茼蒿菜汤、豆腐汤均是良好食品。②须补充足够糖类，一般成人每天不少于 300 ～ 400g，主要来源是从米、面等主粮中摄取。③每日给予 1500 ～ 2000mL 的水量，以利小便，促进代谢，并可加速胆红素的降低和毒素的排泄。④少食多餐，三餐之间加 2 ～ 3 次点心。⑤马兰头、金针菜、绿豆、大枣、梨子、芝麻、山楂等均可常食。⑥如果患者体重超过标准，或血脂偏高，应低脂饮食，糖类不宜过多。酒精饮料在任何阶段均应禁饮。若常见腹部胀气，应暂时少吃或不吃牛奶、豆浆，及少用山芋等产气食品。⑦饮食有节，禁食辛辣、生冷、油腻之物，戒饮酒，高脂食物、油炸品、辛辣及海产品等发物和羊肉等热性食品也均忌食。

5. 精神调养

保持心情愉快，少生闷气，勿忧郁，忌愤怒，保持外动内静是非常必要的，急性期或慢性活动期应适当卧床休息。

（古力米热・依米提）

第四章　胃食管反流病

第一节　胃食管反流病的西医诊疗方法

一、定义

胃食管反流病（Gastroesophageal Reflux Dsease，GERD）是指过多胃内容物（胃酸、胃蛋白酶），十二指肠内容物（胆汁、胰液）反流入食管引起心（胃灼热）、反酸、暖气、胸骨后灼痛、咽部不适等症状，根据是否导致食管黏膜糜烂、溃疡分为反流性食管炎（Reflux Esophagitis，RE）及非糜烂性反流病（Nonerosive Reflux Disease，NERD）。GERD 也可引起咽喉、气道等食管邻近的组织损害，出现食管外症状。

二、流行病学调查

胃食管反流病是一种常见的消化道动力障碍性疾病，发病率随年龄增加而增加，男女发病无明显差异。在世界各地的发病率不同，西欧及北美发病率为 10%～20%，南美约为 10%，亚洲的新加坡约 8%。我国北京、上海两地的患病率为 5.77%，反流性食管炎为 1.92%，低于西方国家，病情也较轻。一项调查研究了美国医院的正常雇员“烧心”的发作情况，每天有“烧心”症状者为 7%，每周为 14%、每月为 15%。每日“烧心”发生率最高的人群是妊娠期妇女和肥胖者。随着我国人民生活水平的提高，人们的生活方式的改变，老龄化和城市化的发展，我国的胃食管反流病的患病率正在逐年上升，已成为危害人民健康，影响人们生活质量的常见疾病之一，部分中老年人 GERD 患者，以发展成为 Barrett 食管（BE）和食管腺癌（EA），有的 NERD 或糜烂性食管炎（EE）的患者整天生活在癌变的阴影当中。因此应当引起足够重视，加强研究，寻找多途径治疗方法。

三、病因病机

目前认为反流性食管炎的病因有：

1. 中老年人：一般认为，年龄越大反流性食管炎的发病率就越高，据相关资料显示 40 ～ 60 岁为发病高峰年龄。国内调查显示，30 岁以上比 30 岁以下的人群反流症状发生率显著上升；1997 年台湾进行的研究发现，反流性食管炎的发生在 60 岁和 70 岁达到高峰，这可能与老年人食管、胃肠蠕动功能下降或紊乱、唾液分泌减少致中和胃酸能力下降、长期卧床以及一些老年性疾病的影响等各种因素作用所致。

2. 男性：大多数报道认为，男性患反流性食管炎病明显多于女性。

在西安地区的一项调查显示其男女发病率之比为 2.4∶1，女性更加容易患非糜烂性反流性食管炎（NERD），食管腺癌的发病率男女比例为 8∶1。

3. 肥胖：肥胖是反流性食管炎主要症状发生的中度危险因素，因为肥胖者的腹内压比食管内压高，使胃内容物容易反流至食管。

4. 吸烟：经常吸烟会增加反流性食管炎的发病率。1997 年台湾曾进行一项调查，对 455 名有上消化道症状的患者进行内镜检查，检出 50 例反流性食管炎患者，其中 50% 的人有长期吸烟史，平均 20 支 / 日。

5. 饮酒：大多调查显示，饮酒会直接损伤食管及胃肠黏膜，增加并加重反流性食管炎的症状。据报道，长期饮酒的患者食管癌的发生率比不饮酒者高 16 倍。研究发现，每周饮酒 7 次以上会使反流症状明显增多，频繁和过量饮酒与有症状的反流性食管炎病相关。

6. 裂孔疝：食管裂孔疝会使胃食管交界处解剖结构发生畸形，而这些结构是抗反流功能的重要保证。一些中至重度的反流性食管炎常见于大的食管裂孔疝。

7. 精神因素：研究显示，有心理障碍的患者反流症状的发生率比普通人群高出很多，尤其是离婚或寡妇和有沉重思想包袱及生活压力的人群。心情愉悦的人，反流性食管炎病的愈合所需要的时间较忧郁者明显缩短。而另一项研究也发现，精神紧张、生气、劳累都与症状性反流性食管炎病的患病关系较大，提示心理压力可能会是其危险因素之一。

四、发病机制

1. 抗反流屏障削弱

一过性食管下段括约肌松弛（TLESR）：在无吞咽情况下食管下括约肌（LES）区域一过性松弛，其时间长于吞咽时的 LES 松弛。最常见的是食管裂孔疝和手术后导致食管和胃交界处解剖结构异常，而这些结构是抗反流功能重要保证。食管裂孔疝时，部分胃通过膈肌，导致胃酸食管反流发生。（图 4–1）

2. 食管清除作用降低

主要包括推进性蠕动、唾液的中和、食团的重力。其中最重要的是推进性蠕动，蠕动强度降低反流物将无法排空。

3. 食管黏膜屏障功能降低

食管黏膜屏障包括：①上皮前因素：黏液层、黏膜表面的 HCO_3 浓度；②上皮因素：上皮细胞间连接结构和上皮运输、细胞内缓冲系统、细胞代谢功能等；③上

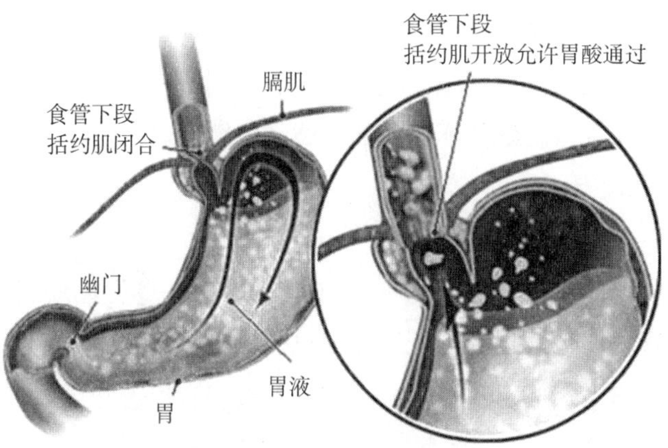

图 4–1　抗反流屏障削弱图

皮后因素：组织的基础酸状态和血液供应状况。当黏膜防御屏障受损时，即使正常反流也可引起RE。

4. 反流物的攻击作用

胃酸及胆汁、胰液等反流刺激食道黏膜。

5. 食管感觉异常

NERD患者较RE患者对酸灌注试验更敏感，其对球囊扩张感和痛阈降低、酸敏感增加，抗酸治疗后食管对酸的敏感性恢复。原因可能与黏膜防御功能削弱、迷走神经功能紊乱及食管的持续收缩有关。

6. 胃排空延迟

使食管末端的环形肌束增加、胃食管压力梯度增加、胃内容量增加、胃分泌增加，胃十二指肠蠕动功能紊乱，从而增加胃食管反流的发生。（图4–2）

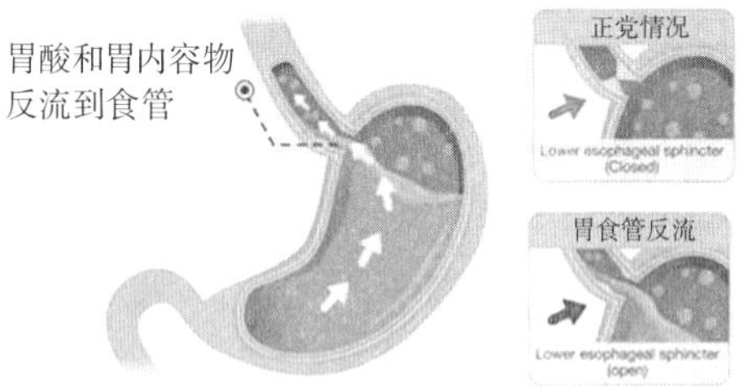

图4–2　正常情况与胃食管反流对比图

7. Hp与RE

二者有无关系争论颇久，但目前认为根除Hp治疗，可以明显降低胃癌的发病率，但最终却会增加食管癌的危险。

五、临床表现

胃食管反流病的临床表现有烧心、反酸、反食等典型症状，胸痛、上腹部疼痛和恶心的不典型症状和口腔、咽喉部、肺及其他部位（如脑、心）的消化道外症状。

（一）反流症状

反流症状主要表现为反酸、反食、嗳气等，餐后尤其是饱餐后、平卧或躯体前屈时易出现烧心、呛咳等反流症状，有时反流物味苦为胆汁，也有的反流物为无味的液体。在LES低下、食管或胃部有手术史的患者中，体位是发生反流和反胃的主要诱因。

（二）食管刺激症状

胃食管反流病中的反流性食管炎最常见到的症状是典型的烧心（胸骨后烧灼感）、胸痛、吞咽疼痛等。反流物刺激食管黏膜上皮内的神经末梢，常引起烧心，胸骨后、剑突或下胸部痛。严重时食管黏膜损伤，可引起吞咽疼痛并放射到背、肩、颈部。少数患者有吞咽时发噎感，这可能由于食管体部蠕动收缩波幅低下或体部无蠕动收缩，不一定存在食管炎性狭窄。

（三）食管外刺激症状

伴有反胃和吸入的GERD能引起许多食管外刺激症状，如夜间阵发性咳嗽、支气管哮喘、支气管炎、慢性咽喉炎、夜间窒息、口腔溃疡、副鼻窦炎等。表现有咽喉炎的患者，常有咽异物感，晨起清痰、咽部不适或咽痛、声哑及口酸、口苦和牙病等。

（四）并发症

（1）上消化道出血：食管黏膜糜烂及溃疡可以导致呕血和（或）黑便，伴有不同程度的缺铁性贫血。

（2）食管狭窄：食管炎反复发作致使纤维组织增生，最终导致瘢痕狭窄。

（3）Barrett 食管：其腺癌的发生率较正常人高 10 ～ 20 倍。

六、实验室及其他检查

（一）内镜检查

内镜检查对食管黏膜进行直视检查，是判断酸产生的食管黏膜损伤及其并发症的有效方法，并可评估疗效及预后。因此，内镜加活检是评判反流形成食管损伤类型及程度的“金标准”，GERD 患者的内镜下表现可为内镜阴性的 GERD（NERD）及内镜阳性 GERD（RE）两大类。对 NERD 的食管 pH 监测也可以显示阳性和阴性两种情况，其中阴性者有假阴性的可能，应用食管无线 pH 监测有可能增加检出率。（图 4-3）

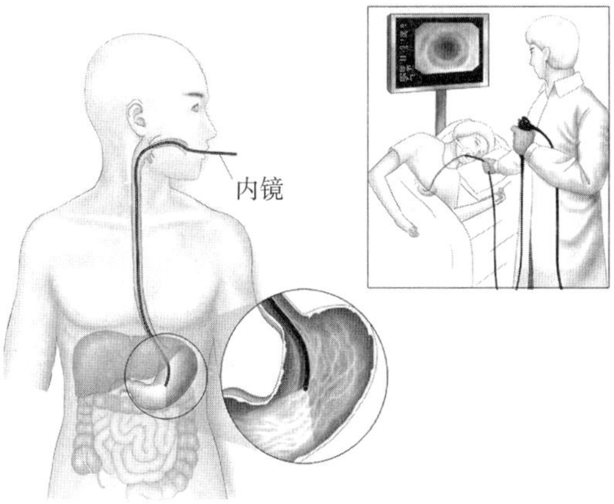

图 4-3　食管黏膜内镜检查图

（二）食管 PH 监测

24 小时或 72 小时 PH 监测是有无酸反流最为可靠的定性和定量诊断方法，可以了解食管内 PH 酸碱度的动态变化，特别是对所测参数进行综合分析，用来评价临床症状与酸反流的相关性，敏感性和特异性。

（三）24 小时食管胆汁监测

胆汁为十二指肠液中的主要成分，因此通过监测胆汁中的胆红素可以判断 RE 患者中有无十二指肠胃食管反流 DGER 的发生，胆红素为胆汁中含量最多的色素，对波长 453nm 的光有特殊吸收高峰，与胃肠其他内容物或普通食物的吸收波长不相同，可用分光光度法测定。

（四）食管测压

用连续灌注导管测压系统进行测压，能了解 GERD 患者 LES 长度、位置和压力，食管体部吞咽蠕动波的振幅和速度。测压还可确定吞咽困难、非心源性胸痛原因，排除食管其他异常情况，如贲门失弛缓症和食管痉挛等。LES 静息压为 10 ～ 30mmHg，LES 压 <6mmHg 时易导致反流。

（五）核素试验

胃食管闪烁扫描检查技术是应用放射性核素观察食管内食物的滞留情况，对餐后非酸性胃内容物反流的检出敏感性超过动态 pH 监测。

（六）食管酸滴注试验

采用食管测压管从鼻孔插入，从距离 LES 中点上 10cm 处灌注液体，以 10mL/min 的速度灌注 0.9% 的生理盐水 1 ～ 3 分钟，然后在受试者不知情的情况下改为以同样的速度灌注 0.1N 盐酸 10 分钟，观察是否产生烧心、胸痛等症状。如灌注生理盐水时出现症状，诊断为非特异性痛觉过敏；如灌注盐酸时出现症状，诊断为酸诱发症状；如过程中未出现烧心、胸痛等症状，诊断为正常。本试验适用于无典型症状的患者，可以测定食管黏膜的反应性和敏感性，酸灌注阳性者约 87% 有食管炎。

（七）奥美拉唑试验

对有烧心、反酸等反流症状的疑似 GERD 患者，常规服用奥美拉唑 20mg，每日 2 次，连服 1 ～ 2 周。如服药后症状明显改善，则支持为与酸相关的 GERD；如服药后症状改善不明显，可能有酸以外的因素参与或不支持诊断。与内镜及食管 24 小时 PH 监测相比，奥美拉唑试验的敏感性为 75%，特异性为 55%。奥美拉唑试验不仅有助于诊断 GERD，同时还启动了治疗。

（八）钡餐检查

食管钡餐检查能发现部分食管病变，可显示有无黏膜病变、狭窄及食管裂孔疝等，气钡双重造影对 RE 的诊断特异性很高，但敏感性差，对不愿接受或不能耐受内镜检查者行该检查，其目的主要是排除食管癌等其他食管疾病。

七、诊断与诊断标准

1. 胃食管反流病的诊断

①有明显的反流症状；②内镜下发现反流性食管炎的表现；③食管过度酸反流的客观依据。GERD 的检测方法目前有上消化道内镜检查、24 小时或 72 小时，食管 pH 监测、胆汁检测、食管测压、食管核素检查以及食管超声、MRI、质子泵抑制剂（PPI）试验性诊断等。

2. 诊断标准

符合下列条件之一，临床上可考虑为 GERD：①有典型的反流症状，如反食、反酸、嗳气和烧心，无继发因素；②试验性诊断：应用 PPI 后，症状缓解。

符合下列条件之一，可确诊 GERD：①典型的反流症状，内镜下反流性食管炎，缺乏其他疾病的证据；②典型的反流症状，内镜下无食管炎，但有过胃食管反流的客观证据至少一项；③反流症状不典型或为食管外表现，内镜下无食管炎，至少具备 1 ～ 2 项胃食管反流的客观证据。

八、鉴别诊断

虽然 GERD 的症状有其特点，但从临床表现上与其他病因的食管炎、消化性溃疡、各种原因的消化不良，胆道疾病以及食管动力疾病等相鉴别。如遇以胸痛为主的情况时，应与心源性、非心源性胸痛的各种疾病进行鉴别。如怀疑心绞痛，则需做心电图和平板运动试验，必要时进行冠状动脉影像检查。有吞咽疼痛，同时内镜显示有食管炎的患者，应与感染性食管炎、药物性食管炎相鉴别。

九、治疗方法

胃食管反流病的治疗目标为完全（充分）缓解烧心和其他症状，治愈潜在的食管炎，维持症状的缓解和胃镜检查上的缓解，治疗或预防并发症。根据目前胃食管反流病的治疗指南，应在改变生活方式的基础上应用 PPI，而中和胃酸药物、H2 受体拮抗剂、胃肠动力药治疗都应该舍弃，治疗包括以下几方面：

（一）一般治疗

一般治疗是指改变不良的生活方式与饮食习惯，提高食管酸清除率或降低反流发生次数以减轻反流，如睡眠时将枕头或床头抬高成一定角度，借重力作用减少卧位反流；避免穿紧身衣服，衣带宽松可以减少衣服和饰物造成的腹内压增高；保持大便通畅，注意保持心情舒畅。

调整饮食结构，少食多餐，以高蛋白、高纤维素和低脂、低淀粉、低糖饮食为宜，控制体重以减少因腹壁脂肪堆积而使腹内压增高；戒烟，避免大量饮酒，大量饮酒会导致胃肠运动障碍、胃酸分泌增加、食管下括约肌松弛、损伤食管黏膜等；避免过多进食刺激胃酸分泌的其他食物，如巧克力、糖水、浓茶、可乐、咖啡、蜂蜜等；避免睡前 1 ～ 2 小时进食，以减少睡眠期间的胃酸分泌和一过性下食管括约肌松弛引起反流；少量多次饮水，增加食管清除功能。

停用或慎用某些能降低 LES 压力或抑制食管动力或促进黏膜损伤的药物，如硝酸甘油、钙离子拮抗剂、茶碱、安定、麻醉药等。控制体重，餐后适当活动，尤其是饱餐和高脂餐后适当活动等。一般治疗对所有的患者均是必要的，但不是唯一的治疗。

（二）药物治疗

根据患者的具体情况，如经济状况、病情的轻重及食管炎症程度、食管蠕动收缩功能和夜间酸反流的程度选择治疗方案。降级治疗（Step-down）或称之为一步到位治疗：对那些症状较严重的患者，一开始就投以 1 ～ 2/d 的抗酸剂、抑酸剂、促胃肠动力药、胆汁吸附剂，以及黏膜保护药等，病情好转后再减量。升级治疗（Step-up）：如症状不严重，也可以先采取每日 2 次受体阻断药物（H_2RA）；如疗效不佳，可加大剂量或改成 PPI 抑酸治疗。对 RE 患者，建议用药疗程为 8 ～ 12 周，以达到愈合 RE 的疗效，而对 NERD 患者主张 2 ～ 4 周。夜间胃酸突破（Night Acid Breakthrough，NAB）是指夜间胃内 pH<4 的时间超过 1 小时，发生在午夜至凌晨 6 时之间。目前认为，对大剂量抗反流治疗不佳，且病情较顽固的原因，在一定程度上与 NAB 有关。可以试用如下的方法：①可考虑增加 PPI 剂量，临睡前增加 1 次；②在服用 PPI 每日 1 次的同时，临睡前加用 H_2 受体拮抗剂；③伴有 Hp 感染的 GERD，根除 Hp 后的利弊尚无定论，但如无明显的胃病根除 Hp 的指征，又有明显的 ANB 时，可暂缓根除 Hp。针对反流屏障减弱，选用促动力剂，对反流症状重尤其伴有胃动力减缓的患者，促动力剂能减少反流，加强疗效，可以与抑酸剂联合治疗。

（三）维持治疗

胃食管反流病是一个慢性、反复发作的疾病，长期治疗是由于疾病的自然史所决定的。无论是糜烂性或非糜烂性食管炎，一旦初始治疗成功（内镜治愈和/或症状的缓解）药物停服以后，只有10%～25%的食管炎患者和25%～45%的NERD患者在6个月以后维持缓解。

1. 抑酸剂

抑酸剂起效快，抑制胃酸分泌，迅速控制症状，包括质子泵抑制剂（PPI）和H_2受体阻滞剂（H_2RA）。该类药物主要通过抑制胃酸分泌，降低反流物的酸度，降低胃蛋白酶的活性，从而缓解症状，促进受损食管黏膜的修复。目前临床应用较为广泛的PPI包括奥美拉唑、泮托拉唑、雷贝拉唑以及奥美拉唑的S-异构体埃索美拉唑（耐信）。

2. 促胃肠动力药物

GERD是上消化道食管和胃的动力障碍，LES收缩不足，食管酸廓清能力下降，胃排空延迟是GERD病理生理学中的中心内容。如果这些障碍可以得到纠正，GERD就可以得到控制，从而使对于正常量胃酸分泌的抑制变得没有必要。其治疗先应改善LES张力和食管清除酸能力，增加胃排空。传统促动力药包括吗叮琳（多潘立酮）、西沙比利、莫沙比利等。

3. 胃黏膜保护剂

当胃食管反流引起食管炎症、糜烂甚至溃疡时，应用黏膜保护剂类药物可在病损的黏膜表面形成一层保护膜，保护组织免受进一步的损害，减轻症状，促进炎症修复。硫糖铝、胶体铋剂、麦滋林-S、铝碳酸镁及蒙脱石制剂（思密达）等都是常用的黏膜保护药。

（四）内镜治疗

1. 胃镜下缝合治疗

胃镜下缝合治疗又称经口腔内折襞术或内镜下胃折叠。胃镜下腔内折叠术，是将一种缝合器安装在胃镜前端，于直视下在齿状线下缝合胃壁组织形成皱褶，增加贲门口附近紧张度，延长腹内食管长度，及形成皱褶以阻挡胃肠内容物的反流，发挥其治疗作用。

2. 内镜下射频治疗

内镜下射频治疗GERD是将射频治疗针经活检孔道送达齿状线附近，刺入食管下端的肌层进行热烧灼，使肌层“纤维化”增加食管下端张力，起到抗反流作用。

3. 食管下端注射法

食管下端注射法治疗GERD，指内镜直视下应用1mL注射器环贲门口或食管下括约肌肌层注射一种海绵样化合物Enteryx，每1/4象限1～2mL，X线荧光屏下观察Enteryx注射于肌层。Enteryx无生物降解性和抗原性，也无血管、淋巴迁移和固缩。研究发现在注射部位可维持12个月以上，注射部位可形成纤维囊性包裹。

4. 全层折叠法

该方法是经食管放置一种胃腔内折叠器，胃镜经折叠器中央的套管孔道进入胃内，于直视下操作折叠器的钳夹，钳钉贲门附近松弛的胃壁全层，形成皱褶。该方法在临床试用近两年，具有操作相对简单、损伤较小等优点。

（五）抗反流手术治疗

对PPI治疗有效但需要长期服药的患者，抗反流手术是另一种治疗选择，主要包括外科手术和内镜下射频治疗，目前最常用的抗反流手术是腹腔镜胃底折叠术。

抗反流手术在缓解症状和愈合食管炎方面的疗效与药物治疗相当，手术并发症发生率和死亡率与外科医师的经验和技术水平密切相关。术后常见的并发症包括腹胀（12%）、吞咽困难（6%），相当一部分患者（11%～60%）术后仍需规则用药，抗反流手术并不能降低食管腺癌的风险。因此，对于是否行抗反流手术治疗，应综合考虑患者个人情况。

GERD的手术治疗适用于：①对药物治疗无效者；②长期需药物维持治疗，用药后症状仍然严重者；③由于胃食管反流引起反复发作的肺炎、哮喘等食管外病变者；④有严重并发症（如穿孔出血、狭窄、Barrett食管可疑癌变）治疗无效者；⑤严重的胃食管反流病而不愿终生服药者。

（六）治疗并发症

1. 食管狭窄

除极少数严重瘢痕性狭窄需行手术切除外，绝大部分狭窄可行胃镜下食管扩张术。扩张术后予以长程PPI维持治疗可防止狭窄复发，对年轻患者亦可考虑抗反流手术。

2. Barrett食管

应使用PPI及长程维持治疗，定期随访是目前预防Barrett食管癌变的唯一方法，早期识别不典型增生，发现重度不典型增生或早期食管癌的应及时手术切除。

（七）患者教育

（1）有LES结构受损或功能异常的患者，白天进餐后不宜立即卧床；为了减少卧位及夜间反流，睡前2小时内不宜进食，可将床头抬高15～20cm。

（2）注意减少引起腹压增高的因素，如肥胖、便秘、紧束腰带等；应避免进食使LES压降低的食物，如高脂肪、巧克力、咖啡、浓茶等；避免应用降低LES压的药物及引起胃排空延迟的药物，如硝酸甘油、钙通道阻滞剂及抗胆碱药物等。

（3）戒烟及禁酒。

第二节　胃食管反流病的中医诊疗方法

一、定义

胃食管反流病是现代医学病名，中医无相应的病名，根据其主要临床表现烧心、反酸、胸骨后灼痛、咽喉不适、口苦、嗳气、反胃等症状，应归属于祖国医学“胃痛”“吐酸”“嘈杂”“胸痹”“噎膈”“梅核气”“反胃”“郁证”“食管瘅”等范畴。

2009年《胃食管反流病中医诊疗共识意见》中，以“吐酸病”“食管瘅”作为胃食管反流病的中医病名，与胃食管反流病的解剖学概念、病理生理基础相近。胃食管反流病病位在食管，病性以热证居多，大约有40%左右的患者没有“吐酸”症状，大多非糜烂性胃食管反流病患者仅表现为烧心、咽喉不适、胸前区不适等症状；难治性胃食管反流病患者的发病更是与多种因素有关，不仅仅与酸反流相关，因此以“食管瘅”作为胃食管反流病的中医病名基本上可反映本病的病位、病因病机与主症。

二、病因病机

（一）病因

1. 感受外邪

《素问·至真要大论》云：“少阳之胜，热客于胃，烦心心痛，目赤欲呕，呕酸善饥。”《证治汇补·吞酸》曰：“若寒邪犯胃，顷刻成酸，本无郁热，因寒所化者，酸之寒也。”这些论述指出摄生不当，感受寒热之邪，脾胃气滞，胃失和降，气逆于上，可致吐酸。

2. 情志不和

《症因脉治》云：“恼怒忧郁，伤肝胆之气，木能生火，乘胃克脾，则饮食不能消化；停积于胃，遂成酸水浸淫之患矣。”《临证备要·吞酸》云：“胃中泛酸，嘈杂有灼热感，多因于肝气犯胃。”这些文献指出七情内伤，忧思郁怒，可致肝失疏泄，胃失和降，浊气上逆，发为本病。

3. 脾胃虚弱

张景岳在《景岳全书·吞酸》中说：“腹满少食，吐涎呕恶，吞酸嗳气……病在脾胃。”《诸病源候论》云：“噫醋者……脾胃有素冷，故不能消谷，谷不消则胀满而气逆，所以好噫而吞酸。”这些文献指出脾胃虚弱，运化无力，致使湿热内生，胃失和降，气逆于上而发本病。

4. 饮食不节

《伤寒论》云：“胃气有余，噫而吞酸。”《素问玄机原病式》云：“饮食热则易于酸也。”均指出饮食不节，恣食辛辣厚味，损伤脾胃，或饮酒无度，助湿生痰，酿生湿热，脾胃受纳、升降失常，导致胃气上逆，发为本病。

（二）病位

病位在食管和胃，与肝、胆、脾等脏腑功能失调密切相关。

（三）病机

胃失和降，胃气上逆为胃食管反流病基本病机，肝胆失于疏泄、脾失健运、胃失和降、肺失宣肃、胃气上逆，上犯食管，形成本病的一系列临床症状。禀赋不足、脾胃虚弱为胃食管反流病发病基础，土虚木乘或木郁土壅，致木气恣横无制，肝木乘克脾土，胆木逆克胃土，导致肝胃、肝脾或胆胃不和；气郁日久，化火生酸，肝胆邪热犯及脾胃，脾气当升不升，胃气当降不降，肝不随脾升，胆不随胃降，以致胃气挟火热上逆；肝火上炎侮肺，克伐肺金，消灼津液，肺失肃降而咳逆上气，气机不利，痰气郁阻胸膈；病程日久，气病及血，则因虚致瘀或气滞血瘀。本病病理因素有虚实两端：属实的病理因素有痰、热、湿、郁、气、瘀；属虚者责之于脾。本病病机特点：一为逆，二为热，三为郁。

（四）病机转化

初病以实热为主，湿、痰、食、热互结导致气机升降失调，胃气挟酸上逆；久病火热之邪，耗津伤阴，虚火上逆，因实而致虚。初病在气，脾胃气郁失其升降，肝气郁失其条达，肺气郁失其宣肃，大肠气郁失其通导；气郁迁延，由气滞而血瘀，气虚而致瘀，或气郁久而化热，耗伤阴血，津枯血燥而致瘀，气病及血。禀赋不足，素体亏虚，久病迁延，耗伤正气，均可引起脾胃虚弱，运化失常，浊气内生，气逆、食滞、火郁、痰凝、湿阻、血瘀相兼为病，因虚而致实。

三、辨证分型

（一）肝胃郁热证

主症：烧心，反酸。
次症：胸骨后灼痛，胃脘灼痛，脘腹胀满，嗳气或反食，易怒，易饥。
舌脉：舌红，苔黄；脉弦。

（二）胆热犯胃证

主症：口苦咽干，烧心。
次症：胁肋胀痛，胸背痛，反酸，嗳气或反食，心烦失眠，易饥。
舌脉：舌红，苔黄腻；脉弦滑。

（三）气郁痰阻证

主症：咽喉不适如有痰梗，胸膺不适。
次症：嗳气或反流，吞咽困难，声音嘶哑，半夜呛咳。
舌脉：舌苔白腻，脉弦滑。

（四）瘀血阻络证

主症：胸骨后灼痛或刺痛。
次症：后背痛，呕血或黑便，烧心，反酸，嗳气或反食，胃脘刺痛。
舌脉：舌质紫暗或有瘀斑，脉涩。

（五）中虚气逆证

主症：反酸或泛吐清水，嗳气或反流。
次症：胃脘隐痛，胃痞胀满，食欲不振，神疲乏力，大便溏薄。
舌脉：舌淡，苔薄；脉细弱。

（六）脾虚湿热证

主症：餐后反酸，饱胀。
次症：胃脘灼痛，胸闷不舒，不欲饮食，身倦乏力，大便溏滞。
舌脉：舌淡或红，苔薄黄腻；脉细滑数。
以上主症 2 项，加次症 2 项，参考舌脉，即可诊断为相应的证候。

四、治疗方法

（一）治疗目标

胃食管反流病中医治疗目标：①诱导并维持病情缓解，包括临床症状缓解、食管黏膜组织修复；②预防病情复发，改善患者生存质量；③减少并发症。

（二）治疗原则

胃食管反流病的中医治疗应当根据证型辨证施治，临证治疗以畅达气机为要，依病情分别施以疏肝泄热、和胃降逆、理气化痰、活血祛瘀、健脾化湿；兼见虚证，辨明气血阴阳，补而不滞。轻度胃食管反流病，可单纯用中医治疗，以辨证口服汤剂为主；对于诊断为中、重度反流性食管炎（LA：B、C、D 级）及难治性反流性食管炎病患者可进行中西医结合治疗，西药对症处理。

（三）辨证论治

1. 肝胃郁热证

治法：疏肝泄热，和胃降逆。

主方：柴胡疏肝散（《景岳全书》）合左金丸（《丹溪心法》）。

药物：柴胡、陈皮、川芎、香附、枳壳、芍药、甘草、黄连、吴茱萸。

加减：泛酸多者，加煅瓦楞、乌贼骨、浙贝母；烧心重者，加珍珠母、玉竹。

2. 胆热犯胃证

治法：清化胆热，降气和胃。

主方：小柴胡汤（《医方集解》）合温胆汤（《备急千金要方》）。

药物：柴胡、黄芩、人参、甘草、半夏、生姜、大枣、竹茹、枳实、陈皮、茯苓。

加减：口苦呕恶重者，加焦山栀、香附、龙胆草；津伤口干甚者，加沙参、麦冬、石斛。

3. 气郁痰阻证

治法：开郁化痰，降气和胃。

主方：半夏厚朴汤（《金匮要略》）。

药物：半夏、厚朴、茯苓、生姜、苏叶。

加减：咽喉不适明显者，加苏梗、玉蝴蝶、连翘、浙贝母；痰气交阻明显，酌加苏子、白芥子、莱菔子。

4. 瘀血阻络证

治法：活血化瘀，行气止痛。

主方：血府逐瘀汤（《医林改错》）。

药物：桃仁、红花、当归、生地、川芎、赤芍、牛膝、桔梗、柴胡、枳壳、甘草。

加减：胸痛明显者，加制没药、三七粉、全瓜蒌；瘀热互结甚者，加牡丹皮、郁金。

5. 中虚气逆证

治法：疏肝理气，健脾和胃。

主方：旋覆代赭汤（《伤寒论》）合六君子汤（《医学正传》）。

药物：旋覆花、代赭石、人参、生姜、半夏、大枣、甘草、陈皮、白术、茯苓。

加减：嗳气频者，加砂仁、豆蔻；大便溏薄甚者，加赤石脂、山药。

6. 脾虚湿热证

治法：清化湿热，健脾和胃。

主方：黄连汤（《伤寒论》）。

药物：黄连、甘草、干姜、桂枝、人参、半夏、大枣。

加减：大便溏滞严重者，加木香、黄芩、茯苓；胃脘灼痛甚者，加吴茱萸、煅瓦楞、乌贼骨。

（四）常用中成药

1. 开胸顺气丸

消积化滞，行气止痛，用于气郁食滞所致的胸胁胀满、胃脘疼痛、嗳气呕恶、食少纳呆。

2. 达立通颗粒

清热解郁，和胃降逆，通利消滞。用于肝胃郁热所致痞满，症见胃脘胀满、嗳气、纳差、胃中灼热、嘈杂泛酸、脘腹疼痛、口干口苦，动力障碍型功能性消化不良见上述症状者。

3. 越鞠丸

理气解郁，宽中除满，用于胸脘痞闷，腹中胀满，饮食停滞，嗳气吞酸。

4. 舒肝和胃丸

舒肝解郁，和胃止痛，用于肝胃不和引起的胃脘胀痛，胸胁满闷，呕吐吞酸，腹胀便秘。

5. 左金丸

清肝泄火，降逆止呕，用于胁肋胀痛、呕吐口苦、嘈杂吞酸等为表现的肝火犯胃证。

6. 加味左金丸

平肝降逆，疏郁止痛，用于肝郁化火、肝胃不和引起的胸脘痞闷、急躁易怒、嗳气吞酸、胃痛少食。

7. 乌贝散

制酸止痛，用于肝胃不和所致的胃脘疼痛、泛吐酸水、嘈杂似饥。

8. 胆胃康胶囊

舒肝利胆，清利湿热，用于肝胆湿热所致的胁痛、黄疸，以及胆汁反流性胃炎，胆囊炎见上述症状者。

9. 甘海胃康胶囊

健脾和胃，收敛止痛，用于脾虚气滞所致的胃及十二指肠溃疡、慢性胃炎、反流性食管炎。

10. 胃康胶囊

行气健胃，化瘀止血，制酸止痛，用于气滞血瘀所致的胃脘疼痛、痛处固定、吞酸嘈杂、胃及十二指肠溃疡、慢性胃炎见上述症状者。

（五）外治法

针灸是治疗胃食管反流病的非药物疗法之一。常用穴位，实证用内关、足三里、中脘；虚证用脾俞、胃俞、肾俞、膻中、曲池、合谷、太冲、天枢、关元、三阴交等，以泻法和平补平泻为主。

第三节　胃食管反流病的维吾尔医诊疗方法

一、定义

传统维吾尔医古籍对胃食管反流病并无专篇记载，也无该病名，但根据主要临床症状来看，一般归属于维医学“吐酸”“反胃”“胃痛”“噎嗝”“梅核气”等范畴。维医认为胃食管反流病是由在各种体内外不良因素影响下，气质失调，体液质失衡或长期接触过多的湿热、湿寒、干寒的以及烟酒的刺激作用，损害胃、食管黏膜，从而引起胃、食管功能异常，常出现反酸、反胃、烧心（胃灼热）、胸骨后疼痛、吞咽困难等症状的性状改变性疾病。

二、流行病学调查

胃食管反流病世界各地的发病率不同，人群中约 7%～15%有胃食管反流症状，发病随年龄上升而上升，40 岁以上患病率增加，男女发病无明显差异。有胃食管反流病症状者，男性多于女性（2∶1 至 3∶1）。胃食管反流病在我国发病率为 6%左右。近年来，随着人们生活节奏、饮食结构的改变，本病发病率有增高趋势，这与社会形态的变迁，肥胖盛行率越来越高，生活习惯的改变及医疗调查水平的提高有关。

三、病因病机

（一）体液质性因素的作用

1. 异常黏液质的作用

（1）咸味黏液质

因长期受到热性环境或强热胆液质的影响，会增高整个机体的热性，减少机体的水分，加快支配器官的血流循环、吸收，消化、代谢、排泄活动。因此，正常黏液质的热度、浓度比例上发生改变（如同大自然缺水土壤干旱、缝裂）成咸味黏液质。此种高热度（热度高于正常黏液质）、高浓度的异常黏液质，一方面易驻留在食管黏膜组织间隙，障碍局部的代谢活动；另一方面反复刺激食管黏膜，使其紊乱代谢活动，减慢血液循环、物质交换，最后导致慢性炎症。

（2）石膏样黏液质

长期饮食干寒性食物，首先，会降低整个机体的热性，浓缩机体的水分，减慢支配器官的血流循环、吸收、消化、代谢、排泄活动。因而肝脏在单位时间内生产的体液量异常减少。其二，肝脏生产的异常体液通过下腔静脉达到心脏，使整个血管内的体液量会异常减少。因而，减少胃的供血，供氧、供营养量。其三，脑组织供血、供氧不足会减弱交感神经、副交感神经的兴奋性，不能正常控制肝脏生产体液的功能。因此，黏液质的水分易被浓缩偏盛形成石膏状黏液质。此种低温度（温度低于正常黏液质）、高浓度的石膏状黏液质，一方面减慢食管黏膜血液循环、物质交换；另一方面易沉积于食管黏膜组织间隙阻碍胃腺分泌及物质代谢活动，最后导致慢性炎症。

2. 异常脾液质的作用

此种异常体液质长期影响食管黏膜可减缓局部的血液循环、代谢活动，使代谢物质易沉积于食管黏膜组织，导致慢性炎症。

（二）非体液质性因素的作用

1. 由不良饮食习惯而引起

长期食用热食、过硬、粗嚼的食物等直接影响食管黏膜，使其发生病理性改变。

2. 由胃虚而引起

当胃内容物反流入食管时，由于张力的作用引起食管继发性蠕动波，将反流物送回胃内。食管炎肿可使食管蠕动减慢，使反流物在食管内停留时间延长，加重了原有的食管炎肿，食管炎肿又减弱了食管下段括约肌的功能，加重反流，形成恶性循环。

四、临床表现

临床上一般会出现反酸、反食、反胃、嗳气、烧心、伴有胸骨后灼热痛、吞咽困难等症状。

（1）咸味黏液质性胃食管反流病：伴有口干、口渴，反酸、反食、反胃、嗳气、胸骨后灼热、胸痛症状较明显。

（2）石膏样黏液质性胃食管反流病：伴有体寒、手足沉重无力、反酸、吞咽困难、胸骨后灼热、胸痛症状较明显；吞凉性食物疼痛更明显。

（3）异常脾液质性胃食管反流病：伴有烦躁、全身乏力，食管有异物感、反胃、胸痛症状较明显。

五、诊断

（1）以反酸、烧心、胃灼热、胸痛为主要临床表现，伴吞咽困难，呕吐等症状。

（2）相关检查：食管钡剂、食管纤维镜、食管 PH 酸碱度检测进行检查可见相应的病理改变。

六、鉴别诊断

（1）各异常体液质性胃食管反流病相互鉴别。

（2）其他病因的食管炎、消化性溃疡、各种原因的消化不良，胆道疾病以及食管动力疾病等相鉴别。

七、治疗

（一）治疗原则

1. 调节体液质失调气质

（1）首先进行致病体液质的成熟及清除的治疗。

（2）消炎、消肿对症治疗治则。

（3）巩固治疗。

2. 治疗原发病

如果其他疾病导致的胃食管反流病则需治疗原发病。

（二）治疗方法

体液质失调气质引起的胃食管反流病

1. 成熟、清除治疗

（1）咸味黏液质引起的胃食管反流病　黏液质成熟剂的药物中加龙葵果、金盏花等消炎药配制成熟剂，每日 3 次，每次 80mL 饭后服用。服药 7 ～ 9 天后出现异常体液质成熟的症状时，本剂再加入清除咸味黏液质的药物配制成清除剂给予服用、每日 3 次、每次 80mL，服用 3 ～ 5 天，清除咸味黏液质。

（2）石膏样黏液质引起的胃食管反流病　石膏样黏液质成熟剂的药物中加龙葵果、洋拔葜根、洋甘菊等消炎药配制成成熟剂，每日 3 次、每次 80mL，饭后服用。服药 9 ～ 12 天后出现异常体液质成熟的症状时，本剂再加入清除石膏样黏液质的药物配制成清除剂给予服用，每日 3 次，每次 80mL，服用 3 ～ 5 天，清除石膏样体液质。

（3）异常脾液质引起的胃食管反流病　异常体液质性干寒气质成熟剂的药物中加龙葵果、洋甘菊、洋菝葜根、菝葜等消炎药配制成成熟剂，每日 3 次，每次 80mL，饭后服用。服药 10 ～ 15 天后出现异常体液质成熟的症状时，本剂再加入清除脾液质的药物配制成清除剂给予服用 10 ～ 15 天，每日 3 次，每次 80mL，调整脾液质。

2. 方药治疗

（1）洋甘菊花瓣、野苜蓿子各 9g，亚麻籽 6g、斯日坎吉本（适量葡萄醋 + 蜂蜜）25mL，葡萄汁 25mL，将洋甘菊花瓣和野苜蓿子和亚麻籽浸在水里 1 小时，煮沸，加入斯日坎吉本和葡萄汁制成合剂服用每日 3 次，每次 30mL。

（2）亚麻籽、葫芦巴、莳萝等各 10g，浸在温水中半小时，混合与适量的消炎迪娜尔糖浆饭后服用每日 3 次每次 30mL。

（3）洋甘菊籽、野苜蓿子、莳萝籽、亚麻籽、葫芦巴籽各 12g，煮沸，贴在胸骨上。

（4）随机选用莳萝油、洋甘菊油、橄榄油涂在胸骨区。

（5）木香 12g 和马吾力艾赛力合剂 250mL 煮沸漱口。

3. 成药治疗

复方龙葵果蒸露，每日 3 次，每次 60mL；菝葜露，每日 3 次，每次 60mL；五血白糖浆，每日 3 次，每次 60mL；清血五血白蜜膏，每日 2 次，每次 10g；菝葜蜜膏，每日 2 次，每次 10g。以上药物根据病情选用，饭后服用。

经过相关的异常体液的调整、消炎治疗阶段后，补身、增强太比艾提力目的给予：消食阿米勒努西蜜膏每日 2 次，每次 10g；开胃加瓦日西阿米勒蜜膏每日 2 次，每次 10g；加瓦日西龙涎香每日 2 次，每次 8g；温散加瓦日西加里努斯蜜膏每日 2 次，每次 8g；加瓦日西米西克每日 2 次，每次 8g；依提尔菲力开比尔蜜膏每日 2 次，每次 8g；合米日买尔瓦依特蜜膏每日 2 次，每次 10g；爽心爱维心口服液每日 3 次，每次 10mL，根据病情均为饭后服用。

八、预防调护

1. 饮食

注意少量多餐，吃低脂饮食，可减少进食后反流症状发生的频率，相反，高脂肪饮食可促进小肠黏膜释放胆囊收缩素，易导致胃肠内容物反流。

2. 体重

超重者宜减肥。因为过度肥胖者腹腔压力增高，可促进胃液反流，特别是平卧位尤甚，故应积极减轻体重以改善反流症状。

3. 卧位

床头垫高 15 ～ 20cm，对减轻夜间胃液反流是一个行之有效的好办法。

4. 改变不良睡姿

有人睡眠时喜欢将两上臂上举或枕于头下，这样可引起膈肌抬高，胃内压力随之增加，使胃液逆流而上。

5. 生活习惯

尽量减少增加腹内压的活动，如过度弯腰、穿紧身衣裤、扎紧腰带等。

6. 忌酒戒烟

由于烟草中含尼古丁，可降低食管下段括约肌压力，使其处于松弛状态，加重反流，吸烟还能减少食管黏膜血流量，抑制前列腺素的合成，降低机体抵抗力，使炎症难以恢复。酒的主要成分为乙醇，不仅能刺激胃酸分泌，还能使食管下段括约肌松弛，是引起胃食管反流的原因之一。

第四节　名医对胃食管反流病的临床实践及独特的学术思想

导师买买提艾力·阿木提长期从事维医临床、教学、科研工作多年，德艺双馨，桃李天下。导师存心仁爱，立志以医术活人，平素修身养性，宁静致远，宽待他人。导师长期治疗各种临床常见的内科疑难杂症，对维医之道有其独到的认识，并在其多年的临床实践中形成了自己独有的理论体系和诊疗方法，特别在对胃食管反流病诊疗、预防保健、饮食指导等方面有其临床实践及学术思想。

一、对疾病认识方面

胃食管反流病属于现代医学的一个病名，传统维医古籍对胃食管反流病并无专篇记载，也无该病名。导师认为由于本病的临床症状复杂多样，反映到中医古籍中，除了典型的食管症状外，还有许多食管以外的症状，如咽喉炎、咳嗽、咽部异物感等，而这些症状可在维医“梅核气”“反胃”“食管炎”等找到相似的描述，故规范起来有一定的难度。根据患者的症状来相对应本病，如症状表现为典型的反流、烧心时可与维医“吐酸”或“反酸”相对应；若症状表现为咽部不适、咳嗽、哮喘等呼吸系统疾病时可对应“咽痛”“咳嗽”“哮喘”等；若因反流物刺激引起的胸痛、吞咽困难等可对应中医的“胃痛”“噎膈”，但必须符合西医对胃食管反流病的诊断。

病因病机方面导师认为胃食管反流病的发生与多种因素有关，根据导师多年的临床实践明确指出气质失调和体液质异常是本病发病的根本原因，原因可分为体液质性因素和非体液质性因素。一方面，体液质的相互作用（混入）形成异常体液质，主要由咸味黏液质、石膏样黏液质、异常脾液质等，这些异常体液质刺激食管黏膜，使其紊乱代谢活动，减慢血液循环、物质交换，最后导致慢性炎症。另一方面，当胃内容物反流入食管时，由于张力的作用引起食管继发性蠕动波，将反流物送回胃内。食管炎肿可使食管蠕动减慢，使反流物在食管内停留时间延长，加重了原有的食管炎肿，食管炎肿又减弱了食管下段括约肌的功能，加重反流，形成恶性循环。除此之外，饮食不节，情志失调，或过度劳累等非体液质性因素，亦会导致胃食管反流病的发生。导师指出由于现在生活节奏加快，人们的饮食及作息习惯的改变，因此多为异常体液体质，故而胃食管反流病的发病率越来越高。

二、诊疗方面

导师买买提艾力·阿木提从事医疗、教学、科研工作多年，他遵循古方古法，但反对教条的继承，汇通维、西医理论和方法，始终认为在疾病的诊疗中应将维医基础理论为指导运用于疾病的诊断、治疗，擅于维西医结合，导师自己在多年的临床生涯中对于胃食管反流病的诊疗就是一个实例。

导师通过观察诊治大量的胃食管反流病患者，逐步认识到许多患者初期即表现为气质失调，治疗时一开始应调节失调的气质，使用给予反治法调节，要是因体液质的异常变化所导致，首先要进行致病体液质的成熟及清除，然后消炎、止疼、对因、对症治疗，最后巩固治疗治则。导师确定这样的认识是正确的，并作为以后胃食管反流病治疗的指导思想。

导师临床十分注重抓主证，而且由于临床许多慢性病多为多种疾病共存，所以导师强调治病要抓主病、抓主证。导师临证还十分重视脉诊，“脉诊”为维医学的特色诊法，他在讲授时，都详细解释脉诊之具体操作法及注意要点及每种脉象之体会及其病理意义等。而对于临床经常听到一些医者，不问病情只凭脉象诊断，导师对此持否定态度，他认为脉诊主要是察看患者的气质情况，结合现代医学，诊脉可以推测血管硬化的情况，但是脉诊还需结合望闻问触诊，那种过度强调以脉诊诊病的做法违背了维吾尔医四诊同用的基本原则。

导师在胃食管反流病的治疗上还特别注重饮食习惯、生活环境和性别之间的差异性。导师临床中还发现男性患胃食管反流病的比女性多，因为男性比女性大量摄入酒精，进食过冷、过热及甜酸辛辣等刺激性食物。导师强调治疗时应当因人、因时、因地制宜，区别用药才能取得更好的临床疗效。

导师对胃食管反流病的用药方面认为，其病位在胃（食管），因此用药时首先进行致病体液质的成熟及清除，然后消炎消肿，最后给予补胃等补益药。导师结合多年的临床经验，摸索出既能改善患者胃食管反流现象，又能消除食管黏膜炎性损伤，减少食管酸的药物及外治法，现举例如下。

先根据病情异常体液质给予相对应的成熟剂、清除剂。

以消炎、消肿目的给予：

珊瑚 10g，藿香 10g，生姜 6g，豆蔻 4g，粉碎混合制成散剂，每日 3 次，每次 10g，饭后服用。

亚麻籽、葫芦巴、莳萝等各 10g，浸在温水中半小时，混合与适量的消炎迪娜尔糖浆，每日 3 次，每次 30mL，饭后服用。

龙葵果蒸露，每日 3 次，每次 80mL；菝葜蒸露，每日 3 次，每次 80mL；

复方锦灯笼片，每日 3 次，每次 40mL；复方睡莲花糖浆，每日 3 次，每次 30mL；上述药物均为饭后服用。

改善消化功能、强身、增强防御力为目的给予：消食阿米勒努西蜜膏，每日 2 次每次 10g，开胃加瓦日西阿米勒蜜膏，每日 2 次，每次 10g；加瓦日西龙涎香，每日 2 次，每次 8g；温散加瓦日西加里努斯蜜膏，每日 2 次，每次 8g；加瓦日西米西克，每日 2 次，每次 8g；依提尔菲力开比尔蜜膏，每日 2 次，每次 8g。

导师治疗此病还运用一些特色疗法：香青兰 6g，适量龙葵果汁混合制成敷剂，外敷（贴颈部外侧或胸骨部）治疗。

洋甘菊、天山堇菜均 6g，粉碎，混入天山堇菜油制成敷剂，外敷治疗。

洋甘菊籽、野苜蓿子、莳萝籽、亚麻籽、葫芦巴籽个 12g，煮沸，抱紧绷带贴在胸骨上。

随机选用莳萝油、洋甘菊油、橄榄油涂在胸骨区。

罗葵子 12g，赤石脂 6g，适量龙葵果汁，适量玫瑰花油，制成敷剂，外敷治疗。

洋甘菊、罗葵子、天山堇菜、黄花苜蓿子各 15g，玫瑰花油、适量龙葵果汁制成敷剂，外敷治疗。

三、预防保健、饮食指导方面

导师非常重视患者的预防调摄，他常指导患者从下列几个方面进行预防。

（一）情志调摄

导师认为胃食管反流患者往往存在一定程度的情志失调，所以保持心情舒畅尤为重要，宜帮助患者树立积极乐观的心态，及时调节好心情，有利于疾病的早日康复。

（二）饮食宜忌

对于肥胖的患者，要控制饮食，平衡营养，尽快减轻体重。减少高脂肪膳食的摄入，因高脂肪食物可促进小肠黏膜释放胆囊收缩素，从而降低食管下端括约肌张力，使胃内容物易反流。忌食咖啡、巧克力、薄荷等食物，因其也可以减低食管下端括约肌张力。禁烟、酒。长期大量摄入酒精，可引起“酒精性”食管炎，吸烟也可能降低食管下端括约肌张力。避免进食过冷、过热及甜酸辛辣等刺激性食物，以防疼痛症状加重，导致病情反复，避免短时间内快速食入大量液体食物。

（三）劳逸结合

食管作为人体的一部分，也需要劳逸结合，食道黏膜的恢复也需要一定时间。导师认为，因本病疗程长、易复发的特点，口服维药宜坚持数月之久。患者服药后胃气复常，胃内容物不再反流，症状消失，就往往急于停药，但食道黏膜的修复还需要两个月，胃肠道功能的恢复又需一段时间。只有胃肠道功能恢复正常，该病才能彻底治愈。

（四）起居调摄

由于反流易发生在夜间，睡眠时应抬高床头（约 15 ～ 20cm）。睡前不进食，晚餐与入睡的间隔不得少于 3 小时，以减少夜间食物刺激泌酸。每餐后让患者处于直立位或餐后散步，借助重力促进食物排空，避免剧烈运动。

第五节　名医对诊疗胃食管反流病的探究思路

导师买买提艾力·阿木提大师从事维医 60 余载，以维医基础理论为指导，从理论方面进行了胃食管反流病病因病机的深入讨论，在治疗过程中率先推广用养胃阿木提散，全面概括了维医诊治胃食管反流病的临床经验，以期为临床中治疗胃食管反流病提供手段，以及总结归纳出维西医结合的诊疗思想。

导师经常强调，维医要与时俱进，不可故步自封。维医有自身的局限性，有自身的不足。随着现代医学的飞速发展和人民对于健康需求的日益提高，传统的单纯维医药诊疗体系已经不能满足广大患者的需求，维西医结合，汲取现代科学、现代医学知识和诊疗技术，为我所用，提高诊断的准确性和维医治疗的针对性，发展完善维医药理论体系。故维西医结合已是当今必然趋势，医者不可有门户之见，固守一端，而应取长补短，通力合作。比如胃食管反流病就是一个例子，用单纯的维医诊断方法不能作为疾病的诊断，应与现代先进检查手段结合才能更好地诊断，给广大患者提供便利。

导师在其诊治胃食管反流病过程中常使用西医的触诊和叩诊，从诊查反酸、烧心状况同时，必参照无痛电子胃镜、病理检查和幽门螺杆菌的检查结果，在对疾病做出明确西医诊断的前提下，使用辨证论治的方法治疗。他认为这样有利于准确判断病情，掌握疾病的发展变化，并且参照西医的检查结果，选方用药更加有的放矢，更有针对性。

例如胃食管反流病患者胃镜常见食管黏膜红肿、充血，症见胃痛、烧心、胸痛，此现象类似于外部皮肤的红肿热痛，他认为属于内在的热毒疮疡，常选用蒲公英、连翘、白花蛇舌草等清热解毒消痛的药物治疗，临床效果显著。

导师特别强调，传统维医古籍文献、维医有关书籍教材对胃食管反流病并无专篇记载，也无该病名。但根据临床症状，一般归属于维医学“吐酸”“反胃”“胃痛”“噎嗝”“梅核气”等范畴。由于本病的临床症状复杂多样，除了典型的食管症状外，还有许多食管以外的症状，如咽喉炎、胸骨痛、反胃、咽部异物感等，而这些症状可在维医“食管炎”“反酸”“胃痛”“胃反”等找到相似的描述。再根据患者的症状来相对应本病，如症状表现为典型的反流、烧心时可与维医“吐酸”或“吞酸”相对应，但归纳出来有一定的难度。

导师所言，我们应该将现代科学的方法与手段解开维医理论原理，此西医检查并非属于西医所独有，维医亦可将其纳入诊疗体系，为我所用，提高诊断的准确性，为治疗提供依据。

（努尔比亚·艾尼）

第五章　风湿性关节炎

第一节　风湿性关节炎西医诊疗方法

一、定义

风湿性关节炎（rheumatic arthritis）是一种常见的急性或慢性结缔组织炎症。通常所说的风湿性关节炎是风湿热的主要表现之一，临床以关节和肌肉游走性酸楚、红肿、疼痛为特征。与A组乙型溶血性链球菌感染有关，寒冷、潮湿等因素可诱发本病。下肢大关节如膝关节、踝关节最常受累。虽然近几十年来风湿热的发病率已显著下降，但非典型风湿热及慢性风湿性关节炎并非少见。

二、病因及病理

根据症状、流行病学及免疫学分析，认为风湿性关节炎与人体溶血性链球菌感染密切相关，且感染途径至关重要，咽部链球菌感染是发病的必要条件，但A组链球菌引起风湿热的发病机制尚未完全明了，目前还注意到病毒感染与本病也有一定关系。

风湿性关节炎活动期病理改变为关节滑膜及周围组织水肿，滑膜下结缔组织中有黏液性变，纤维素样变及炎性细胞浸润，有时有不典型的风湿小体。活动期过后，关节内的渗出物可被吸收，一般不引起粘连，因此并不产生关节变形等后遗症。

三、临床表现

（一）疼痛

关节疼痛是风湿性关节炎首要的症状，全身关节都有可能发生疼痛，但是以大关节受累更为常见，如膝关节、踝关节、肩关节、腕关节等。典型的表现为对称性、游走性疼痛，并伴有红、肿、热的炎症表现。通常急性炎症症状持续2～4周消退，一个关节症状消退，另一个关节的症状又可出现，也有几个关节同时发病的。

关节症状受气候变化影响较大，常在天气转冷或下雨前出现关节痛。急性期过后不遗留关节变形，这些与类风湿关节炎不同。

（二）肌肉疼痛

起病时患者可有肌肉酸痛不适、周身疲乏、食欲缺乏、烦躁等症状。

（三）不规律性发热

风湿出现之前会出现不规则的发热现象，多为轻中度发热，脉搏加快，多汗，与体温不成正比。

（四）皮肤黏膜症状

有皮下结节、环形红斑等，儿童多见，成人少见。

（五）舞蹈症

仅见于儿童，女孩多见，患儿先有情绪不宁、烦躁、易怒等精神症状，继而出现无目的的快速动作，作皱眉、噘嘴等怪相，肢体可出现伸直和屈曲、内收和外展、旋前和旋后的无节律交替动作。疲劳及兴奋时明显，休息及镇静时减轻，睡眠时消失。

（六）心脏症状

由于风湿热活动期以累及关节和心脏为主，因此风湿性关节炎患者常伴有心肌炎、心内膜炎、心包炎等。有心悸、气促、心前区疼痛等症状。

四、实验室和其他辅助检查

（一）血常规

白细胞计数升高，中性粒细胞比例也明显上升，有的出现核左移现象。

（二）血沉和 C 反应蛋白

血沉和 C 反应蛋白通常是各种炎症的指标，在风湿性关节炎患者的急性期，血沉可达 90mm/h 以上；C 反应蛋白也在 30mg/L（30μg/mL）以上。急性期过后（1～2 月）渐渐恢复正常。

（三）关节液检查

常为渗出液，轻者白细胞计数可接近正常，重者可明显增高，多数为中性粒细胞。细菌培养阴性。

（四）类风湿因子和抗核抗体

类风湿因子和抗核抗体均为阴性。

（五）咽拭子培养

咽拭子培养常呈溶血性链球菌培养阳性。

（六）抗链球菌溶血素“O”

80% 的风湿性关节炎患者抗“O”增高，>500U，病情恢复后，这种抗体可逐渐下降。

五、诊断和鉴别诊断

风湿性关节炎的诊断主要依靠临床表现及实验室检查和前期链球菌感染的证据，如发病前 1 ～ 4 周有溶血性链球菌感染史，急性游走性大关节炎，常伴有风湿热的其他表现如心肌炎、环形红斑、皮下结节等，血清中抗链球菌溶血素“O”凝集效价明显升高，咽拭子培养阳性和血白细胞计数增多等。

风湿性关节炎应与以下疾病进行鉴别。

（一）脓毒血症引起的迁徙性关节炎

常有原发感染的征候，血液及骨髓培养呈阳性且关节内渗出液有化脓趋势并可找到病原菌。

（二）结核性关节炎

多为单个关节受累，好发于经常活动手摩擦或负重的关节。

（三）结核感染过敏性关节炎

体内非关节部位有确切的结核感染灶，无骨质破坏。

（四）淋巴瘤和肉芽肿

少数患者可出现急性多关节炎症状。

（五）莱姆关节炎

此病是由蜱传播的一种流行病。

（六）痛风

痛风的发病率有明显增多趋势，痛风早期易与类风湿关节炎与风湿性关节炎相混淆。

（七）类风湿关节炎

类风湿关节炎，为多发性对称性指掌等小关节炎和脊柱炎，晚期往往造成关节的畸形。可见类风湿结节和心、肺、肾、周围神经及眼的病变，类风湿因子阳性。（表 5–1）

表 5–1　风湿性关节炎和类风湿性关节炎的区别

	风湿性关节炎	类风湿关节炎
有无发热	一般起病急，发病前 2 ～ 3 周有咽痛、发热症状	无发热，发病前无感染史
受累关节	以四肢大关节受累多见，为游走性关节肿痛	关节滑膜发炎，有炎性细胞浸润和渗液，致使关节周围组织出现囊性改变，以小关节受累多见
关节破坏	关节症状消失后无永久性损害	关节晨僵、肿胀、疼痛，晚期出现关节僵硬和畸形，活动受限
关节外病变	常同时发生风湿性心脏病，皮下结节及环形红斑等	常伴关节外表现，如口眼干燥、贫血、皮下结节、血管炎等

六、并发症

风湿性关节炎患者在急性疼痛期间，由于长期卧床，或者服用激素时间过长等，可致患者机体免疫功能低下，出现一些并发症，常见的有以下几种：

（一）肺炎

由于免疫能力下降，遭受细菌感染，患者常合并肺炎。

（二）泌尿系统感染

风湿性关节炎患者若日常生活不注意，或者患感冒后，常容易发生泌尿系感染。

（三）库欣综合征

患者若用激素时间过长，常因体内肾上腺皮质功能受到抑制而并发库欣综合征，常见症状主要有满月脸、水牛背、体重增加等。

（四）口腔溃疡

风湿性关节炎患者在服用免疫抑制剂之后常出现口腔溃疡，此外还可出现恶心、呕吐、厌食、皮疹、味觉消失等不良反应。

（五）传染病

患者多患病时间较长，自身免疫功能下降，当社会上流行某些传染病时，比正常人更易受到传染。

七、治疗方法

（一）抗风湿治疗

治疗原则是早期诊断和尽早合理、联合用药，常用的抗风湿病药物如下：

1. 水杨酸制剂

治疗急性风湿热的最常用药物，疗效确切。以阿司匹林为首选药物，用药后可解热、减轻炎症，使关节症状好转，血沉下降，但不能去除风湿的基本病理改变，也不能预防心脏损害及其他合并症。水杨酸制剂常可引起恶心、呕吐、食欲减退等胃部刺激症状，可服用氢氧化铝缓解，不能耐受水杨酸制剂者，可选用氯芬那酸。

2. 肾上腺皮质激素

皮质激素不是治疗风湿性关节炎的必要药物，只有在关节炎患者伴有心肌炎的证据下，且水杨酸制剂效果不佳时，才考虑使用。

（二）抗链球菌感染

根治链球菌感染是治疗风湿热必不可少的措施，首选药物为青霉素，对青霉素过敏者，可改用红霉素或乙酰螺旋霉素。

八、预后

非活动期注意关节锻炼，关节处要注意保暖，避免潮湿；去除体内链球菌感染灶防止复发，如扁桃体炎反复发作可行扁桃体切除；风湿活动控制后，应每 2 ～ 4 周肌注长效青霉素 120 万单位；患急性咽峡炎时即刻就医以免病情复发。

第二节　风湿性关节炎中医诊疗方法

一、定义

风湿性关节炎一般属中医学“痹证”范畴，最早记载于《素问·痹论》。痹证是以肢体关节肌肉疼痛、肿胀、麻木、活动受限，甚则关节畸形为主要症状的一类疾病，与现代医学中的风湿性疾病相似。该病在我国关节炎患者中所占的比例已显著下降，但在广大农村仍是影响人们劳作和生活的顽症。长期以来，人们习惯地把关节炎和风湿病联系在一起，认为关节炎都是因风湿而引起，而且风湿病患者的关节一定有病。其实这两者虽有密切联系，却并非是一种疾病。首先，除了风湿病之外，有近百种原因可以引起关节炎；而风湿病只有当它侵犯关节时，才会引起风湿性关节炎，虽然关节炎是风湿病中最常见的症状，但仍有 25% 的风湿病患者临床上并没有明显的关节疼痛。

二、病因病机

中医学认为风湿性关节炎的发生主要由于肾脏亏损，经脉不通，瘀血聚集等，加之感染风寒导致寒气侵入人体的关节所致。

三、临床表现

风湿性关节炎起病较急，受累关节以大关节为主。开始侵及下肢关节者占85%，以膝、踝关节最为常见。其次为肩、肘和腕关节，手和足的小关节较少见。关节病变呈多发性和游走性，关节局部炎症明显，表现有红、肿、热、痛、压痛及活动受限，持续时间不长，常在数日内自行消退。关节炎症消退后不留残疾，复发者少见。

四、辨证论治

中医认为，病情处于活动期的患者多属于湿寒型，在治疗的时候应该使用可以温经散寒、通经活络、搜剔风寒湿邪之气的药物。

（一）辨证分型论治

1. 湿热痹证

（1）热重于湿

症见：四肢等大关节红肿热痛，壮热，多汗，面红，不恶寒或恶寒轻，口渴欲饮；舌红，苔黄，脉滑数或洪数。

方药：生石膏30g，知母、苍术、生甘草各10g，天花粉、忍冬藤、青风藤各15g。若壮热不除，可加金银花、连翘、蒲公英、紫花地丁等清热解毒之品；若壮热已退，表现有低热、阴液不足者，可去石膏，加生地、秦艽、地骨皮等；若见咽喉肿痛者，宜加玄参、黄芩、桔梗等以清热利咽消肿；若关节疼痛，痛无定处者，宜加羌活、秦艽、防风、赤芍等以祛风活血；若见有环形红斑者，可酌加清热凉血之品，如生地、赤芍、牡丹皮等。

用法：每日1剂，水煎取汁，分次温服。

（2）湿重于热

症见：关节疼痛肿胀，关节热或关节触之热，发热，肢体沉重乏力，或见脘腹胀满，纳食不香；舌质淡红，苔白厚腻或黄厚，脉滑数。

方药：苍术、薏苡仁、宣木瓜、黄柏、防己、炒栀子、赤小豆、滑石（包煎）、连翘、海桐皮各10g。若湿滞中焦者，亦可在三仁汤的基础上加羌活、防风等祛风药治疗；若正气虚者，可重用生黄芪以益气除湿，生黄芪可用至60g，亦可配合防己黄芪白术汤治疗；若见肢体水肿，小便不利者，可用淡渗利湿法，常用猪苓、泽泻、车前子等药，或配合五苓散治疗。

用法：每日1剂，水煎取汁，分次温服。

2. 风寒夹湿

症见：四肢关节疼痛，痛处不移，关节冷痛，喜暖恶寒，肢体困重；舌淡苔白，脉弦滑。

方药：赤芍15g，细辛3g，羌活、独活、防风、桂枝、川芎、秦艽、苍术、薏苡仁各10g。寒邪易伤人体之阳气，故治风寒湿痹，在散寒的同时宜加生黄芪、党参、白术等益气之品。

用法：每日1剂，水煎取汁，分次温服。

3. 虚实夹杂

（1）湿热痹阻，气阴亏虚

症见：关节肿胀热痛，伴全身发热，恶风多汗，口渴乏力；舌质红，苔黄或见苔少，脉细滑。

方药：生黄芪 30g，生地 15g，白术、葛根、知母、苍术、苦参、茵陈、防风、泽泻、当归、黄芩、羌活各 10g。

用法：每日 1 剂，水煎取汁，分次温服。

（2）风寒痹阻，气血肝肾不足

症见：关节疼痛，遇寒痛甚，得热痛减，兼见倦怠乏力，腰膝酸软；舌淡苔白，脉沉细。

方药：独活、杜仲、牛膝、秦艽、茯苓、防风、川芎、党参、当归、芍药各 10g，生地黄、桑寄生各 15g，生甘草 6g，细辛、肉桂各 3g。

用法：每日 1 剂，水煎取汁，分次温服。

（二）内服效验方

1. 散痹汤

方药：羌活、独活、当归、乌梢蛇各 15g，麻黄、桂枝各 10g，蜈蚣 2 条（研末冲服），白芥子、甘草各 6g。以上肢关节疼痛为主者，重用羌活，加威灵仙、姜黄；以下肢关节疼痛为主者，重用独活，加牛膝、木瓜、土茯苓；痛处不温，畏寒较甚者，加附片、干姜；久治不愈者，加蜂房、海风藤、地龙。本方有祛风胜湿，化瘀破瘀，扶正祛邪之功。

用法：每日 1 剂，水煎取汁，分次服用。

2. 通痹汤

方药：制川乌、制草乌、全蝎各 10g，桂枝、赤芍、苍术、牛膝、木瓜、川芎、羌活、独活各 15g，细辛 5g，蜈蚣 3 条。热盛者，减二乌、桂枝、细辛，加地龙、秦艽、忍冬藤；气虚者，加参芪；痛甚者，加马钱子；关节变形者，加水蛭、皂刺、络石藤；骨质增生者，加白芍、生牡蛎。本方有温经散寒，祛风除湿，活血通络之功。

用法：每日 1 剂，水煎取汁，分次温服，18 剂为 1 个疗程。

3. 祛痹汤

方药：黄芪 30g，秦艽、片姜黄各 15g，徐长卿（后下）20g，地龙、红花、伸筋草、海风藤、千年健、威灵仙各 12g，细辛 3g，当归 6g。风湿性关节炎者，加水蛭、乌梢蛇 9g；类风湿性关节炎者，加地鳖虫 9g，全蝎 6g；上肢重者，加桂枝 10g；下肢重者，加牛膝 12g。本方有祛风除湿、益气活血之功。

用法：每日 1 剂，水煎取汁，分次温服，12 剂为 1 个疗程。

4. 风湿合剂

方药：川桂枝 5g，生赤芍、知母、龙胆草、防风、防己、生甘草、羌活、独活、雷公藤各 10g，鹿衔草 20g，生石膏、忍冬藤各 30g，本方有清热解毒，利湿通痹之功。

方法：取饮用水 1250mL，先将雷公藤煎煮 40 分钟，再加入生石膏煎沸，然后将余药下锅合煎浓缩至 500mL，灌入经消毒灭菌处理的瓶内。

服法：早晚饭后 20 分钟各服 250mL（冬季加温后服用），5 天为 1 个疗程。

5. 鸡血藤汤

方药：鸡血藤 30g，当归 15g，丹参 20g，红花 10g。风胜者，加羌活、独活、防风、桂枝等质轻气扬之品以祛风邪；寒胜者，加附子、菟丝子以温经散寒；湿邪重者，加茯苓、薏苡仁等渗湿健脾之品；邪热蕴滞者，加用石膏、知母、黄芩等清热之品；上肢痛者，加桂枝、桑枝之类；下肢痛者，加木瓜、牛膝等，本方有养血活血，通络止痛之功。

用法：每日 1 剂，水煎取汁，分次服用。

6. 祛风通络汤

方药：威灵仙、独活、防风、川芎、当归各 12g，青风藤、鸡血藤、丹参各 20g，赤芍 15g，乳香 9g，蜈蚣 2 条，全蝎、甘草各 6g。全身关节痛而游走不定，风气盛者，加秦艽 9g；四肢沉重酸楚，或麻木不仁，湿邪偏重者，加苍术 12g，薏苡仁 30g；局部关节痛剧烈或挛缩拘急，肌肉、关节、皮肤发凉，寒邪偏重者，加附子 6g；症见肌肉关节红、肿、热、痛为主伴有低热，属热化者，加石膏、忍冬藤各 30g，黄柏 9g；气虚者，加黄芪 30g。本方有祛风通络，补气养血，祛寒除湿之功。

用法：每日 1 剂，水煎取汁，分次服用，1 个月为 1 个疗程。

7. 虎蛇千灵汤

方药：虎杖、乌梢蛇、千年健、灵仙各 12g，蚕砂、薏苡仁、鸡血藤各 30g，海风藤、青风藤、豨莶草各 15g，苍术 10g，甘草 3g。本方有祛风除湿、通络止痛、健脾养血之功。

用法：每日 1 剂，水煎取汁，分 3 次饭后温服。年少及年老体弱者药量酌减，再根据病变部位及症状酌情加减，痛甚者加服阿司匹林，体虚者按阴阳气血酌加滋阴壮阳、益气养血等扶正之品。

（三）外治方

1. 熏洗方

方药：生川乌、生草乌、透骨草、莪术、制乳香、制没药、威灵仙、桑寄生、皂刺各 15g，生马钱子、北细辛、仙灵脾各 10g，酒当归 20g，制南星 12g。如麻木和肢体屈伸不利者加防风、羌活、独活；痛甚则加大川乌等辛温药的用量，并加桂枝、附子、海风藤；全身或肢体沉重乏力者加炒苍术、川厚朴、豨莶草、路路通、海桐皮；有发热者加忍冬藤、络石藤、生地、黄柏，并减少川乌等辛温药的用量；如日久不愈者，加水蛭、皂刺、白花蛇、䗪虫。

方法：以上方药共为粗末，一并装入布袋内。先以清水浸泡 1 小时左右，再用文火煎煮 30 分钟以上。趁热先熏后洗，继用药袋热熨患处。外洗时将患处浸入药液内，要略加活动，幅度可逐渐加大，以利血液循环。每次熏洗热熨半小时以上，每日 1 次。每剂药可用 2 日，7 ～ 10 天为 1 个疗程。

2. 治痹膏

方药：斑蝥 50g，血竭、重楼、肉桂各 10g，梅片、水蛭、细辛、雄黄、生川乌、升麻各 5g。

方法：以上方药共研细末和匀，避光瓶封装备用。治疗时先按压肌表，找出痛点，明确属何经何穴，并标记清楚。尔后准备好小方形胶布块，在痛点穴位处涂敷“治痹膏”，直径以 lcm 为宜，膏上再撒上千药粉。防止膏剂粘在胶布上不易发挥药效。一般 24 小时可形成药泡，若未破损，在 1 周后药泡可自行吸收干瘪；若发泡后周围瘙痒或微胀隐痛，用消毒针灸针刺破药泡，流去内液，不去泡皮，外涂甲紫覆盖消毒纱布，1 周内不能接触生水，保持局部清洁，防止继发感染。

3. 川草膏

方药：生川乌、生草乌、附片、当归、丹参、白芥子各30g，生麻黄、干姜各15g，桂枝、木通各12g，白芍20g，细辛、乳香各10g，三七粉5g，虎力散4支，马钱子散2包，葱白4根，白酒适量。

方法：以上方药共研细末，将马钱子散、虎力散掺入药末中，再将葱白捣烂均匀和入后，入白酒，调成稀糊状。将调好的药糊，入锅内炒热至不灼伤皮肤为度。加麝香0.25g，约0.5cm厚度摊于敷料上，趁热敷于患处，外以绷带固定。

4. 辣椒膏

方药：豆油1500g，樟丹500g，干红辣椒1000g，雄黄100g，马钱子面50g。

方法：先用豆油炸辣椒至黑色，捞出再烤油至滴水不散为度。再下樟丹，文火熬煎，搅拌均匀至滴水成珠离火，搅凉，再下雄黄搅匀成膏状，放凉水中拉开（拔丝为度），然后用滑石粉包起，备用。用时取少许马钱子粉置于膏药上，摊于消毒白布上压平贴在患处。

5. 万灵膏

方药：鹳筋草、透骨草、紫丁香根、当归、自然铜（醋淬7次）、血竭、没药、红花各30g，川芎24g，赤芍60g，半两钱（醋淬7次）、川牛膝、五加皮、石菖蒲、茅山苍术各15g，木香、秦艽、蛇床子、肉桂、制附子、制半夏、石斛、萆薢、鹿茸各9g，虎胫骨120g，麝香6g。

方法：以上方药除血竭、麝香、没药3味各研细末另包外。先将香油5000g微火煨，浸3日，然后将群药入油内，煞黑为度，去渣，加铅丹2500g再熬，将至滴水成珠离火，俟少时药温，将血竭、没药、麝香下入，搅匀取起，出火气，备用，用时摊于膏药布上，外贴患处。

6. 狗皮膏

方药：枳壳、青皮、川楝子、大枫子、赤石脂、僵蚕、赤芍、官桂、天麻、小茴香、蛇床子、甘草、乌药、牛膝、羌活、黄柏、补骨脂、威灵仙、生川乌、当归、木香、细辛、续断、菟丝子、白蔹、桃仁、生附子、川芎、生杜仲、水蛭、远志、生香附、白术、橘皮、青风藤各30g。

方法：将上药用香油7500g炸枯去渣，炼至滴水成珠，人丹3120g搅匀成膏，另取轻粉、儿茶、公丁香、樟脑、乳香、没药、血竭各15g，共研细末，每7500g膏中加上细药末105g搅匀，用时摊贴患处。

7. 追风膏

方药：怀牛膝、生桃仁、麻黄、当归、生草乌、大戟、天麻、羌活、水蛭、细辛、乌药、白芷、高良姜、独活、赤芍、海风藤、红花、威灵仙各75g，苏木、生地、熟地、续断各36g，蛇蜕、生川乌、五加皮各18g，蜈蚣12条。

方法：以上方药用麻油7500g炸枯，去渣浓缩，加入樟丹2700g，搅匀成膏。每15分钟再加入下列药物：肉桂粉75g，没药粉、雄黄粉、檀香粉、血竭粉、乳香粉各11g，麝香、冰片、公丁香粉各3.6g，搅匀收膏，收贮备用。或摊膏，大张每张净油30g，小张每张净油15g。用时烘烊，贴患处。

第三节　风湿性关节炎（关节痛）维吾尔医诊疗方法

一、定义

由于大关节结缔组织受到体液质性内在因素或非体液质性外在因素的强烈刺激作用，使关节气质失调，临床上以关节和肌肉游走性酸楚、红肿、疼痛等为主要表现的形状改变类疾病。

维医中的关节痛类似于西医中的风湿性关节炎。

二、病因病机

（一）非体液质性内在因素的作用

1. 非体液质寒性失调气质的作用

寒性气质导致大关节的气质改变、刺激关节的结缔组织、减弱物质交换，使得大关节发生炎症。

2. 非体液质热性失调气质的作用

热性气质导致大关节的气质改变、刺激关节的结缔组织，使得大关节发生炎症。

（二）体液质性内在因素的作用

1. 异常黏液质的作用

（1）无味黏液质

长期饮食凉性的食物，饮水过多，体力活动过少，将正常黏液质的浓度稀释，热度下降，比例改变，形成无味黏液质。此种异常黏液质会增强关节的湿寒性，减慢血液循环、物质交换，最后导致慢性炎症。

（2）咸味黏液质

因长期受到热性环境或强热胆液质的影响，正常黏液质的热度、浓度、比例上发生改变（如同大自然缺水土壤干旱）形成咸味黏液质。此种高热度（热度高于正常黏液质）、高浓度的异常黏液质紊乱阻碍局部的代谢活动，减慢血液循环、物质交换，最后导致慢性炎症。

（3）石膏样黏液质

因长期受到寒性环境的影响，正常黏液质被冷冻热度下降，浓度增高，比例上发生改变，形成石膏样黏液质。此种低热度（热度低于正常黏液质）、高浓度的异常黏液质阻碍局部的代谢活动，减慢血液循环、物质交换，最后导致慢性炎症。

2. 异常胆液质的作用

蛋黄色胆液质：因机体长期受到高热环境的影响而长期处于高热状态，正常胆液质被浓缩，浓度增高，刺激性增强，比例、生理功能、颜色等上发生改变，形成蛋黄色胆液质。此种高热度（热度高于正常胆液质）、高浓度的异常胆液质刺激关节结缔组织，阻障碍局部的代谢活动，导致慢性炎症。

3. 异常脾液质的作用

脾液质偏盛：因长期受到干寒性环境的影响，正常体液质型干寒性气质在热度、浓度、比例上发生改变，其他三种体液质在强热性因素的作用下烧焦形成异常干寒性体液质、刺激关节组织，减慢血液循环、物质交换，最后导致慢性炎症。

4. 异常血液质的作用

血液质的腐浊：赖以生存于湿热性环境的毒性物质或污物使正常血液质的浓度、比例、热度等属性和功能发生改变从而形成腐败的血液质，增强正常血液质的湿寒性，进一步刺激关节的结缔组织，使得关节发生炎症。

5. 体液质的相互作用

体液质的相互作用（混入）形成异常体液质，此种异常体液质刺激关节组织，减慢血液循环、物质交换，最后导致慢性炎症。

（三）非体液质性外在因素

1. 外伤

坠压、撞击、压迫等造成骨关节内骨折、脱位，扭伤、软骨损坏、关节内异物存留等，使关节面不平整，从而使其遭受异常的磨损导致慢性炎症。

2. 异常气的影响

3. 胃的消化力减弱

胃的消化力减弱时易进入体内的食物不能及时变成体液质，形成的未成熟体液质（异常体液质）刺激关节时导致慢性炎症。

4. 感冒、脑腐液引起

5. 缺少运动

三、临床表现

对称性、游走性疼痛，并伴有红、肿、热的炎症表现，活动局限，关节症状受气候变化影响较大，常在天气转冷或下雨前出现关节痛并加重，同时，伴有相关体液质失调气质改变的症状。

1. 非体液质失调气质改变

起病缓慢，有关节痛，但无胀、肿无沉重感。

2. 体液质失调气质改变

起病较急，关节痛伴有胀、肿和沉重感。

（1）异常黏液质引起的关节痛

①无味黏液质引起：关节胀痛、有沉重感、肿胀皮肤无颜色改变，无发烧，伴有异常黏液质的相应特征。

②咸味黏液质引起：关节酸痛和（或）刺痛、有烧伤感、无明显的肿胀、患者皮肤呈黄色。

（2）异常脾液质引起的关节痛：有轻度疼痛、关节皮肤颜色为略黑青色。皮肤干燥、较凉，伴有体液质型脾液质气质改变的相应特征。

（3）异常血液质引起的关节痛

①血液质的偏盛：局部剧痛、有胀肿、皮肤呈红色、喜触冷物、多见于湿热性气质的中年人。

②腐浊的血液质引起：起病急、局部剧痛、肿胀、发热、寒战、关节腔积水，引起多部炎症性疾病。

（4）胆液质的偏盛引起关节痛

局部剧痛、有烧伤感，局部皮肤呈略黄，喜触冷物、伴有胆液质过盛的相应特征。

（5）体液质的相互作用引起的关节痛

体液质的相互作用（混入）形成异常体液质引起的关节痛多见于两个以上的体液质改变，伴有各个异常体液质的相应体征。

（6）外伤

有外伤史，局部剧痛，肿胀，关节腔积液（积血为主），关节附近肌肉痉挛、活动受限。

（7）异常气

游走性疼痛伴有抽筋。

四、诊断

（1）以大关节对称性、游走性疼痛，并伴有红、热、肿痛为主要临床表现。

（2）肿痛、游走性疼痛、肢体沉重感等临床表现的持续时间因失调气质的不同表现形式也不同。

（3）相关检查：局部 X 片、血清中抗链球菌溶血素“O”凝集效价、血常规检查可以检查出相应的结构。

五、鉴别诊断

1. 各异常体液质型关节痛相互鉴别

2. 指趾关节痛（类风湿性关节炎）

指趾关节痛为多发性对称性指掌等大关节炎和脊柱炎，晚期往往造成关节的畸形，可见类风湿结节和心、肺、肾、周围神经及眼的病变，类风湿因子阳性。（表 5–2）

表 5–2　关节痛与指趾关节痛的区别

关节痛	指趾关节痛
遗传性较小	遗传性较大
多见于身体虚弱，体力劳动者	30 ～ 40 岁多见
男女比例相等	多见于男性
主要发病诱因是受凉及异常黏液质的影响	主要发病诱因是消化功能紊乱
多见于膝关节、踝关节、肩关节，无皮肤脱皮	多见于小关节和脊柱
发烧持续不退	晨起时发烧减退
关节持续疼痛	关节间断性疼痛，持续时间较短
无蛋白尿	有蛋白尿

3. 脓毒血症引起的迁徙性关节炎

常有原发感染的征候，血液及骨髓培养呈阳性且关节内渗出液有化脓趋势并可找到病原菌。

4. 结核性关节炎

多为单个关节受累，好发于经常活动手摩擦或负重的关节。

5. 结核感染过敏性关节炎

体内非关节部位有确切的结核感染灶，无骨质破坏。

6. 淋巴瘤和肉芽肿

少数患者可出现急性多关节炎症状。

7. 莱姆关节炎

此病是由蜱传播的一种流行病。

8. 痛风

痛风的发病率有明显增多趋势，痛风早期易与类风湿关节炎与风湿性关节炎相混淆。

六、治疗

（一）治疗原则

1. 调节失调的气质

2. 非体液质失调气质

给予反治法调节。

3. 体液质失调气质

（1）首先进行致病体液质的成熟及清除的治则。

（2）消炎、止疼、对因、对症治疗治则。

（3）巩固治疗治则。

（二）治疗方法

1. 非体液质性因素引起的关节痛

（1）热性气质改变引起的关节痛

柠檬糖浆，每日 3 次，每次 50 ～ 100mL 服用；巴达木油，外涂。

（2）干性气质改变引起的关节痛

润湿治则进行治疗。

2. 体液质失调气质引起的关节痛

（1）无味黏液质引起的关节痛

黏液质成熟剂的药物中加高良姜、蜀葵子、葵龙果、金盏花、丁香、肉桂等消炎药配制成成熟剂，每日 3 次，每次 80mL 饭后服用。服药 7 ～ 9 天后出现异常体液质成熟的症状时，本剂再加入清除无味黏液质的药物配制成清除剂给予服用，每日 3 次，每次 80mL，服用 3 ～ 5 天，清除无味黏液质。

（2）咸味黏液质引起的关节痛

咸味黏液质成熟剂的药物中加高良姜、蜀葵子、葵龙果、丁香、肉桂等消类药配制成成熟剂，每日 3 次，每次 80mL 饭后服用。服药 7 ～ 9 天后出现异常体液质成熟的症状时，本剂再加入清除咸味黏液质的药物配制成清除剂给予服用，每日 3 次，每次 80mL，服用 3 ～ 5 天，清除咸味黏液质。

（3）石膏样黏液质引起的关节痛

石膏样黏液质成熟剂的药物中加高良姜、蜀葵子、葵龙果、金盏花、丁香、肉桂等消炎药配制成成熟剂，每日 3 次，每次 80mL，饭后服用。服药 9 ～ 12 天后出现异常体液质成熟的症状时，本剂再加入清除石膏样黏液质的药物配制成清除剂给子服用，每日 3 次，每次 80mL，服用 3 ～ 5 天，清除石膏样体液质。

（4）异常脾液质引起的关节痛

异常体液质性干寒气质成熟剂的药物中加高良姜、蜀葵子、葵龙果、金盏花、丁香、肉桂等消炎药配制成成熟剂，每日 3 次，每次 80mL，饭后服用。服药 10 ～ 15 天后出现异常体液质成熟的症状时，本剂再加入清除异常体液质性干寒气质的药 物配制成清除剂给予服用，每日 3 次，每次 80mL，服用 3 ～ 5 天，清除异常体液质。

成药：菟丝草蜜膏，每日 3 次，每次 5 ～ 10g 口服；孜然消食膏蜜膏，每日 3 次，每次 5 ～ 10g 口服。

（5）蛋黄色胆液质引起关节痛

蛋黄色胆液质成熟剂的药物中加高良姜、蜀葵子、葵龙果、全盏花、肉桂、丁香、荜茇等消炎药配制成成熟剂，每日 3 次，每次 80mL，饭后服用。服药 7 ～ 9 天后出现异常体液质成熟的症状时，本剂再加入清除蛋黄色胆液质的药物配制成清除剂给予服用，每日 3 次，每次 80mL，服用 3 ～ 5 天，清除蛋黄色常胆液质。

（6）血液质的腐浊引起的关节痛

清血目的给予：菝葜露，每日 3 次，每次 50 ～ 100mL 口服；欧菝葜根糖浆，每日 3 次，每次 50 ～ 100mL 口服；菝葜蜜膏，每日 3 次，每次 5 ～ 10g 口服。

消炎、消肿、止痛目的给予：天山堇菜、牛舌草、红枣、破布木实、龙葵果各 20g，刺糖 40g 制成泡剂，每日 3 次，每次 50mL 口服。高良姜 15g，阿勒勃 45g，无子葡萄 15g，刺糖 60g 制成合剂，每日 3 次，每次 30 ～ 50mL 口服。复方秋水仙片，每日 2 次，2 ～ 3 片口服；秋水仙合剂，每日 3 次，每次 50 ～ 100mL 口服；罂粟壳糖浆，每日 3 次，每次 30mL 口服。

改善消化功能、强身目的给予：温肾填精消食膏，多味滋身增肥仁膏，强身蜜膏，强身仁膏，壮益消食片。

（7）异常气引起的关节痛

玫瑰花糖膏，每日 3 次，每次 10 ～ 15g 口服；玫瑰花露，每日 3 次，每次 50 ～ 100mL 口服；小茴香露，每日 3 次，每次 50 ～ 10mL 口服；护肝种籽糖浆，每日 3 次，每次 30mL 口服。

（三）其他疗法

（1）放血治疗　根据病情可选用放血疗法（异常血液质患者为主）。

（2）外敷治疗　天山堇菜 5g、蜀葵子 15g，粉碎后混入蛋黄油制成孜玛迪，每日 1 次，孜玛迪治疗。

（3）针灸、推拿、艾灸。

（4）埋沙治疗。

（5）足浴治疗。

（6）干蒸治疗。

七、预防与调护

忌不易消化、刺激性强、易滞气、热性或寒性过高的食物；根据自身气质特征选吃易消化、营养成分高的食物；避免剧烈运动、过度疲劳，禁酒，关节处要注意保暖，避免潮湿；要合理调整运动和休息，注意关节锻炼，平时要保持心情舒畅，避免精神刺激，解除各种精神压力，养成良好的饮食和生活习惯。

第四节　名医对风湿性关节炎（关节痛）的临床实践及独特的学术思想

导师买买提艾力·阿木提教授从事维医临床、教学、科研工作，擅长治疗各种临床常见的风湿免疫疾病及内科疑难杂症，对维医之道有其独到的认识，并在其多年的临床实践中形成了自己独有的理论体系和诊疗方法，特别在对风湿性关节炎（关节痛）治疗方面积累了丰富的治疗经验，临床疗效显著。笔者有幸随师待诊，现将导师诊治风湿性关节炎（关节痛）的临床经验及学术思想简介如下：

一、对疾病认识方面

维医关节痛与风湿性关节炎相对应。一般由于大关节结缔组织受到体液质性内在因素或非体液质性外在因素的强烈刺激作用，使关节气质失调，临床上以关节和肌肉游走性酸楚、红肿、疼痛等为主要表现的形状改变类疾病。

经过多年的临床实践及古籍经典的研究，导师买买提艾力·阿木提教授对风湿性关节炎（关节痛）的病因病机有其独到的见解，形成了丰富的针对风湿性关节炎（关节痛）的基本治疗思想。他认为，风湿性关节炎（关节痛）的发生与体质因素、气候条件、生活环境等有着密切的关系。气质失调和体液异常是风湿性关节炎（关节痛）发生的根本原因，原因可分为体液质性因素和非体液质性因素。体液质的相互作用（混入）形成异常体液质，主要由无味黏液质、咸味黏液质、石膏样黏液质、蛋黄色胆液质、脾液质偏盛、血液质的腐浊等，这些异常体液质刺激关节组织，减慢血液循环、物质交换，最后导致慢性炎症，这个决定了治疗该病疗程较长，用药量大。

半数以上的患者发病前1～4周有急性扁桃体炎、咽峡炎等病史。继而出现关节症状或其他兼见症候。关节症状起病急，四肢大关节（腕、肘、肩、踝、膝、髋）出现红、肿、热、痛，或肿胀变形及活动功能受限。其中以膝、踝关节最为多见。临床具有多发性、游走性、对称性、易反复发作等特点。兼见部分患者可伴有轻或中度发热，但多不规则。少数患者皮肤出现红斑，多分布于躯干和四肢内侧，消退较快；或可见皮下结节，形如豌豆，质略硬，无触痛，多分布在肘、膝、枕后等处。若病变累及心脏，则有心悸、心前区不适等表现，严重者出现心功能不全。

饮食不节，情志失调，或过度劳累等非体液质性因素，均会导致风湿性关节炎（关节痛）的发生。导师指出由于现在生活节奏加快，人们的饮食及作息习惯的改变，导致体液质的异常，故而风湿性关节炎（关节痛）的发病率越来越高。

二、诊疗方面

导师买买提艾力·阿木提教授擅长风湿性关节炎（关节痛）的诊治，他认为治疗风湿性关节炎（关节痛）应谨守病机。

导师认为治疗此病最关键的是调节失调的气质，非体液质失调气质给予反治法调节，体液质失调气质首先要进行致病体液质的成熟及清除，然后消炎、止疼、对因、对症治疗，最后巩固治疗治则。

对风湿性关节炎（关节痛）的用药方面，导师结合多年的临床经验，摸索出既能缓解又能明显止痛的药物，现举例如下：

先根据病情非体液质失调气质给予反治法调节，热性气质改变引起的关节痛用柠檬糖浆，每日3次，每次50～100mL口服；外面涂巴达木油。干性气质改变引起的关节痛用润湿治则进行治疗。

体液质失调气质给予相对应的成熟剂，清除剂然后以消炎、消肿、止痛目的给予：天山堇菜、牛舌草、红枣、破布木实、龙葵果各20g，刺糖40g制成泡剂，每日3次，每次50mL口服；高良姜15g，阿勒勃45g，无子葡萄15g，刺糖60g制成合剂，每日3次，每次30～50mL口服。

改善消化功能、强身目的给予：温肾填精消食膏，多味滋身增肥仁膏，强身蜜膏，强身仁膏，壮益消食片。

异常气引起的关节痛给予玫瑰花糖膏，每日3次，每次10～15g服用。

导师治疗此病还运用按摩，贴敷膏药，针灸等特色疗法联合治疗。比如，根据病情（异常血液质患者为主）选用放血疗法，及用天山堇菜5g，蜀葵子15g，粉碎后混入蛋黄油制成孜玛迪外敷治疗。

三、预防保健、饮食指导方面

（一）导师常建议患者从下列几个方面进行预防

1. 加强锻炼身体

预防风湿性关节炎（关节痛）要加强锻炼，增强身体素质，经常参加体育锻炼，如保健体操、练气功、太极拳、做广播体操、散步等，不但可以预防关节痛，还能够提高机体抵抗力，预防多种疾病的发生。

2. 避免风寒侵袭

预防风湿性关节炎（关节痛）还需要注意避免风寒湿邪的侵袭，要防止受寒、淋雨和受潮，关节处要注意保暖，不穿湿衣、湿鞋、湿袜等，这些都是预防风湿性关节炎的关键。

3. 注意控制感染

预防和控制感染也是预防风湿性关节炎（关节痛）的方法之一，导师认为人体对这些感染的病原体发生了免疫反应才会发生风湿性关节炎（关节痛）的，所以说，预防就要注意控制感染的发生。

4. 保持平和心态

要有平和的心态，因为精神受刺激，过度悲伤，心情压抑等都是有可能诱发风湿性关节炎（关节痛），而且情绪的波动也往往使病情加重。

（二）导师还建议患者在饮食上也要特别注意

1. 饮食要节制

一定要有一个严格的规律，首先要做到的就是定时、定量的饮食，并且在对于一些冷热的食物在食用中要做到适宜，避免出现一些暴饮暴食的习惯，以免增加脾胃的负担这样会对病情有所不利。

2. 饮食宜清淡

风湿性关节炎（关节痛）患者在饮食中，最忌讳的就是食用大鱼大肉，因为这样会使病情有所反复发作，要以清淡的饮食为主，平时多食用一些新鲜的水果和蔬菜，达到身体营养的均衡。

3. 正确对待食补

食补对于风湿性关节炎（关节痛）的患者是非常有益的，患者可以根据病情来进行饮食方面的调理，比如经常食用牛奶、豆浆、巧克力等都能够对病情起到很好的作用。

4. 注意饮食宜忌

饮食的宜忌对于风湿性关节炎（关节痛）的患者来说是非常重要的，因为患者在患病期间，很多食物是不能食用的，并且也是非常不利于病情的好转，所以饮食中也要根据食物属性来进行选择，不能随意地食用。

总之，患者在患病期间，除了必要的治疗外，在生活中也要有一个积极防护措施，首先要保证生活中的质量，要有一个良好的心态，积极乐观的心情，避免出现情绪上的异常；另外在家居生活中，最重要的就是要注意防寒、防潮，要对身体中的一些关节部位做好保暖措施，这样才能够使病情得到充分的恢复。

第五节　名医对风湿性关节炎（关节痛）诊疗方法新的探究思路

导师买买提艾力·阿木提教授从事维医30余载，尤其擅长运用维西医结合治疗各种内科疑难杂症，风湿性关节炎（关节痛）是其临床诊治与研巧较多的病种之一，临床经验较为丰富。导师常言，回归临床，需谨守维西医结合，根据临床表现进行辨证论治。

导师认为，目前临床上许多风湿性关节炎（关节痛）患者要求使用维药治疗，这是因为维医在治疗风湿性关节炎（关节痛）方面疗效显著，有些患者是出于对维医的信任而要求维医治疗，有些患者是惧怕西药的副作用而要求维医治疗或者在西药治疗后出现了依赖性，而要求维医治疗。不管怎么样，出现风湿性关节炎之后应该尽快地治疗，这样可以防止对身体造成刺激，也可以尽早防止出现疼痛现象。

风湿性关节炎（关节痛）的病程较久，疗程较长。治疗期间根据病因而拟定出正确的治疗方案，确保长期治疗的方向准确。由于风湿性关节炎（关节痛）病程绵长，易于反复，病机复杂，需长期用药治疗。一方面，“是药三分毒”，长期服用易致脾胃、肝肾损伤，而西医治疗风湿性关节炎（关节痛）多用糖皮质激素及免疫抑制剂，其也易伤脾碍胃，影响内服药物的吸收；另一方面，患者由于长期患病，频繁服药治疗，病情常波动反复等原因，患者的情志也易受到影响，产生烦躁、焦虑、抑郁、难过等不良情绪。而情志不舒不仅影响体液的正常代谢，促使异常体液质的形成，对风湿性关节炎（关节痛）的转归产生不良的影响，而且会使患者产生依从性，进而影响治疗效果。

故多方法、多途径的综合治疗，在内服药物治疗的同时，可采用针灸治疗及配合贴敷、熏洗、药浴等多种维医外治法，使药性自外而内，直达患处，或通经贯络发挥药效，一方面作用更直接，疗效肯定，一方面可减少脾胃、肝肾负担，及解决脾胃虚弱，服药难效的问题。另外，内服及外用药物相配合治疗，也可相辅相成，增加疗效。

导师而针对患者不良情绪方面强调，对患者态度要亲切，言语温和，耐心详细地为患者解释病情及诊疗方案，并不厌其烦地嘱咐其起居饮食、日常调摄应注意的各项事宜。针对焦虑、烦躁、抑郁等情绪不佳的患者，注重与其沟通交流，在交谈中疏导其不良情绪，并向其列举成功病例，给予其充分的鼓励、安慰与积极的心理暗示，引导患者努力学会自我掌握疾病的发生发展和变化的规律，明确其治疗方案，正确认识其防治方法，从而争取患者的配合，共同努力控制或治愈疾病。

总之，导师认为，根据患者的个体情况，内外合治，身心同调，综合治理，积极控制病情，减轻症状，努力争取病症的缓解与治愈。

（海尼·阿迪力）

第六章　类风湿关节炎

第一节　类风湿关节炎西医诊疗方法

一、定义

类风湿关节炎（Rheumatoid Arthritis，RA）是以侵蚀性、对称性多关节炎为主要临床表现的慢性、全身性自身免疫性疾病。确切发病机制不明。基本病理改变为滑膜炎、血管翳形成，并逐渐出现关节软骨和骨破坏，最终可能导致关节畸形和功能丧失。早期诊断、早期治疗至关重要。本病呈全球性分布，是造成人类丧失劳动力和致残的主要原因之一，我国 RA 的患病率 0.32% ～ 0.36% 左右。

二、病因和发病机制

MHC- Ⅱ抗原、各种炎症介质、细胞因子、趋化因子在 RA 发病过程中的作用都有许多研究，但其病因和发病机制仍不完全清楚。

（一）环境因素

未证实有导致本病的直接感染因子，但目前认为一些感染如细菌、支原体和病毒等可能通过感染激活 T、B 等淋巴细胞，分泌致炎因子，产生自身抗体，影响 RA 的发病和病情进展，感染因子某些成分也可通过分子模拟导致自身免疫性反应。

（二）遗传易感性

流行病学调查显示，RA 的发病与遗传因素密切相关，家系调查 RA 现症者的一级亲属患 RA 的概率为 11%。对孪生子的调查结果显示：单卵双生子同时患 RA 的概率为 12% ～ 30%，而双卵孪生子同患 RA 的概率只有 4%。许多地区和国家进行研究发现 HLA-DR4 单倍型与 RA 的发病相关。

（三）免疫紊乱

免疫紊乱是 RA 主要的发病机制，活化的 $CD4^+$ T 细胞和 MHC- Ⅱ型阳性的抗原递呈细胞（Antigen Presenting Cell，APC）浸润关节滑膜。滑膜关节组织的某些特殊成分或体内产生的内源性物质也可能作为自身抗原被 APC 呈递给活化的 $CD4^+$T 细胞，启动特异性免疫应答，导致相应的关节炎症状。在病程中 T 细胞库的不同 T 细胞克隆因受到体内外不同抗原的刺激而活化增殖，滑膜的巨噬细胞也因抗原而活化，使细胞因子如 TNF-a、IL-1、IL-6、IL-8 等增多，促使滑膜处于慢性炎症状态。TNF-a 进一步破坏关节软骨和骨，结果造成关节畸形。IL-1 是引起 RA 全身性症状如低热、乏力、急性期蛋白合成增多的主要细胞因子，是造成 C 反应蛋白和血沉升高的主要因素。

可见，RA 是遗传易感因素、环境因素及免疫系统失调等各种因素综合作用的结果。

三、临床表现

流行病学资料显示，RA 发生于任何年龄，80% 发病于 35 ～ 50 岁，女性患者约 3 倍于男性。RA 的临床个体差异大，从短暂、轻微的少关节炎到急剧、进行性多关节炎及全身性血管炎表现均可出现，常伴有晨僵。RA 多以缓慢的方式起病，在出现明显关节症状前可有数周的低热，少数患者可有高热、乏力、全身不适、体重下降等症状，以后逐渐出现典型关节症状。少数则急剧起病，在数天内出现多个关节症状。

（一）关节

可分滑膜炎症状和关节结构破坏的表现，前者经治疗后有一定可逆性，但后者一经出现很难逆转。RA 病情和病程有个体差异，从短暂、轻微的少关节炎到急剧进行性多关节炎，常伴有晨僵。（图 6-1、图 6-2）

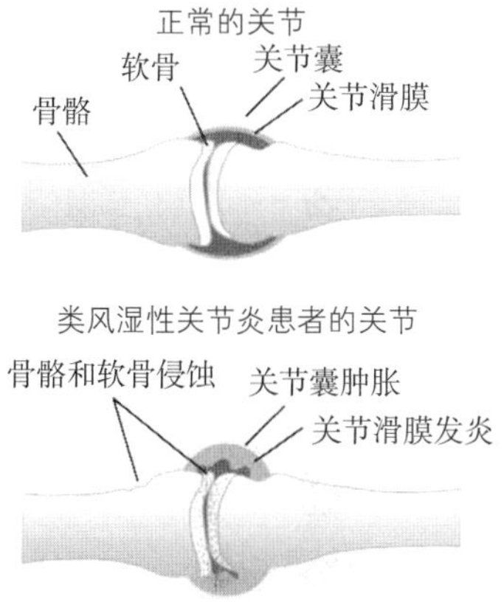

图 6-1 正常关节与类风湿关节炎患者的关节

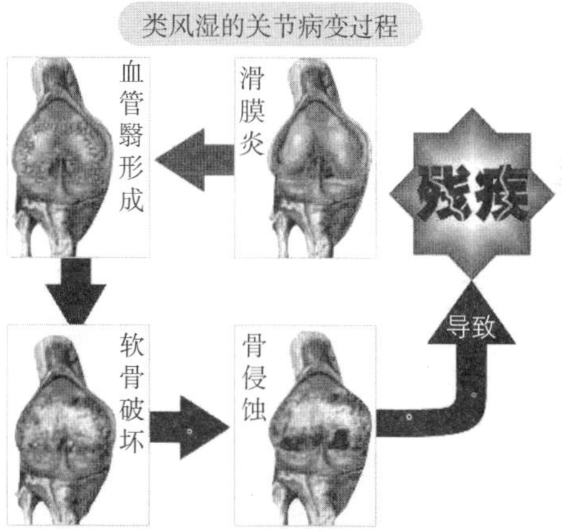

图 6-2 类风湿关节病变过程

1. 晨僵

早晨起床后关节及其周围僵硬感，称“晨僵”（morning stiffness），持续时间超过 1 小时者意义较大。晨僵出现在 95% 以上的 RA 患者，它常被作为观察本病活动的指标之一，只是主观性很强。其他病因的关节炎也可出现晨僵，但不如本病明显和持久。（图 6-3）

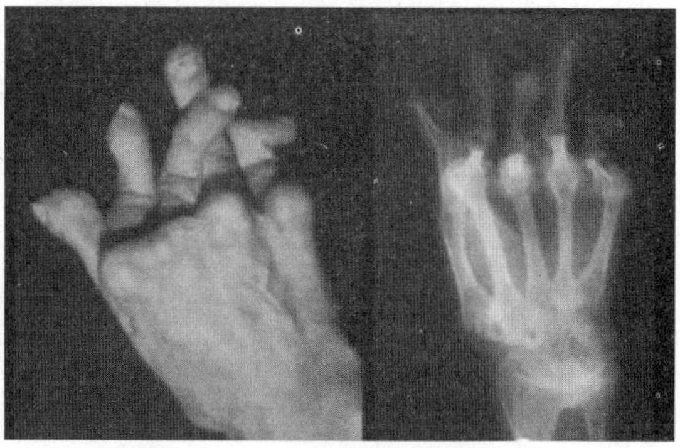

图 6-3 类风湿关节炎患者的 X 线片

2. 关节痛与压痛

关节痛往往是最早的症状，最常出现的部位为腕、掌指、近端指间关节，其次是足趾、膝、踝、肘、肩等关节、多呈对称性、持续性，但时轻时重，疼痛的关节往往伴有压痛，受累关节的皮肤可出现褐色色素沉着。（图 6–4）

3. 关节肿

多因关节腔内积液或关节周围软组织炎症引起，病程较长者可因滑膜慢性炎症后的肥厚而引起肿胀。凡受累的关节均可肿胀，常见的部位与关节痛部位相同，亦多呈对称性。

4. 关节畸形

见于较晚期患者，关节周围肌肉的萎缩痉挛则使畸形更为加重，最为常见的关节畸形是腕和肘关节强直、掌指关节的半脱位、手指向尺侧偏斜和呈“天鹅颈（swan neck）”及“纽扣花样（boutonniere）”表现。重症患者关节呈纤维性或骨性强直失去关节功能，致使生活不能自理。（图 6–5）

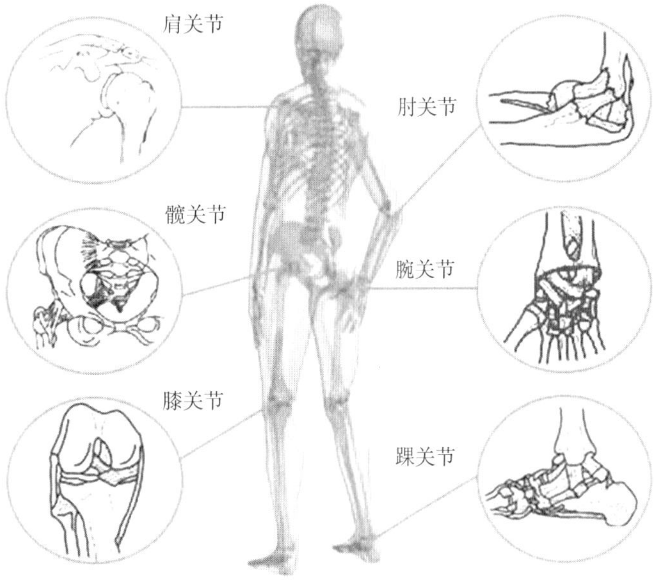

图 6–4　类风湿关节炎患者受累关节图

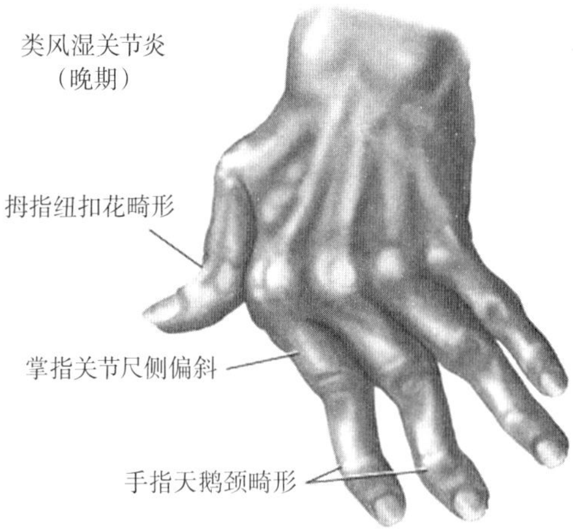

图 6–5　类风湿关节炎患者手部关节畸形图

5. 特殊关节

①颈椎的可动小关节及周围腱鞘受累出现颈痛、活动受限，有时甚至因颈椎半脱位而出现脊髓受压。②肩、髋关节其周围有较多肌腱等软组织包围，因此很难发现肿，最常见的症状是局部痛和活动受限，髋关节往往表现为臀部及下腰部疼痛。③颌关节受累出现于 1/4 的 RA 患者，早期表现为讲话或咀嚼时疼痛加重，严重者有张口受限。

6. 关节功能障碍

关节肿痛和结构破坏都引起关节的活动障碍，美国风湿病学会将因本病而影响生活的程度分为四级。I 级：能照常进行日常生活和各项工作；II 级：可进行一般的日常生活和某种职业工作，但参与其他项目活动受限；III 级：可进行一般的日常生活，但参与某种职业工作或其他项目活动受限；Ⅳ级：日常生活的自理和参与工作的能力均受限。

（二）关节外表现

1. 类风湿结节

类风湿结节是本病较常见的关节外表现，可见于 20% ～ 30% 的患者，多位于关节隆突部及受压部位的皮下，如前臂伸面、肘鹰嘴突附近、枕、跟腱等处。其大小不一，结节直径由数毫米至数厘米，质硬、无压痛，对称性分布。此外，几乎所有脏器如心、肺、眼等均可累及。其存在提示有本病的活动。

2. 类风湿血管炎

RA 患者系统性血管炎少见，体格检查能观察到的有指甲下或指端出现小血管炎，少数引起局部组织的缺血性坏死。眼受累多为巩膜炎，严重者因巩膜软化面影响视力。类风湿因子（RF）阳性的患者可出现亚临床型的血管炎，如无临床表现的皮肤和唇腺活检可有血管壁免疫物质的沉积，亚临床型血管炎的长期预后尚不明确。

3. 肺

肺受累很常见，其中男性多于女性，有时可为首发症状。

（1）肺间质病变　是最常见的肺病变，见于约 30% 的患者，主要表现为活动后气短，肺纤维化，肺功能和肺影像学如肺部高分辨 CT 有助于早期诊断。

（2）结节样改变　肺内出现单个或多个结节，为肺内的类风湿结节表现。结节有时可液化，咳出后形成空洞。

（3）Caplan 综合征　尘肺患者合并 RA 时易出现大量肺结节，称之为 Caplan 综合征，也称类风湿性尘肺病。临床和胸部 X 线表现均类似肺内的类风湿结节，数量多，较大，可突然出现并伴关节症状加重。病理检查结节中心坏死区内含有粉尘。

（4）胸膜炎　见于约 10% 的患者。为单侧或双侧性的少量胸腔积液，偶为大量胸控积液胸水呈渗出性，糖含量很低。

（5）肺动脉高压　一部分是肺内动脉病变所致的肺动脉高压，另一部分为肺间质病变引起的肺动脉高压。

4. 心脏受累

RA 患者可以出现心脏受累，心包炎最常见，多见于 RF 阳性、有类风湿结节的患者，但多数患者无相关临床表现，通过超声心动图检查约 30% 的患者出现小量心包积液。

5. 胃肠道

患者可有上腹不适、胃痛、恶心纳差甚至黑便，多与服用抗风湿药物，尤其是非甾体抗炎约有关，很少由 RA 本身引起。

6. 肾

本病的血管炎很少累及肾，偶有轻微膜性肾病、肾小球肾炎、肾内小血管炎以及肾脏的淀粉样变等报道。

7. 神经系统

神经受压是 RA 患者出现神经系统病变的常见原因，如正中神经在腕关节处受压可出现腕管综合征。多数患者随着炎症减轻神经症状能逐渐好转，但有时需要手术减压治疗。脊髓受压表现为渐起的双手感觉异常和方量的减弱，腱反射多亢进，病理反射阳性。多发性单神经炎则因小血管炎的缺血性病变所造成。

8. 血液系统

患者的贫血程度通常和病情活动度相关，尤其是和关节的炎症程度相关。RA 患者的贫血一般是正细胞正色素性贫血，本病出现小细胞低色素性贫血时，贫血可因病变本身或因服用非甾体抗炎药而造成胃肠道长期少量血所致；此外，与慢性疾病性贫血的发病机制有关，在患者的炎症得以控制后，贫血也可得以改善。在病情活动的 RA 患者常见血小板增多，与疾病活动度相关，病情缓解后可下降。

9. 干燥综合征

部分患者常有口干眼干症状，30% ～ 40% 的 RA 患者可继发干燥综合征，需结合自身抗体，经口腔科及眼科检查进一步明确诊断。

四、实验室和其他辅助检查

（一）血象

有轻至中度贫血，活动期患者血小板可增高，白细胞及分类多正常。

（二）炎性标志物

血沉（ESR）和 C 反应蛋白（CHP）常升高，并且和疾病的活动相关。

（三）自身抗体

RA 新的抗体不断被发现，其中有些抗体诊断的特异性较 RF 明显提高，且可在疾病早期出现，如抗 CCP 抗体。

（四）免疫复合物和补体

70% 的患者血清中出现各种类型的免疫复合物，尤其是活动期和 RF 阳性患者。在急性期和活动期，患者血清补体均有升高，只有在少数有血管炎者出现低补体血症。

（五）关节滑液

正常人关节腔内的滑液不超过 3.5mL。在关节有炎症时滑液增多，滑液中的白细胞明显增多，达 2000×10^6/L ～ 75000×10^6/L，且中性粒细胞占优势，其黏度差，含葡萄糖量低（低于血糖）。

（六）关节影像学检查

1. X 线平片

对 RA 诊断、关节病变分期、病变演变的监测均很重要。

2. 其他

包括关节 X 线、CT、MRI 及关节超声检查，它们对诊断早期 RA 有帮助。MRI 可以显示关节软组织早期病变，如滑膜水肿、骨破坏病变的前期表现骨髓水肿等，较 X 线更敏感。（图 6–6）

（七）类风湿结节的活检

其典型的病理改变有助于本病的诊断。

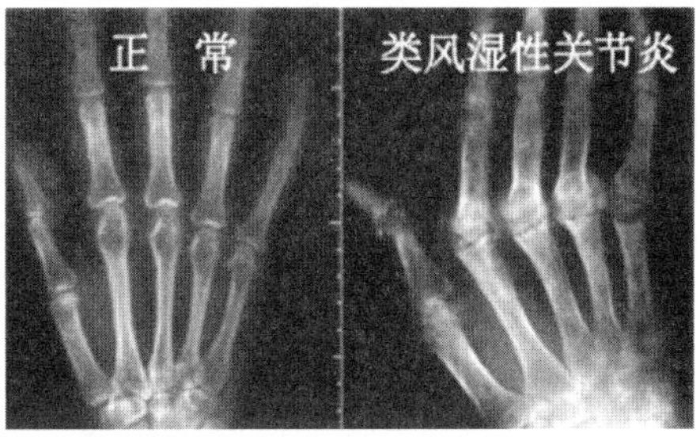

图 6-6　正常手关节与类风湿关节炎患者手关节

五、诊断和鉴别诊断

RA 的诊断主要依靠临床表现、实验室检查及影像学检查。

RA 需与以下疾病进行鉴别。

（一）骨关节炎

多见于 50 岁以上者，主要累及膝、脊柱等负重关节。活动时关节痛加重，可有关节肿、积液。手骨关节炎常多影响远端指间关节，尤其在远端指间关节出现赫伯登结节（HN）和近端指关节出现布夏尔结节（BN）时有助诊断。

（二）强直性脊柱炎

主要侵犯骶及脊柱关节，当周围关节受累，特别是以膝、踝、髋关节为首发症状者，需与 RA 相鉴别。强直性脊柱炎多见于青壮年男性，外周关节受累以非对称性的下肢大关节炎为主，极少累及手关节，骶髂关节炎具典型的 X 线改变。可有家族史，90% 以上患者 HLA-B27 阳性，血清 RF 阴性。

（三）银屑病关节炎

本病多于银屑病若干年后发生，部分患者表现为对称性多关节炎，与 RA 相似。但本病累及远端指关节处更明显，且表现为该关节的附着端炎和手指炎，同时可有骶髂关节炎和脊柱炎，血清 RF 多阴性。

（四）系统性红斑狼疮

部分患者以指关节肿痛为首发症状，也可有 RF 阳性、ESR 和 CRP 增高，而被误诊为 RA。

（五）其他病因的关节炎

关节炎类疾病有多种，均各自有其原发病特点，在充分了解相关的疾病后鉴别一般不难。

六、治疗方法

目前 RA 不能根治，治疗的主要目标是达到临床缓解或疾病低活动度，临床缓解的定义是没有明显的炎症活动症状和体征，应按照早期、达标、个体化方案治疗原则，密切监测病情，减少致残。

治疗措施包括：一般性治疗、药物治疗、外科手术治疗等，其中以药物治疗最为重要。

（一）一般性治疗

包括患者教育、休息、关节制动（急性期）、关节功能锻炼（恢复期）、物理疗法等，卧床休息只适宜于急性期、发热以及内脏受累的患者。

（二）药物治疗

根据药物性能，治疗 RA 的常用药物分为五大类，即非甾体抗炎药（NSAIDs），改变病情抗风湿药（DMARDs）、糖皮质激素（glucocorticoid，GC）、植物药和生物制剂等。

1. 非甾体抗炎药

NSAIDs 具有镇痛抗炎作用，是改善关节炎症状的常用药，但不能控制病情，应与改变病情的抗风湿药同服。选择药物需注意以胃肠道反应为主的副作用，应避免两种或两种以上 NSAIDs 同时服用，因其疗效不叠加，而不良反应增多；选择性 COX–2 抑制剂可以减少胃肠道的不良反应。NSAIDs 可增加心血管意外事件的发生，因而应谨慎选择药物并以个体化为原则。

2. 改变病情抗风湿药

该类药物较 NSAIDs 发挥作用慢，临床症状的明显改善大约需 1 ～ 6 个月，有改善和延缓病情进展的作用。RA 一经确诊，都应早期使用 DMARDs 药物，药物的选择和应用的方案要根据患者病情活动性、严重性和进展而定，视病情可单用也可采用两种及以上 DMARDs 药物联合使用。甲氨蝶呤（MTX）应作为 RA 的首选用药，并将它作为联合治疗的基本药物。如 MTX 无效或不能耐受，可选其他 DMARDs 药物。

3. 糖皮质激素

本药有强大的抗炎作用，能迅速缓解关节肿痛症状和全身炎症，GC 治疗 RA 的原则是小剂量、短疗程。使用 GC 必须同时应用 DMARDs，低至中等剂量的 GC 与 DMARDs 药物联合应用在初始治疗阶段对控制病情有益，当临床条件允许时应尽快递减 GC 用量。

4. 生物制剂靶向治疗

生物制剂靶向治疗是目前治疗 RA 快速发展的治疗方法，疗效显著，其中包括 TNF–a 拮抗剂、IL–1 拮抗剂、IL–6 拮抗剂、CD20 单克隆抗体、细胞毒 T 细胞活化抗原 –4（cytotoxic T lymphocyte activation antigen4，CTLA–4）抗体等，还有多种新的生物制剂在研究中，目前使用最普遍的是 TNF–a 拮抗剂、IL–6 拮抗剂。

5. 植物药制剂

已有多种治疗 RA 的植物制剂，如雷公藤总苷、青藤碱、白芍总苷等。部分药物对缓解关节症状有较好作用，但需进一步研究。其中雷公藤总苷最为常用，应注意其明显性腺抑制、骨髓抑制、肝损伤等副作用，其他药物使用也需注意相关副作用。

（三）外科手术治疗

包括关节置换和滑膜切除手术，前者适用于较晚期有畸形并失去功能的关节，滑膜切除术可以使病情得到一定的缓解，但当滑膜再次增生时病情又趋复发，所以必须同时应用 DMARDs。

七、预后

随着人们对 RA 的认识加深及以 TNF-a 拮抗剂为代表的生物制剂出现，RA 的预后明显改善，经积极正确治疗，80% 以上 RA 能达到病情缓解，只有少数最终致残。死亡率较低，死亡主要原因为感染、血管炎、肺间质纤维化等并发症。

第二节　类风湿关节炎中医诊疗方法

一、定义

类风湿关节炎是以关节病变为主的自身免疫性、慢性、全身性风湿病，在临床上发病率高，属于中医学“痹症”的范畴，与“骨痹”“历节病”“白虎历节”“顽痹”等相似。痹证是以肢体关节肌肉疼痛、肿胀、麻木、活动受限，甚则关节畸形为主要症状的一类疾病，与现代医学中的风湿性疾病相似。

二、流行病学调查

据统计，发达国家有 0.5%～1%的人患有 RA，而中国的 RA 发病率也已达到 0.32%～0.36%，其中女性发病多于男性，约（2～3）: 1，任何年龄均可发病，以 30～50 岁中青年女性为多，而 65 岁后的妇女发病率最高。本病是一种反复发作性疾病，50% 的患者在 3 年之内出现关节骨质破坏，预后不良，致残率高，是造成人群劳动力丧失和致残的主要疾病之一，病情严重者寿命缩短达 10～15 年。

三、病因病机

禀赋不足或调摄不慎，嗜欲无节，致气血肝肾亏损，肝主筋，肾主骨，肝肾既虚，则无以充养筋骨，至虚之处即容邪之所，风寒湿邪乘虚而入，内外合邪，即成斯疾。中医认为本病是在肝肾亏虚的内因基础上，遭受风寒湿外邪而致病。类风湿性关节炎的病机，主要为肝肾亏损和外邪入侵两个方面。

（一）肝肾亏损

肝主筋，肾主骨，筋骨既赖肝肾精血津液的充养，又赖肝肾阳气的温煦，如因先天禀赋不足，或因饮食不节、惊恐、郁怒，使肝肾精气受损，或阳气受损，损伤肝肾。一方面致营卫气血涩滞不行，壅遏于骨节周围而化热，酿痰，留瘀，使关节肿胀变形疼痛，屈伸不利；另一方面，又因卫外不固，易于感受外邪，风寒湿热之邪乘虚侵入，阻遏营卫，壅滞经络，深入筋骨，促使病情加重。

（二）邪气入侵

正气不足，则邪气易侵，如汗出当风，居住湿地以致风寒湿等外邪侵入。风邪善行而数变，游行全身，使多处关节患病。寒邪凝滞收引，不仅使筋骨屈伸困难，也使营卫气血阻滞不行，疼痛难忍，湿邪凝滞，阻遏气血，以致患处肿胀，缠绵不愈，受于热邪，犯于经络血脉，热的津液，血热互结，津受热熬，化而为痰，热痰瘀阻于关节，以致关节肿胀、畸形。

因此可见，中医认为 RA 的病机是肝肾气血营卫内虚是内因，风寒湿热侵袭是外界条件，经络气血瘀阻是病机结果。

四、临床表现

发病早期往往有游走性关节疼痛、肿胀和功能障碍，晚期则表现为关节僵硬和畸形、功能丧失，具有极高的致残率，严重危害人类的身心健康。类风湿性关节炎的全身性表现除关节病变外，还有发热、疲乏无力、心包炎、皮下结节、胸膜炎、动脉炎、周围神经病变等，累及心、肺、肾、眼等器官。类风湿性关节炎除关节部位的炎症病变外，还包括全身的广泛性病变。

五、治疗方法

（一）治疗原则

1. 顾护脾胃，以肝肾为主

《内经》曰“肾者，主蛰，封藏之本，精之处也”“肾者胃之关也，关门不利，故聚水而从其类也”;《医贯》中言“五脏之真，唯肾唯根”;《难病奇治》中指出此类疑难病治疗过程极长，表现症状较多，但是从病机上看多具有一个共同特点即气机升降失调。

中医学认为肝肾是人先天之本，其内藏元阳相火；脾胃为后天之本，化生气血津液，二者具有极其紧密的联系，且功能相辅相成，故主张类风湿性关节炎的治疗大法应该从本顾护脾胃，以肝肾为主，从表以缓急止痛，即疏肝和胃加以温肾固本，助阳化气佐以活血化瘀。

在临证过程中，根据辨证结果，实则泻之，多治以散寒燥湿，疏肝理气，化痰消肿；虚则补之，多治以补气养血，温阳通络，调理三焦。虚实夹杂者补泻兼顾，多治以双补气血、清热利湿、温肾燥湿、祛瘀活络等。此外，嘱咐患者避免潮湿阴冷的居住环境及用冷水等一些不良的生活习惯。

2. 症状繁杂，以脉搏为本

《内经》曰“五脏六腑之气味，皆出于胃，变现于气口”,《伤寒论》中提出“观其脉证，知犯何逆，随证治之”。中医学认为脉象是反应脏腑功能、气血盛衰、经络运行的关键，尤其是久病、难病的辨证论治，虽然结合四诊，但要以脉象为主。临证结合病因、病程、气候、症状、舌苔、二便、部位甚至呼吸变化等来正确应用脉象。如结合病因应用脉象，沉脉在生气之后当为“沉主气郁”，沉脉久泻之后当为“沉脉主里”，沉脉在跌打损伤后当为“气滞血瘀”等。同时强调脉以神为贵，正如《景岳全书》所言“善为脉者，贵在察神，不在察形。察形者，形千形万，不得其要；察神者，惟一惟精，独见其真”。

临证中尤其强调在脉象中体会乖处藏奸，再予以用药，才能做到药少力专。脉弦细者为肝郁血虚，予以逍狗归芪汤；脉沉滑者，为肝气郁结，予以四逆香佛二花汤；脉弦紧者为寒湿内侵，予以乌头汤；脉沉细者为寒湿化热，予以桂枝芍药知母汤；脉虚大而数为气阴两虚、湿热不化，予以类风灵验方；脉弦滑为湿热内蕴，予以上中下通风汤；脉细涩为气血两虚、瘀血阻络，予以身痛逐瘀汤。

3. 长期用药，以膏方为首

膏方大多是以历经数百年的名方为灵魂，其味甘，性缓和而发挥作用时间长。在长时间熬制过程中，药物一再提纯，杂质减少，更加醇和，故可保护脾胃。不论疗效和口感都较汤剂为佳。大剂量汤药行猛力直，患者体健尚可，然一旦过量，虚证立现，元气受损，病情即加重，犹如杀敌一千，自损八百，病亦不愈。且类风湿性关节炎患者多具有用药杂，用药量大，且中西医结合而治疗等特点，患者脾胃、肝肾功能早有极大的负担，再给予大剂量汤药，不能耐受，且中医早有“久病入肾”“虚不受补”等言。

膏方有自己的特点，它比汤药浓稠，在人体停留的时间更长，从而对人体的滋养更持久；比片剂活性强，由于片剂由粉末凝结，有效成分不易散开，即使散开也不均匀，不利于身体吸收；比胶囊更安全，生物利用度高。在治疗过程中“补中寓清，清中寓补”。临床中如果患者服汤药后出现食欲不振或者后胃脘痛等，将汤剂改为膏剂，一般能起到很好的疗效，可见膏剂为中医药治疗本病的优势。遵《内经》言“少火以生气”，温补真阳，缓图其功，方为上策。稠厚的膏滋，效果强劲，药性较缓和，药力持久，容易吸收，通过调整人体的气血阴阳，达到扶正祛邪作用。

4. 改变环境，以保护元气

外不受物欲之诱惑，内不存情虑之激扰，时刻保持心境的平衡，达到三焦平和，元气自然流动。《内经》中提出昼夜晨昏对人体的影响，朝则人气始生，病气衰，故旦慧；日中人气长，长则胜邪，故安；夕则人气始衰，邪气始生，故加；夜半人气入脏，邪气独居于身，故甚也。

（二）辨证论治

1. 肝气郁结，络脉瘀滞

主要临床表现：手足憋胀，全身大小关节肿大疼痛，晨起肢体关节活动屈伸不利，活动后减轻，头晕胸痛，心悸心烦，舌苔白，舌质暗，脉沉滑。

证型分析：肝者，主疏泄，调畅气机，主要其促进气的升降出入有序进行。气机调畅，津血则运行正常，反之则人体血液的运行和津液的分布失常。又气为血之帅，血为气之母。气至而血至，则阴阳和谐，气血流通；气不至而血至，脉道即为瘀血痰湿阻滞，则见手足憋胀，关节肿大，心悸等。瘀血与痰湿皆为阴邪，因此晨起活动后，阳气有所振奋，而病情随之减轻。此证为实证，患者多有情志抑郁不畅，郁怒伤肝或受到精神刺激，脉见沉滑。

治则：疏肝理气，化痰通络。

方药：加减四逆香佛二花汤。

柴胡 10g，枳壳 10g，白芍 10g，甘草 6g，香橼 10g，佛手 10g，玫瑰花 10g，代代花 10g，黄芩 10g，丝瓜络 10g。

用法：本方先用开水泡 30 分钟，然后煎 10 分钟。

加减变化：伴有失眠者，可加入合欢花 30g；心烦甚者，加元参 5g。

2. 肝郁血虚，寒湿内侵

主要临床表现：关节疼痛肿胀，晨僵，腰酸背痛，乏力眩晕，舌苔白，舌质暗，脉弦细。

证型分析：本证多见于女性患者。肝主疏泄，气机不利则阳气内郁，血液津液失其常道，为湿为瘀，阻滞经络。湿瘀久则化热，耗伤气血阴阳。肝藏血，为全身脏腑组织提供血液。肝血虚则脏腑虚弱，筋脉不能濡养，或缓或急，肢体活动必然受限。筋脉气血不足，风寒湿易于内侵，轻者血行减缓，重者血凝为瘀。冲任又为血海，十二经有余之血皆归于此，肝血不足，则血海空虚，上则头目，下则胞宫皆无所供养，故多见乏力眩晕。脉见弦细。

治则：疏肝养血，散寒燥湿。

方药：逍遥狗脊汤加减。

当归 10g，白芍 10g，柴胡 10g，茯苓 10g，炒白术 10g，炙甘草 6g，薄荷 6g，狗脊 30g，干姜 3g

加减变化：五心烦热且腰酸腰困甚者，加生地 10g，川断 15g，桑寄生 15g；关节疼痛甚者，方中加入小建中汤；肝血虚甚、乏力者，则加入黄芪 15g，阿胶 10g。

3. 寒湿厉节

主要临床表现：关节疼痛剧烈，变形，屈伸不利，活动或者得热后稍减，舌苔白腻，舌质暗，脉弦紧。

证型分析：本证多因于生活环境影响，因此在治疗过程中一定嘱咐患者改变其潮湿阴冷的居住条件或者工作环境。外邪六淫之中，寒主收引，其性凝滞；湿邪性重浊，黏滞。肺主皮毛，为娇脏。寒甚或者肺虚都易感受寒湿之邪，邪流经络，痹阻气血，可见肢体关节剧烈疼痛，活动或遇热后血凝减缓，故疼痛减轻；寒性收引，经脉拘急，则肢体关节多屈伸不利；寒湿又为阴邪，阻滞经脉，气血不通，气机不利，日久则生瘀，故而关节变形。此证最为伤阳，故用制川乌大辛大热之物温阳散寒。脉多弦紧。

治则：散寒止痛。

方药：乌头汤加减。

麻黄 10g，白芍 10g，黄芪 10g，炙甘草 10g，制川乌 10g，蜂蜜 30g

用法：将制川乌与蜂蜜先煎 1 小时以上，余药另煎，再见其兑服。

加减变化：寒湿盛者，加入桂枝 10g；病久挟瘀，加入乳香 10g，没药 10g，元胡 10g。

4. 寒湿化热

主要临床表现：关节肿胀疼痛，变形，尤其以小关节疼痛为主，身体消瘦，畏寒肢冷，头晕乏力，食欲不振，舌苔黄白腻，舌质暗，脉沉细或细数无力。

证型分析：寒湿之邪侵袭筋脉关节，气血通行不畅则肿胀疼痛；疼痛日久不解，邪气日盛，则畏寒肢冷，头晕乏力，食欲不振；寒湿郁久化热伤阴，则身体消瘦；湿性趋下，流于下肢，则脚肿沉重。脉多沉细或细数无力。

治则：温阳散寒，清热除湿。

方药：桂枝芍药知母汤加减。

桂枝 10g，白芍 10g，知母 10g，甘草 6g，麻黄 6g，白术 10g，炮附子 6g，防风 10g，生姜 15g

加减变化：疼痛难以屈伸，倍用附子；关节红肿者，倍用芍药、知母。

5. 气阴两虚，湿热阻滞

主要临床表现：关节肿大，变形，乏力，身重，面色皖白，消瘦多汗，午后更甚，口干，舌苔黄腻，舌质暗，脉虚大而数。

证型分析：本证为临床多见，且治疗较难，其多由于睡眠不足，工作劳累，多食辛辣厚味，嗜食烟酒等。气虚则乏力多汗，面色皖白，不能运化水湿则湿甚，湿甚则身重；湿郁生热，湿热相合，阻滞气血运行。《内经》云“湿热不攘，大筋软短”。筋脉软短，气血运行不畅，日久而肿大变形。同时阴虚亦有阳盛，热邪久煎血肉则消瘦，口干，午后更甚。脉多虚大而数。

治则：补气养阴，清热利湿。

方药：黄芪 15g，当归 10g，党参 10g，麦冬 10g，五味子 10g，苍术 10g，黄柏 10g，牛膝 15g，石斛 15g，地龙 10g，晚蚕沙 10g，生薏苡仁 30g

加减变化：本证兼有表寒者，可用大秦艽汤加减。

6. 气血不足，血络瘀阻

主要临床表现：全身关节疼痛，指关节为主，面色淡白，疲乏无力，舌苔白，舌质紫暗，脉细涩。

证型分析：此证型多由病久气虚所致，属于虚中夹实。元气根基于肾，行于三焦，萌芽于肝，后而为之用。气虚则三焦充盈不足，气化减慢，故而面色淡白，疲乏无力；无力推动血液的运行，血行减慢，久则瘀血阻滞，络脉不通，故全身关节疼痛，面色晦暗，舌质紫暗。

治则：补气养血，活血化瘀。

方药：身痛逐瘀汤加减。

黄芪 15g，当归 12g，川牛膝 10g，地龙 10g，秦艽 10g，香附 10g，川芎 10g，苍术 10g，黄柏 10g，羌活 5g，红花 10g，桃仁 10g，没药 10g，五灵脂 10g

加减变化：病在上肢加姜黄，在下肢加牛膝、木瓜，在腰部加杜仲；挟痰加白芥子，湿热加薏苡仁，痛甚加乳香。

（三）外治法

中医使用外治法治疗类风湿性关节炎包括针灸法、熏蒸法、药浴法、熏洗法、热熨法、贴敷法等。主要是靠其透热作用，结合各种性能的药物，以温经通络、活血祛瘀，调节人体阴阳平衡，从而达到治疗目的。这种疗法可以缓解关节局部肌肉痉挛和疼痛，减轻关节僵硬，从而保护关节功能，是目前治疗类风湿关节炎常用方法之一。

第三节　类风湿关节炎（指趾关节痛）维吾尔医诊疗方法

一、定义

类风湿关节炎（指趾关节痛）是由于手、足小关节的结缔组织受到体液质性内在因素或非体液质性外在因素的强烈刺激作用，使关节气质失调，临床上以手、足小关节的多关节对称性肿胀、疼痛，关节畸形等为主要表现的形状改变类疾病。

维医中的指趾关节痛类似于西医中的类风湿关节炎。

二、病因病机

（一）体液质性内在因素的作用

1. 异常黏液质的作用

（1）无味黏液质

长期饮食凉性的食物，饮水过多，体力活动过少，将正常黏液质的浓度稀释，热度下降，比例改变，形成无味黏液质。此种异常黏液质会增强关节的湿寒性，减慢血液循环、物质交换，最后导致慢性炎症。

（2）石膏样黏液质

因长期受到寒性环境的影响，正常黏液质被冷冻热度下降，浓度增高，比例上发生改变，形成石膏样黏液质。此种低热度（热度低于正常黏液质）、高浓度的异常黏液质障碍局部的代谢活动，减慢血液循环、物质交换，最后导致慢性炎症。

（3）涩味黏液质

因长期受到寒性环境及过多的体液质型干寒气质的影响，正常黏液质被冷冻热度下降，浓度增高，比例上发生改变，形成涩味黏液质。

此种低热度（热度低于正常黏液质）、高浓度，易沉积的异常黏液质障碍局部的代谢活动，减慢血浪循环、物质交换，最后导致慢性炎症。

2. 异常胆液质的作用

因机体长期受到高热环境的影响而长期处于高热状态，正常胆液质被浓缩，浓度增高，刺激性增强，比例、生理功能、颜色等上发生改变，形成异常胆液质。此种高热度（热度高于正常胆液质）、高浓度的异常胆液质刺激关节结缔组织，障碍局部的代谢活动，导致慢性炎症。

3. 异常脾液质的作用

脾液质偏盛：因长期受到干寒性环境的影响，正常脾液质气质在热度、浓度、比例上发生改变，其他三种体液质在强热性因素的作用下烧焦形成异常脾液质，刺激关节组织，减慢血液循环、物质交换，最后导致慢性炎症。

4. 异常血液质的作用

腐浊的血液质：赖以生存于湿热性环境的毒性物质或污物将正常血液质的浓度、比例、热度等属性和功能发生改变从而形成腐败的血液质，增强正常血液质的湿寒性，进一步刺激关节结缔组织，使得关节发生炎症。

5. 体液质的相互作用

体液质的相互作用（混入） 形成异常体液质，此种异常体液质刺激关节组织，减慢血液循环、物质交换，最后导致慢性炎症。

（二）非体液质性因素

1. 专业因素

长时间写字、打字、手工纺织等原因使局部关节疲劳性损伤，使关节面不平整，从而使其遭受异常的磨损导致慢性炎症。

2. 饭后剧烈运动、暴饮暴食等原因

饭后剧烈运动，饮食失调可使肝脏在消化过程中无法形成正常的体液质，关节气质失调，产生的异常体液质刺激关节组织，减慢血液循环、物质交换，最后导致慢性炎症。

3. 遗传因素

三、临床表现

根据并发症和病情表现出的部位，将指趾关节痛分为指趾内关节痛和指趾外关节痛两种，指趾关节痛根据起病急慢分为急性和慢性两种。

（一）指趾内关节痛

1. 急性指趾关节痛

发病前出现消化不良、头疼、头晕、失眠、扁桃体发炎等症状，伴有手、足小关节轻度不适，多在夜间发病，发病时手、足关节剧痛、红肿、关节运动受限、寒战、无脓肿，消肿后局部皮肤瘙痒。

2. 慢性指趾关节痛

急性期未按时治疗或治疗不规范等原因病情反复发作，运动受限、关节变形。

（二）指趾外关节痛

指趾关节以外的表现，一般表现可有发热、头痛、坐骨神经痛等。心脏疾病有心包炎、心包积液、心外膜、心肌及瓣膜的结节、心肌炎、冠状动脉炎、主动脉炎等表现。呼吸系统疾病有胸膜炎、胸腔积液、肺动脉炎、间质性肺疾病、结节性肺病等。肾脏表现主要有肾小球肾炎、肾结石、输尿管结石等。神经系统除周围神经受压的症状外，还可诱发神经疾病、脊髓病、外周神经病变。贫血是RA最常见的关节外表现，属于慢性疾病性贫血，常为轻至中度，消化系统可因RA血管炎、并发症或药物治疗所致。幼年患者可有眼内葡萄膜炎，成人可有巩膜炎，可能由血管炎所致。还可有干燥性结膜角膜炎、巩膜软化、巩膜软化穿孔、角膜溶解等，皮肤疾病有皮疹、带状疱疹等病变。

四、诊断

（1）以手、足小关节的多关节对称性肿胀、疼痛，关节畸形为主要临床表现。

（2）肿胀、疼痛、关节畸形、晨僵等临床表现的持续时间因失调气质的不同表现形式也不同。

（3）相关检查：关节X片、CT、MRI，血沉、血清中抗链球菌抗溶血素“O”凝集效价、血常规检查可以检查。

五、鉴别诊断

（一）各异常体液质性指趾关节痛相互鉴别

（二）关节痛

对称性、游走性疼痛，并伴有红、肿、热的炎症表现，活动局限，关节症状受气候变化影响较大，常在天气转冷或下雨前出现关节痛并加重。（表 6–1）

表 6–1　指趾关节痛与关节痛的区别

指趾关节痛	关节痛
遗传性较大	遗传性较小
30 ～ 40 岁多见	多见于身体虚弱，体力劳动者
多见于男性	男女比例相等
主要发病诱因是消化功能紊乱	主要发病诱因是受凉及异常黏液质的影响
多见于小关节和脊柱	多见于膝关节、踝关节、肩关节，无皮肤脱皮
晨起时发烧减退	发烧持续不退
关节间断性疼痛，持续时间较短	关节持续疼痛
有蛋白尿	无蛋白尿

（三）骨关节炎

多见于中老年人，起病过程大多缓慢。手、膝、髋及脊柱关节易受累，而掌指、腕及其他关节较少受累，病情通常随活动而加重或因休息而减轻。晨僵时间多小于半小时，双手受累时查体可见 Heberden 和 Bouchard 结节，膝关节可触及摩擦感。不伴有皮下结节及血管炎等关节外表现。类风湿因子多为阴性，少数老年患者可有低滴度阳性。

（四）银屑病关节炎

银屑病关节炎的多关节炎型和类风湿关节炎很相似，但本病患者有特征性银屑疹或指甲病变，或伴有银屑病家族史。常累及远端指间关节，早期多为非对称性分布，血清类风湿因子等抗体为阴性。

（五）强直性脊柱炎

本病以青年男性多发，以中轴关节如骶髂及脊柱关节受累为主，虽有外周关节病变，但多表现为下肢大关节，为非对称性的肿胀和疼痛，并常伴有棘突、大转子、跟腱、脊肋关节等肌腱和韧带附着点疼痛。关节外表现多为虹膜睫状体炎、心脏传导阻滞障碍及主动脉瓣闭锁不全等。X 线片可见骶髂关节侵袭、破坏或融合，患者类风湿因子阴性，并且多为 HLA–B27 抗原阳性，本病有更为明显的家族发病倾向。

（六）系统性红斑狼疮

本病患者在病程早期可出现双手或腕关节的关节炎表现，但患者常伴有发热、疲乏、口腔溃疡、皮疹、血细胞减少、蛋白尿或抗核抗体阳性等狼疮特异性、多系统表现，而关节炎较类风湿关节炎患者程度轻，不出现关节畸形。实验室检查可发现多种自身抗体。

（七）反应性关节炎

本病起病急，发病前常有肠道或泌尿道感染史。以大关节（尤其下肢关节）非对称性受累为主，一般无对称性手指近端指尖关节、腕关节等小关节受累。可伴有眼炎、尿道炎、龟头炎及发热等，HLA-B27 可呈阳性而类风湿因子阴性，患者可出现非对称性骶髂关节炎的 X 线改变。

六、治疗

（一）治疗原则

调节体液质失调气质引起的指趾关节痛。

（1）首先进行致病体液质的成熟及清除的治则。

（2）消炎、止疼、对因、对症治疗治则。

（3）巩固治疗治则。

（二）治疗方法

体液质失调气质引起的指趾关节痛，有以下几种。

1. 无味黏液质引起的指趾关节痛

黏液质成熟剂的药物中加高良姜、蜀葵子、葵龙果、金盏花、丁香、肉桂等消炎药配制成成熟剂，每日 3 次，每次 80mL，饭后服用。服药 7 ～ 9 天后出现异常体液质成熟的症状时，本剂再加入清除无味黏液质的药物配制成清除剂给予服用，每日 3 次，每次 80mL，服用 3 ～ 5 天，清除无味黏液质。

2. 涩味黏液质引起的指趾关节痛

涩味黏液质成熟剂的药物中加高良姜、蜀蔡子、葵龙果、丁香、肉桂等消炎药配制成成熟剂，每日 3 次，每次 80mL，饭后服用。服药 9 ～ 12 天后出现异常体液质成熟的症状时，本剂再加入清除涩味黏液质的药物配制成清除剂给予服用，每日 3 次，每次 80mL，服用 3 ～ 5 天，清除涩味黏液质。

3. 异常脾液质引起的指趾关节痛

异常体液质性干寒气质成熟剂的药物中加高良姜、蜀葵子、葵龙果、金盏花、丁香、肉桂等消炎药配制成成熟剂，每日 3 次，每次 80mL，饭后使用。服药 10 ～ 15 天后出现异常体液质成熟的症状时，本剂再加入清除体液质性干寒气质的药物配制成清除剂给予服用，每日 3 次，每次 80mL，服用 3 ～ 5 天，清除异常体液质。诃子 48g，盒果藤根 14g，水龙骨 14g，番泻叶 14g，欧烟堇 14g，砂糖 360g，配制成糖浆，每日 3 次，每次 100mL 口服。

4. 血液质的腐浊引起的指趾关节痛

清血目的给予菝葜露，每日 3 次，每次 50 ～ 100mL 口服；欧菝葜根糖浆，每日 3 次，每次 50 ～ 100mL 口服。菝葜诃子膏蜜膏，每日 3 次，每次 5 ～ 10g 口服。

5. 异常胆液质引起的指趾关节痛

胆液质成熟剂的药物中加高良姜、蜀葵子、蓉龙果、金盏花、丁香、肉桂等消炎药配制成成熟剂，每日 3 次，每次 80mL，饭后服用。服药 7 ～ 9 天后出现异常体液质成熟的症状时，本剂再加入清除异常胆液质的药物配制成清除剂给予服用，每日 3 次，每次 80mL，服用 3 ～ 5 天，清除异常胆液质。

消炎、消肿、止痛目的给予诃子皮、芦荟、高良姜、洋乳香各 10g，番泻叶 20g，西红花 2g，巴达木 15g，将上述药物粉碎、加入小茴香露制成丸剂，每日 2 次，每次 6 粒口服；洋甘菊、蜀葵子、骆驼峰子、高良姜、黄花苜蓿子、葫芦巴各 10g 制成孜玛迪，每日 1 次，局部孜玛迪治疗；复方秋水仙片，每日 2 次、2 ～ 3 片口服；秋水仙合剂，每日 3 次，每次 50 ～ 100mL 口服；罂粟壳糖浆，每日 3 次，每次 30mL 口服。改善消化功能、强身目的给予温肾填精消食膏，多味滋身增肥仁膏，强身蜜膏，强身仁膏，壮益消食片。

（三）其他疗法

（1）放血治疗　根据病情可选用放血疗法（异常血液质患者为主）。

（2）外敷治疗　天山堇菜 5g、蜀葵子 15g 粉碎后混入蛋黄油制成孜玛迪，每日 1 次，孜玛迪治疗。

（3）针灸、推拿、艾灸。

（4）埋沙治疗。

（5）足浴治疗。

（6）干蒸治疗。

七、预防与调护

忌口不易消化、刺激性强，易滞气的，热性或寒性过高的食物；根据自身气质特征选吃易消化、营养成分高的食物；避免剧烈运动、过度疲劳、禁酒，关节处要注意保暖，避免潮湿；要合理调整运动和休息，注意关节锻炼，平时要保持心情舒畅，避免精神刺激，解除各种精神压力，养成良好的饮食和生活习惯。

第四节　名医对类风湿关节炎（指趾关节痛）的临床实践及独特的学术思想

导师买买提艾力·阿木提教授从事维医 60 多年，勤求博采，精读医典，勤于实践，善于总结。导师长期致力于维医内科疑难病的临床诊治，在多年的科研、教学和临床工作中积累了大量的经验，擅长应用维医经典理论治疗疑难疾病，临床疗效可靠。导师对类风湿关节炎（指趾关节痛）诊疗、预防保健、饮食指导等方面有其独特的临床实践及学术思想。笔者有幸随师待诊，现将导师诊治类风湿关节炎（指趾关节痛）的临床经验及学术思想简介如下：

一、对疾病认识方面

类风湿关节炎与维医指趾关节痛相对应，一般由于手、足小关节的结缔组织受到体液质性内在因素或非体液质性外在因素的强烈刺激作用，使关节气质失调，临床上以手、足小关节的多关节对称性肿胀、疼痛，关节畸形等为主要表现的形状改变类疾病。病因病机方面导师认为类风湿关节炎的发生与多种因素有关，根据导师多年的临床实践明确指出气质失调和体液异常是本病发病的根本原因，原因可分为体液质性因素和非体液质性因素。体液质的相互作用（混入）形成异常体液质，主要由无味黏液质、涩味黏液质、异常脾液质、血液质的腐浊等，这些异常体液质刺激关节组织，减慢血液循环、物质交换，最后导致慢性炎症，这个决定了治疗该病疗程较长，用药量大。

饮食不节，情志失调，或过度劳累等非体液质性因素，均会导致类风湿关节炎（指趾关节痛）的发生。导师指出由于现在生活节奏加快，人们的饮食及作息习惯的改变，导致体液质的异常，故而类风湿关节炎（指趾关节痛）的发病率越来越高。

导师从多年临床中还发现，本病的发患者群中，中老年女性更多，大都因为妇女月经、孕产后营血亏虚，体虚更易情志抑郁受邪而导致类风湿关节炎（指趾关节痛）的发生。

二、诊疗方面

导师自己多年的临床生涯中始终以脉为辨证根本，认为脉象是反应内脏功能，气血盛衰，血液运行的关键，尤其是久病、难病的辨证论治，虽然结合四诊，但要以脉象为主。导师诊断疾病时要求结合病因、病程、气候、症状、舌苔、二便甚至呼吸变化等来正确辨证论治。

导师认为治疗此病最关键的是调节失调的气质，非体液质失调气质给予反治法调节，体液质失调气质首先要进行致病体液质的成熟及清除，然后消炎、止疼、对因、对症治疗，最后巩固治疗治则。

导师通过多年的临床发现，类风湿关节炎（指趾关节痛）90%的关节破坏发生在疾病最初开始的两年内，这一时期若能有效治疗，可最大限度地阻止关节破坏的发生，而在关节疼痛出现的前 2 个月内积极进行治疗，更有利于将疾病消灭于萌芽阶段。

导师在类风湿关节炎（指趾关节痛）的治疗上还特别注重气候、地理环境和性别之间的差异性。新疆特殊的地域和气候环境，决定了南疆地区类风湿关节炎的治疗有所区别于北疆。南疆气候干旱，肌肤腠理毛孔多致密，阳气较易固护，纵使感邪，亦以干寒性类风湿关节炎居多。而北疆较南疆气候湿润，天气炎热时，肌肤腠理毛孔疏松，阳气易于耗散，其若感寒，则湿寒性类风湿关节炎多见。此时内有脾胃虚寒生湿，外有六淫之湿，内外湿邪交阻，阳气不足，病情缠绵，病程也将随之延长。对同处南疆人群，男性和女性患者类风湿关节炎的治疗有所不同。

导师临床中还发现女性患类风湿关节炎的比男性多，因为从生理特征来看，女性受经、孕、胎、产等因素影响病情较男性更为复杂，其发病率也高于男性；其发病年龄也往往较男性更为提前。导师坐诊时给徒弟们强调从这些特点上可看出，虽同为类风湿关节炎（指趾关节痛），因地理位置、性别、年龄或生活环境、饮食习惯的差异，男性与女性当有所不同，治疗时应当因人、因时、因地制宜，区别用药才能收到更好的临床疗效。

对类风湿关节炎（指趾关节痛）的用药方面，导师针对患者疼痛较为明显的特点，结合多年的临床经验，摸索出既能缓解，又能明显止痛的药物，现举例如下。

先根据病情异常体液给予相对应的成熟剂，清除剂然后以消炎、消肿、止痛目的给予诃子皮、芦荟、高良姜、洋乳香各 10g，番泻叶 20g，西红花 2g，巴达木 15g，将上述药物粉碎、加入小茴香露制成丸剂，每日 2 次，每次 6 粒口服；复方秋水仙片，每日 2 次，2 ～ 3 片口服；秋水仙合剂，每日 3 次，每次 50 ～ 100mL 口服；罂粟壳糖浆，每日 3 次，每次 30mL 口服。改善消化功能、强身目的给予温肾填精消食膏，多味滋身增肥仁膏，强身蜜膏，强身仁膏，壮益消食片。

导师治疗此病还运用一些特色疗法。比如根据病情（异常血液质患者为主）选用放血疗法；用天山堇菜 5g，蜀葵子 15g 粉碎后混入蛋黄油制成孜玛迪，每日 1 次，孜玛迪外敷治疗；还可应用针灸、推拿、艾灸、埋沙、泡脚、干蒸等疗法。

三、预防保健、饮食指导方面

导师面对患者时经常强调要保持两个环境的健康：一是心理环境，人要时刻保持心境的平衡，二是自然环境，导师认为：“人体与自然是一个整体，人体是自然中一个小天地。”人应当以“道法自然”作为生活准则。

（一）导师常指导患者从下列几个方面进行预防

1. 适度锻炼，增强体质

通过适度的机能锻炼，提高机体抗病能力，真正做到防病，但避免剧烈运动。

2. 遵循自然规律

嘱咐患者避免潮湿阴冷的居住环境及用冷水等一些不良的生活习惯，特别是女性，发病率较男性偏高，关节处要注意保暖，避免潮湿。

3. 调畅情志

类风湿关节炎（指趾关节痛）的发病与精神、情志有着非常密切的关系，平时要保持心情舒畅，避免精神刺激，解除各种精神压力。

4. 合理膳食

要调整饮食，忌口不易消化、刺激性强，易滞气的，热性或寒性过高的食物；根据自身气质特征选吃易消化、营养成分高的食物。

5. 劳逸结合

避免过度疲劳，要合理调整运动和休息，注意关节锻炼，养成良好的生活习惯。

（二）导师还建议患者在饮食上要特别注意

合理膳食，要注意过食高蛋白，高维生素，中脂肪，中热能，低糖，低盐，少量多餐，少刺激性的食物，烹调食物要色香味儿俱佳，且易消化，多用植物油，水果应根据个人饮食习惯和病情决定。以素食、清淡饮食为主。饭后宜食用水果 100 克左右，蔬菜可选用绿叶菜，西红柿，萝卜，芹菜等，可适量多进食动物血、蛋、鱼、虾等。膳食营养要全面，不要忌口和偏食。饮食要有节制。尽量以清淡为主，正确对待食补与药补。

第五节　名医对类风湿关节炎（指趾关节痛）诊疗方法新的探究思路

导师买买提艾力·阿木提教授从事维医60多年，尤其擅长运用维西医结合治疗各种内科疑难杂症，类风湿关节炎（指趾关节痛）是其临床诊治与研究较多的病种之一，临床经验较为丰富。导师常言，回归临床，需谨守维西医结合，根据临床表现进行辨证论治。

导师认为，出现类风湿关节炎之后应该尽快地治疗，这样可以防止对身体造成刺激，也可以防止出现疼痛现象。治疗期间应该选择一个正确的治疗方法，可选择维医进行治疗，也可以选择西医进行治疗，但维西医结合治疗是最佳的治疗方法，这样可以帮助患者康复。而且在治疗期间患者应该常活动身体，定期散步和跑步，这个阶段更应该调理好膳食营养，注意做好保暖工作。

除了维西医结合治疗之外，还应增强自己的骨骼力量，这个阶段西药可以选择消炎药或其他的抗生素，维药可以选择增强体质，增强骨骼能力的药物，也可以适当地服用一些其他药物，这样都可以帮助更好地改善病情，也可以帮助患者减轻骨骼的负担。

导师还强调，类风湿关节炎的维医治疗，除了单纯用药外，外治方法堪称一大特色，包括针灸、拔罐、外敷、药浴、按摩推拿等。这些维医治疗手段都有成功治疗类风湿关节炎的经验，且已广泛用于临床。对于改善患者的血液循环，加快新陈代谢，缓解病情症状，调节身体机能均有其独特的疗效。西医外科手术主要有滑膜切除术、关节清理术、关节囊剥离术及肌腱延长术、关节融合术、关节成型术、关节切除术和人工关节、免疫抑制手术等。

维医外治法虽然历史悠久，且对医生的经验和悟性有极高的要求，医术的传承存在问题。西医外科手术是针对病变的部位采取的补救性措施，会对身体器官和机能产生一定的不良影响，除其昂贵的费用让不少患者望而止步，手术的风险和术后的康复也难以得到保障。

如何将维西医外治法创新融合，是当前国内外风湿专家面临的一道难题。例如，导师在医院接诊过一位久治不愈且已形成耐药性的类风湿关节炎重症患者。首选为其采用成熟清除治疗，后对其用外敷草药，内注射生物制剂，同时配合口服消炎、消除疼痛、增强体质的药物调理，4个疗程后，患者的类风湿症状基本消失。

在导师看来，对于类风湿关节炎这样的顽疾，只有打破传统的框架和约束，才能形成一整套融合维西综合治疗的创新模式。

（海尼·阿迪力）

第七章 肾结石

第一节 肾结石西医诊疗方法

一、肾结石的概念与分类

泌尿系结石是泌尿系统的常见病，在泌尿外科，因结石而住院的患者比例最高。肾结石占泌尿系结石的绝大比例（约 86%），肾结石是由尿液中矿物质沉积而形成，小块的肾结石可通过泌尿道排出体外。

肾结石是肾病中最常见的一种疾病，肾结石指发生于肾盏，肾盂及肾盂与输尿管连接部的结石，是泌尿系常见的疾病之一。近年来，肾结石的发生率呈现上升趋势，患者大多为混合性肾结石，即结石类型含有两种或两种以上的成分。结石类型可分为草酸钙结石、磷酸钙结石、尿酸钙结石、尿酸结石、磷酸镁铵结石、胱氨酸结石。草酸钙结石最为常见，占肾结石的 80% 以上。（图 7–1）

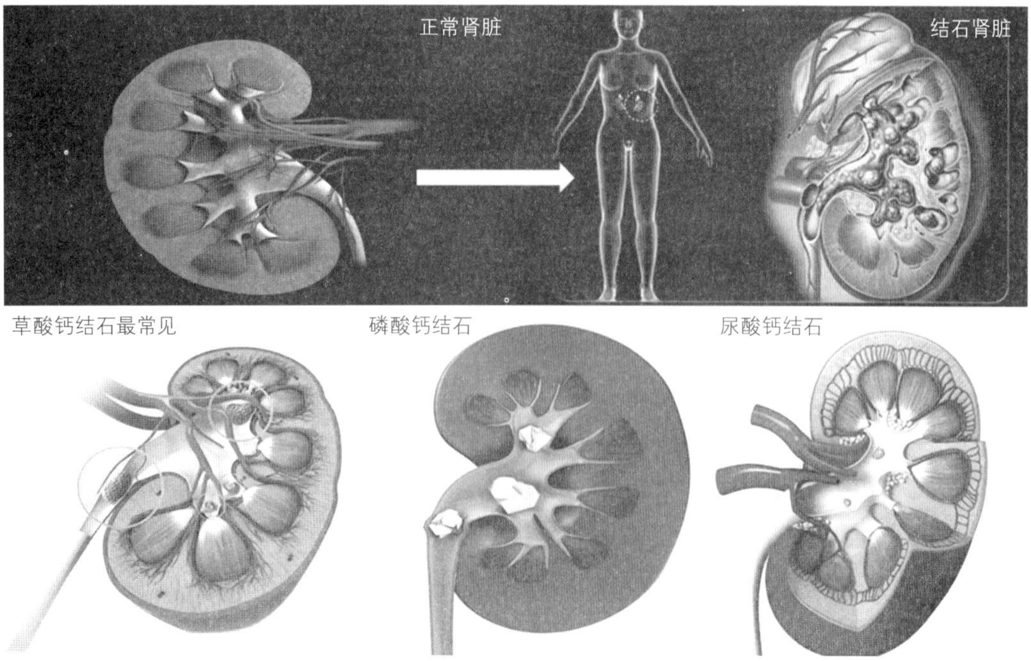

图 7–1 正常肾脏、结石肾脏、常见肾结石分类解剖图

二、肾结石的流行病学

肾结石在世界范围内广泛流行，其在北美地区、欧洲、亚洲的发病率分别为7%～13%、5%～9%、1%～5%。越来越多证据表明，美国人的结石患病率正逐年升高。最新数据显示，美国结石患病率为总人口的8.8%（男性10.6%，女性7.1%），1988年到1994年间，美国人结石患病率增加了5.2%。近40年来，日本人的结石患病率也大幅升高。2005年，在日本首发上尿路结石率为134.0/10万（男性为192.0/10万，女性为79.3/10万），而在1965年这一数据为54.2/10万。结石的发病率在30岁以后的各年龄段均在上升，且男女患病高峰年龄亦有所增加。在过去的24年间，冰岛40岁以上男性结石发病率从7/100000增加到24/100000，50岁以上女性结石发病率从7/100000增加到21/100000。

由于受地理、气候、饮食、流体摄入量、遗传学、性别、职业和年龄的影响，结石发病率具有显著的差异。因为较高的新发结石和复发结石，结石病的治疗管理费用相当昂贵。并且，其急、慢性发病率均相当高。研究世界范围内结石病的流行病学，可以提高结石病的诊疗水平和预防能力。

三、肾结石形成原因及危险因素

（一）形成原因

肾结石产生的原因有很多，大致分为以下几大类。

1. 代谢异常

由于饮食不规律，暴饮暴食或经常无节制食用代谢易沉积物质，易引起肾结石。当机体摄入过多的脂肪或糖，无节制吸烟喝酒时，一旦出现排泄与摄入不平衡，如出汗多、喝水少，尿量少等情况、极易发生肾结石。

2. 解剖结构异常

尿路梗阻，海绵肾等可使晶体或基质在引流较差部位沉积，尿液滞留容易继发尿路感染，导致结石形成。此外，肾内型肾盂及肾盏狭窄可以引起尿液滞留，从而诱发肾结石形成。

3. 药物相关因素

药物引起的肾结石占1%～2%。相关的药物分为两类：一类为药物本身就是结石的成分，另一类为能移诱发结石形成的药物，在代谢过程中可引起其他成分结石的形成。

4. 其他

长期卧床、营养缺乏也是发生肾结石的原因。另外，肾结石主要由饮食所导致，因饮食中摄入过多可形成的结石有关成分的物质。草酸积存过多时，是导致肾尿结石的因素之一，如菠菜、豆类、葡萄、可可、茶叶、橘子、番茄、土豆、李子、竹笋等食物正是草酸含量较高的食物。当摄入过多动物内脏海产食品、花生、豆角、菠菜等含较多嘌呤的食物后，最终可形成尿酸，尿酸可促使尿中草酸盐的沉淀，一旦嘌呤代谢失常，丰富的嘌呤可促使形成尿结石。脂肪摄取过多、糖分增高，蛋白质过量也是导致草酸钙在体内积存形成尿结石的主要原因。

（二）危险因素

①尿液 PH 酸碱度降低或升高均可能导致结石的形成；②尿草酸增高；③尿钙增高；④尿酸增加；⑤尿中促进形成的物质增加，包括尿结晶增多、TH 蛋白、细胞分解产物、磷脂、细胞及其碎片等；⑥尿中抑制结石形成的物质减少，包括焦磷酸盐、枸橼酸、镁离子、二磷酸盐等。

四、肾结石的主要临床表现

临床表现可因人而异，决定于结石的病因、成分、大小、数目、活动度、有无梗阻感染以及肾实质病理损害的程度。轻者可无明显症状，严重者可出现无尿、肾功能衰竭、中毒性休克以及死亡。肾结石多发生在中壮年，男性多于女性。肾结石可能长期存在而无症状，特别是较大的结石。较小的结石活动范围大，当小结石进入肾盂输尿管连接部或输尿管时，引起输尿管剧烈的蠕动，以促使结石排出，于是出现绞痛和血尿。

肾结石引起的疼痛可分为钝痛和绞痛。40%～50%的患者都有间歇发作的疼痛史。疼痛常位于腰部和腹部，多数呈阵发性，亦可为持续疼痛。有的疼痛可能仅表现为腰部酸胀不适，活动或劳动可促使疼痛发作或加重。肾结石绞痛呈严重刀割样痛，常突然发作，疼痛常放射至下腹部、腹股沟或股内侧，女性则放射至阴唇。肾绞痛发作时，患者呈急性病容，蜷曲在床，两手紧压腹部或腰部，甚至在床上翻滚，呻吟不已。发作常持续数小时，亦可数分钟即缓解。肾绞痛严重时，面色苍白，全身出冷汗，脉细而速，甚至血压下降，呈虚脱状态，同时伴有恶心、呕吐、腹胀便秘。绞痛发作时，尿量减少，绞痛缓解后，可有多尿现象。

血尿是肾结石的另一主要症状。疼痛时，往往伴发肉眼血尿或镜下血尿，以后者居多，大量肉眼血尿并不多见，体力活动后血尿可加重。肾结石患者尿中可排出沙石，特别是在疼痛和血尿发作时，尿内混有沙粒或小结石。结石通过尿道时，发生阻塞或刺痛。肾结石的常见并发症是梗阻和感染，不少病例因尿路感染症状就医。梗阻则可引起肾积水，出现上腹部或腰部肿块。

结石通过尿道时有尿流堵塞并感染尿道内刺痛，结石排出后尿流立即恢复通畅，顿感轻松舒适。肾结石患者常常合并感染，急性发作时可出现畏寒、发热、腰痛、尿频、尿急、尿痛甚至脓尿等症状。严重者可能出现肾功能衰竭，尿路闭塞等。

五、肾结石的诊断及辅助诊断方法

（一）诊断

肾结石的诊断应包括：确定有无结石、结石的数量、结石的部位、结石可能的成分、有无并发症及结石形成的原因。肾结石的诊断应考虑到肾结石形成的潜在易患因素，肾结石患者由于结石而导致的一些症状及其并发症的临床表现，应详细了解患者病史，包括患者的职业、饮食饮水习惯、服药史，既往有无排石的情况及有无痛风、原发性甲状旁腺功能亢进等病史。凡是与活动有关的腰腹部疼痛和血尿，应首先考虑是否患有肾结石，如出现典型的肾绞痛，则可能性更大。

（二）辅助检查

尿常规检查：镜下或肉眼可见血尿、晶体尿，合并感染时可出现脓尿或大量白细胞。

血生化检查：包括血钙、磷、尿酸、肌酐、尿素氮等。

影像学检查：腹部平片，约 95% 以上的肾结石可在腹部平片中显影。静脉尿路造影、尿路超声、肾图、排泄性膀胱造影、逆行肾盂造影剂螺旋 CT 等均可用肾结石的诊断。

在发达国家，多采用螺旋 CT 检查作为诊断肾结石的依据，经研究证明其敏感性、特异性、阳性预测率均明显高于超声检查，但肾功能不全即血肌酐超过 1.8mg/dl 时，禁忌使用螺旋 CT。

组织谐波成象是近年来新的超声诊断技术，使用超宽频探头，发射低频基波选择性接收并放大组织，通过非线性作用产生的二倍于基波的谐波成像，达到提高信噪比，改善超声分辨力，提高图像质量和准确性的目的，能清晰显现肾积水液区，结石回声、边界声影显示更清晰，提高了对肾结石的诊断准确性。

临床应用和体外模拟实验证明，利用彩色多普勒超声观察泌尿系结石产生的闪烁性，可提高诊断率，是泌尿系结石新的超声影像学特征。不同大小的肾结石闪烁征显示率均高于声影显示率，而且闪烁征与结石大小无关，不会受其影响。闪烁征作为肾结石的诊断指标，可提高较小结石特别是直径小于 5mm 的结石的检出率。

肾结石的诊断一般并不困难，通过详细的病史询问、体格检查、尿液分析及影像学检查，绝大多数患者是可以确诊的。确诊肾结石后应积极治疗，解除病痛，保护肾脏功能，尽可能除去结石并防止复发。

六、肾结石的诊疗方法

（一）保守治疗

适合于直径小于 0.6cm 的结石，且没有尿路梗阻性病变的肾结石患者。采用大量饮水、中药排石、适度运动等方法帮助结石自行排除；伴疼痛者采用止痛、解痉等；合并感染者同时给予抗感染治疗。由于肾结石必须通过输尿管才能自行排出，所以其自行排出的可能性同输尿管结石，详见输尿管结石的保守治疗。

（二）体外冲击波碎石

体外冲击波碎石，是利用体外冲击波聚焦后击碎体内的结石使之随尿液排出体外。优点是不需麻醉，不需手术，不需住院，在门诊即可接受治疗。缺点是对于体积较大，较复杂的结石效果不佳，多次治疗后对肾脏有损伤。由于体外冲击波击碎结石的同时对肾组织也产生损害作用，所以两次治疗间隔时间应大于一周。小于三次治疗的肾组织损害可以完全修复，治疗的次数越多对肾组织的损伤越大。因此，总治疗次数最好在三次以下。

（三）开放手术取石术

由于微创技术的出现，传统的开放取石手术几乎已被淘，与微创技术相比，开放手术对身体的创伤大，痛苦多，并发症多，对功能的影响大且术后恢复时间长。目前开放手术只适合很少一部分，如无功能结石性肾盂、结石合并癌症，或微创技术治疗无效者。

（四）经皮肾镜取石术

经皮肾镜取石术是通过经皮肾穿刺造瘘所创建的通道，经 X 线荧光透视监控，在内腔肾镜直视下借助碎石和取石器械以去除结石，解除梗阻的一种技术和治疗手段。同时此方法属于微创外科技术，皮肤切口小于 2cm，具有取石成功率高，痛苦小，并发症少，适应证广等优点，是体积较大肾输尿管结石的首选治疗方法。近年来，随着手术器械和外科技术的进步，使这一技术进入了“微造经皮肾镜取石术”时代，创伤更小，并发症更少。

临床研究表明，0.5 ～ 1.0cm（0.6cm 以下为宜）的结石都有可能随尿液排出，如果肾结石长到足够大小（通常大于 3 mm）会导致输尿管堵塞，导致阵发性或持续性侧腰部、背部肾区的疼痛即肾绞痛并伴有其他相关症状，包括：发烧、恶心、呕吐、血尿、畏寒、尿痛等，输尿管堵塞严重的还可能导致肾功能下降和肾积水，严重者可危及生命。过大而无法自行排出的肾结石（通常大于 0.6cm）通常需要外科手术治疗。

七、肾结石的常用药物

由于肾结石的临床表现差异很大，需根据结石的大小以及位置来确定治疗的方案。结石直径 ＜ 5mm 以下者，可以考虑药物排石，一般需要 1 ～ 3 个月不等。常用的排石药物有枸橼酸氢钾钠颗粒（友来特）、金钱草颗粒、排石冲剂、消石片、消石胶囊、净石灵片、肾石通颗粒以及结石通胶囊等。

八、肾结石的注意事项及饮食禁忌

肾结石的饮食禁忌与结石的种类有关系。由于临床上的肾结石绝大多数都是钙盐类的结石，比如草酸钙结石以及磷酸钙结石，肾结石约 80% 为草酸钙结石，此类患者需尽量少吃草酸含量高的食物，例如坚果类的食物，以及浓茶、咖啡、巧克力、菠菜、蒿子秆等，同时建议患者多饮水，每日的饮水量应为 2000 ～ 3000mL，并适当运动，可以喝一些牛奶，多吃水果，以及不含草酸的蔬菜。，另一类肾结石为尿酸结石，此类患者可能合并痛风，建议低嘌呤饮食，主要是少吃鱼虾、部分肉类、豆制品等高嘌呤的食物，建议患者不要饮用啤酒，不管是对于哪一种肾结石患者可适当饮用苏打水，做到多喝水、多运动，饮水是预防以及治疗肾结石最有效的方法。因为饮水可以增加尿量，促进结石的排出，而且不利于结石继续形成。

第二节　肾结石中医诊疗方法

一、中医肾结石概论

肾结石属于中医学的“石淋”“腰痛”“血尿”等范畴。祖国医学认为，肾结石多由肾虚和湿热蕴结引起，病位在肾，肾虚则膀胱气化不利，导致尿液生成与排泄失常，加之起居不慎，感受湿热之邪，或饮食不节，嗜食辛辣肥甘醇酒之品，导致湿热内生，蕴结于肾，煎熬尿液，结为砂石；气机不利，结石梗阻，不通则痛；热伤血络，引发血尿。正如《辨证录》载“夫肾火之盛，由于肾水之衰也，入房泄精，水亏之后，其火未能遽息，附加行役以劳其筋骨，则火且大动而不可止……火乃不敢外散，反闭守于肾宫。肾水乃至阴之水，犹天地之海水也，海水得火而成盐之块，肾水得火而成石之淋”，又有《诸病源候论》言“淋而出石，谓之石淋。肾主水，水结则化为石，故肾客砂石，肾为热所乘则成淋，肾虚则不能制石，故淋而出石。细者如麻如豆，大者亦有结如皂荚核状者，发则塞痛闷绝，石出乃歇”，清晰地阐明了肾结石的病机，即肾虚为本，湿热蕴结为标。

二、中医药治疗肾结石

肾结石主要以腰痛、肉眼血尿、排石为临床表现，对于其治疗，张景岳提出“凡热者宜清，涩者宜利，下陷者升提，虚者宜补，阳气不固者宜温补命门”等治疗原则，《张氏医通・淋》亦有论述：“石淋……宜清其积热，涤其砂石，宜麦冬，葶苈、木通、葵子、滑石、车前、连翘、瞿麦、知母……加味葵子巧等散，专治石淋之圣药”，明代医家龚延贤主张先法其石以治其标，再扶正复肾以治其本，在《济世全书》中记载服海金沙散“小便内打下砂石子之后，服六味地黄丸收工”，古人对肾结石的治疗经验，虽不可照搬套用，但为中医药治疗肾结石提供了指引。张氏将肾结石分为发病前期、急性发作期、缓解期，辨证运用温肾壮腰以治其本，以利湿通淋、活血行气、清热解毒以治其标，滋阴养血复已失之阴血的经验，临床疗效满意。单氏清热通淋、利湿排石治疗肾结石 82 例，自拟二石三金汤（石韦 20g，金钱草 30 ～ 60g，滑石、海金沙、鸡内金、牛膝、三棱、莪术、车前子、枳壳各 15g）加减，总有效率 89.02%。张氏运用肾石通颗粒配合肾镜钬激光碎石治疗多发肾结石，发现治疗组残石率显著低于对照组，提高了肾结石术后残石的清除率。张氏亦发现中西医结合治疗肾结石术后残留结石优于单纯西药治疗，能有效地提高残留肾结石患者的治愈率，加快结石排出，缩短治疗时间。黎氏通过对泌尿系结石术后患者定期服用中药汤剂的观察，发现化石汤能显著降低结石的复发率。由此可见，中药治疗肾结石不仅有效，有利于提高术后残留结石清除率，而且能减少术后结石的复发，对预防肾结石的发生有着重要意义。

三、中医药治疗肾结石的机制研究

随着中医药现代化的发展，中药治疗肾结石机制的研究也在逐渐加深，基于古今先贤有效经验用药，如金钱草、石韦、车前子、海金沙、鸡内金、瞿麦、滑石等，寻找其治疗肾结石的现代医学理论机制成为当代同仁的重要任务，是中医走向世界的基础。实验研究证明单味中药金钱草、车前子、石韦有改善肾充血、抑制肾炎细胞浸润、缓解肾小管扩张、促进尿中草酸钙结石的排泄等作用，从而达到预防肾结石，保护肾功能。海金沙提取物能抑制肾组织草酸钙结晶的形成，降低肾组织草酸和钙含量，通过增加肾组织 SOD 和 GSH-Px 活性，保护肾功能，降低 BUN 和 Cr 含量，减少肾组织内草酸钙沉积，有效防止大鼠肾草酸钙结石的形成。赖氏等对大鼠肾草酸钙结石模型进行生化指标的检测和肾脏病理标本的观察，发现防石合剂能降低血清、肾组织和 24h 尿中的 UA、Ca^{2+} 含量，明显减少肾脏病理切片中的肾草酸钙结晶，因此认为防石合剂对大鼠肾草酸钙结石的形成有一定的抑制作用。刘氏实验证明消微防石汤对大鼠肾脏草酸钙微结石具有防治作用，认为其作用机制可能是通过影响草酸钙晶体的附着、排出使得肾组织草酸钙晶体减少，而不是通过影响大鼠尿液 PH 值及动脉血清与尿液中草酸、钙浓度以影响草酸钙晶体的形成。骨桥蛋白（OPN）是 1985 年被发现的 44kDa 的糖蛋白，研究发现被诱发的肾结石鼠中只有远曲小管 OPN 的表达极为强烈，OPN mRNA 量也在诱发的结石形成后有所增加，表明 OPN 的表达与肾结石有关，因此赖氏通过观察猪苓汤在肾草酸钙结石动物模型中 OPN 的表达，怀疑猪等汤有可能通过 OPN mRNA 的表达来实现调控抑制肾结石的形成。肾结石的病机虽以肾虚为本、湿热为标，在实际临床中，肾结石患者多兼气滞、血瘀、脾虚等相关证候，中药复方制剂对患者病情更有针对性，因此中药复方成为古往今来治疗肾结石的主要形式，必然是当今乃至将来研究中药治疗肾结石机制的突破口。

四、中医辨证法治疗肾结石

肾结石属中医石淋、砂淋、血淋范畴，《诸病源候论·淋病诸候》载有“诸淋者由肾虚膀胱热故也”。临床病机主要是由于肾气虚、湿热蕴结下焦、烁灼津液，尿液受其煎熬，积累日久，使尿中杂质结为结石，砂石伤及血络，出现血尿，砂石阻塞，气机不利则疼痛，中医常用辨证四法来治疗肾结石。

（一）补益肾气法

肾主水，如果肾气不足，导致蒸腾气化功能减弱，并在某些因素作用下导致尿中晶体物质浓度过高或是溶解度降低，长期积累，形成结石，因此对于肾结石并发嵌顿性肾积水患者，应当以温肾利水为主要治疗原则。可配附子、沉香、肉桂、枸杞子、川断等具有温肾利水功效的中药，也可以在清利之剂中加入黄芪、人参等有补气功效的药物，使下推力得以增加，从而促进结石排出。

（二）活血化瘀法

结石日久必瘀，可导致出现局部充血、炎症、水肿等情况，而通过给予活血化瘀原则进行治疗，能够使患者微循环得到改善，使水肿消退，炎症吸收，并且增强输尿管的蠕动，促进结石下移，方中配有王不留行、水蛭、牛膝、莪术、琥珀、桃仁等。对于急性发病，出现血尿的患者，则应避免使用活血化瘀药物，以防病情加重，这种情况应当及时使用生地、白茅根、小蓟等凉血止血药物，等到血尿完全消失之后再应用活血化瘀药。

（三）行气止痛法

随着病程延长，结石不能及时排出会导致排尿不畅，气机受阻，水道壅塞，而随着结石增大，会导致气滞症状更加明显，因此应当使用元胡、白芍、枳壳、木香等行气止痛类功效的药物。

（四）利尿通淋法

嘱患者大量饮水，并给予患者服用利尿剂，从而增多尿量，对结石产生冲击作用，使其下移，另外尿量增多也能稀释尿液中盐类成分，防止形成新的结石。可配有车前子、金钱草、泽泻、木通、茯苓等利尿作用的药物，从而更好地吸收炎症，消除粘连，缓解输尿管痉挛，促进结石下移排出。

五、中西医结合治疗肾结石

体外冲击波碎石术（ESWL）是利用体外冲击波对体内的结石进行聚焦后采取冲击波对其击碎，使破碎后的结石自然排出体外，这种排石方法具有无创、疼痛小、起效迅速、疗效确切的特点，在临床上已经得到了广泛的应用。但是，有研究指出单纯的冲击波碎石，容易出现结石残留以及结石复发，在碎石取石术后同样会出现一些排尿困难的现象，对于患者来说是莫大的痛苦，很多患者由于体内的碎石堆积，从而诱发了一系列的尿路梗阻症状如血尿、尿频、尿急、尿痛等泌尿系统感染症状，那么如何减少碎石术后的并发症，提高排石率，促进术后恢复则是临床治疗研究的关键。

传统的中医学对于结石类疾病的治疗有着很长的历史，中医称作“石淋”，是因为湿热之邪积聚于下体，煎熬尿液，而尿中的杂质为砂石，湿热与砂石互结，阻滞了水道，尿液不通畅导致的。临床上对肾结石的治疗主要采取清热利湿排石类中草药进行治疗，效果也已经得到了一定的认可。近年来，不断有报道中西医结合治疗肾结石的临床案例，均取得了不错的效果，为了解决这一难题，现在许多医院采取了中药疗法辅助冲击波碎石治疗肾结石并达到了良好的治疗效果。

六、中医治疗肾结石常用药方剂及单味药

（一）常用方剂组成

临床常用方剂组成：当归 30g，川牛膝 15g，黄芪 60g，仙灵脾 15g，车前子 10g，巴戟天 15g，鸡内金 30g，石韦 12g，海金沙 15g。腰痛剧烈者，加酒白芍 30g，杜仲 10g；小便不利者，加通草 15g，金钱草 30g；尿血者，加蒲黄 10g，白茅根 30g。

上述药用温水浸泡 10 ～ 20min 再用文火煎煮。

（二）常用单味药

1. 当归 *Angelica sinensis* (Oliv.)Diels

别名：干归、秦归、西当归、岷当归、金当归，主产甘肃东南部，以岷县产量多，质量好，其次为云南、四川、陕西、湖北等省，均为栽培，国内有些省区也已经引种栽培。

（1）功效主治

补血活血，调经止痛，润燥滑肠。用于血虚诸证，月经不调，经闭，痛经，癥瘕结聚，崩漏，虚寒腹痛，痿痹，肌肤麻木，肠燥便难，赤痢后重，痈疽疮疡，跌扑损伤。

（2）现代研究

当归对肾脏有一定的保护作用，能改善家兔肾缺血后肾小球滤过功能及肾小管重吸收功能，减轻肾损害，促进肾小管病变的恢复。

2. 黄芪 *Astragalus membranaceus*（*Fisch.*）*Bge.*

百姓经常食用的纯天然品，民间流传着“常喝黄芪汤，防病保健康”的顺口溜，意思是说经常用黄芪煎汤或泡水代茶饮，具有防病保健的作用。黄芪和人参均属补气良药，人参偏重于大补元气、回阳救逆，常用于虚脱、休克等急症，效果较好；黄芪则以补虚为主，常用于体衰日久、言语低弱、脉细无力者。有些人一遇天气变化就容易感冒，中医称为“表不固”，可用黄芪来固表，常服黄芪可以避免经常性的感冒。

黄芪可以起到补骨补肾，助阳固本的效果，过往有研究指出，温肾化气中药可以明显改善患者的肾功能，加速肾盂、输尿管的蠕动，使尿液的成分发生改变，降低尿液中尿草酸浓度，增加尿中结石抑制物的含量 。

（1）现代研究

黄芪有增强机体免疫功能、保肝、利尿、抗衰老、抗应激、降压和较广泛的抗菌作用。能消除实验性肾炎蛋白尿，增强心肌收缩力，调节血糖含量。黄芪不仅能扩张冠状动脉，改善心肌供血，提高免疫功能，而且能够延缓细胞衰老的进程。黄芪食用方便，可煎汤，煎膏，浸酒，入菜肴等。

（2）配伍禁忌

《本草经集注》：“恶龟甲。”《药对》：“恶龟甲、白鲜皮。”《医学入门·本草》：“苍黑气盛者禁用，表实邪旺者亦不可用，阴虚者亦宜少用”“畏防风”。《本草经疏》：“功能实表，有表邪者勿用；能助气，气实者勿用；能内塞，补不足，胸膈气闭，肠胃有积滞者勿用；能补阳，阳盛阴虚者忌之；上焦热盛，下焦虚寒者忌之；病人多怒，肝气不和者勿服；痘疮血分热甚者禁用。”《药品化义》：“若气有余，表邪旺，腠理实，三焦火动，宜断戒之。至於中风手足不遂，痰壅气闭，始终皆不加。”《本草新编》：“蒸、痨热与中满之人忌用。”《本草汇纂》：“反藜芦，畏五灵脂、防风。”

3. 金钱草 *Lysimachia christinae Hance*

别名：过路黄、对座草、叶金钱草等。

（1）功效主治

性微寒，有利湿退黄、利尿通淋、解毒消肿的作用，用于治疗湿热黄疸、石淋、热淋、肝胆湿热等。治疗石淋，可用大剂量金钱草煎汤代茶饮用；治疗痈肿疮疔、毒蛇咬伤等，用新鲜金钱草榨汁内服或将金钱草捣烂外敷于伤口，或是配伍蒲公英和野菊花一同使用。煎汤内服用量一般在 15 ～ 60g 之间，若用新鲜金钱草用量需要加倍，外用适量即可。金钱草有良好的利湿退黄及排石通淋作用，治肝胆结石及黄疸，可单用该品煎汤代茶饮，或配伍茵陈、郁金、大黄等以增强清利肝胆及排石作用。

（2）用药配伍

金钱草茶：金钱草 50 克，海金沙 15 克。加水煎煮，取汁，代茶饮，每日 1 剂。有清热祛湿、解表散寒的功效，适用于胆囊结石、尿路感染及肾炎所致浮肿等。

4. 海金沙 *Lygodium japonicum(Thunb.)Sw.*

（1）性味归经

味甘、咸，性寒；归膀胱、小肠经。

（2）功效主治

清利湿热，通淋止痛功效；用于热淋，石淋，血淋，膏淋，尿道涩痛时，海金沙可以起到利水通淋、化石排石的效果。

（3）相关配伍

治诸淋，海金沙可与石苇、滑石、猪苓、泽泻、赤苓、肉桂、白术、芍药、甘草配伍。治脾胃肿满、腹胀如鼓、喘不得卧，海金沙同白术、甘草、牵牛为末服。治小便不通、脐下满闷，海金沙一两，蜡面茶半两，捣碎，每服 3 钱，生姜甘草煎汤下，日 2 服，亦可末服。

（4）现代研究

鸡内金、海金沙消坚排石，药理研究已经证实了金钱草、海金沙均含有黄酮苷成分，有利于结石的排出，并可以起到一定的杀菌抑菌及镇痛的效果。

（5）禁忌

肾阴亏虚者慎用。

5. 石韦 *Pyrrosia lingua*（*Thunb.*）*Farwell*

（1）功效主治

利水通淋，清肺泄热。治淋痛，尿血，尿路结石，肾炎，崩漏，痢疾，肺热咳嗽，慢性气管炎，金疮，痈疽。《本经》：主劳热邪气，五癃闭不通，利小便水道。《别录》：止烦下气，通膀胱满，补五劳，安五藏，去恶风，益精气。《日华子本草》：治淋沥遗溺。《本草图经》：炒末，冷酒调服，疗发背。《滇南本草》：止玉茎痛。《纲目》：主崩漏，金疮，清肺气。《植物名实图考》：治痰火，同瘦肉蒸服。《闽东本草》：治痢疾。

（2）用法与禁忌

内服：煎汤，1.5 ～ 3 钱，或入散剂。阴虚及无湿热者忌服。

临床应用治疗急、慢性肾炎及肾盂肾炎时用法，①煎剂：取有柄石韦叶 20 片左右（相当于 2～3 克），加水 500 ～ 1000mL，每日 1 剂，煎分 2 次服。亦可用开水浸泡，当茶饮。②片剂：每片含生药 0.5 克，每次 2 ～ 3 片，日服 3 次。治疗急性肾小球肾炎 39 例，36 例有效；肾盂肾炎 20 例，17 例有效。据观察，服药 2 ～ 3 天后，尿量即增多，浮肿逐渐消退。对于慢性肾小球肾炎，一般以 3 个月左右为 1 个疗程，急性肾小球肾炎疗程为 10 天左右。

（3）实用选方

①《千金方》石韦散治血淋：石韦、当归、蒲黄、芍药各等分。上四味治下筛，酒服方寸匕，日三服。②《贵州草药》治淋浊尿血：石韦、猪鬃草、连钱草各 25 克，煨水服。③《古今录验》石韦散治石淋：石韦（去毛），滑石各 1.5 克。上两味，捣筛为散，用米汁若蜜服一刀圭，日 2 服。④治尿路结石：石韦、车前草各 50 克，生栀子 25 克，甘草 15 克。水煎两次，早、晚各服一次。

6. 车前 ***Plantago asiatica L.***

又名车前草、车轮草等，车前草为车前草科植物车前及平车前的全株，味甘，性寒。

（1）功效主治

祛痰、镇咳、平喘等作用，车前草是利水渗湿中药，主小便不利、淋浊带下、水肿胀满、暑湿泻痢、目赤障翳、痰热咳喘。

（2）现代研究

车前叶不仅有显著的利尿作用，而且具有明显的祛痰、抗菌、降压效果。它能作用于呼吸中枢，有很强的止咳力；能增进气管、支气管黏液的分泌，而有祛痰作用。

（3）配伍与食疗

车前竹叶甘草汤：车前叶 100g，淡竹叶 12g，甘草 10g，冰糖适量。将车前叶、淡竹叶、甘草洗净后，共入锅中，水煎去渣取汁 1 大碗，加入冰糖，入砂锅中稍炖即成。代茶饮用，每日 1 剂，连用 7 ～ 10 日为 1 个疗程。淡竹叶性味甘淡，微寒，下能导小肠、膀胱之湿热外出，上可清心经之火而除烦，故有利尿通淋、清心除烦之效。

车前叶粥：车前叶 50g，小米 100g，葱白 1 茎，食盐、味精少许。将车前叶洗净切碎，葱白切段，备用。小米淘洗干净，入锅中加水煮粥，待熟时下车前叶、葱段和食盐，再炖 10 分钟，调入味精即成。晨起空腹食。连用 5 ～ 7 日为 1 个疗程。可清热、祛痰、利尿、明目。适用于小便不利、淋沥涩痛、尿血、水肿、目赤肿痛、咳嗽痰多等症。车前叶也可换成车前子 25g（布包）加入小米中煮粥。先将车前子煎汁后，再同小米煮粥食，功用同上。

7. 扁蓄 ***Polygonum aviculare L.***

（1）性味归经

味苦，微寒。归膀胱经。

（2）功效主治

苦降下行，通利膀胱，苦燥又能杀虫除湿止痒，主要用于淋痛及湿疹，用于治疗湿热淋证，如泌尿系感染、结石、血尿等。杀虫止痒可治疗蛲虫等寄生虫病，亦可煎汤外洗治疗皮肤疮疹、瘙痒等，治赤白痢，黄疸。

（3）现代研究

扁蓄的利尿作用：扁蓄煎剂 20g/kg 给予盐水负荷的大白鼠后，尿量、钠、钾排出均增加，特别是钾的排出较多，其灰分亦有同样效果。有报告认为，其利尿作用主要是由于钾盐所致，亦有报告认为是由于其中所含黄酮甙所致。动物实验证明有利尿作用，使尿量、钾、钠的排出量增加。

（4）使用禁忌

扁蓄作为牧草对马、羊是有毒的，临床使用未见中毒报道。该品苦寒，古代医家认为多服泄精气，对机体会造成一定的损耗，所以无湿热水肿者、体弱津液亏损者不宜服用。

8. 瞿麦 ***Dianthus superbus L.***

石竹科、石竹属多年生草本，具有清热利水通淋的效果故为利水药，用于热淋，血淋，石淋，小便不通，淋沥涩痛，经闭瘀阴的治疗。

9. 白茅根 ***Imperatacylindrica***

（1）性味归经

气微，味微甜，以条粗、色白、味甜者为佳。归肺、胃、膀胱经。根据炮制方法的不同分为白茅根、茅根炭，炮制后贮干燥容器内，置阴凉干燥处。

（2）功效主治

凉血止血，清热解毒。用于治疗吐血，尿血，热淋，水肿，黄疸，小便不利，热病烦渴，胃热呕哕，咳嗽。

（3）现代研究

利尿作用：白茅根煎剂和水浸剂灌服，对正常家兔有利尿作用，给药 5 ～ 10 天，利尿作用最为明显，20 天左右即不明显。但所用剂量特别是动物进水量均不清楚，又无对照组，尚需进一步研究，也有人认为白茅根的利尿作用与其所含的丰富钾盐有关。

止血作用：白茅根粉能明显缩短兔血浆的复钙时间。但白茅根含钙较多，可能干扰实验结果。白茅根粉撒于犬或兔的股动脉出血处，压迫 1 ～ 2 分钟，有止血作用，临床用白茅根治疗鼻衄。

治疗急性肾炎有较好效果，可以缩短病程。据数十例的观察，服药后通常在 1 ～ 5 天内小便即显著增多，每日可达 1500 ～ 3000mL。随之水肿即渐消失，高血压及尿检变化亦渐好转而趋正常。据部分病例统计，水肿消失时间平均约 4 ～ 5 天，或 1 周左右；血压恢复正常时间在 5 ～ 20 天，平均 7 ～ 9 天；尿检变化平均消失时间 11 ～ 26.4 天。

用于慢性肾炎亦有利尿消肿及一定的降压作用。但对肝脏病引起的腹水及心力衰竭所致的水肿，则无利尿消肿作用或作用不显著。因此有人推测，白茅根的作用主要在于缓解肾小球血管痉挛，从而使肾血流量及肾滤过率增加而产生利尿效果；同时肾缺血改善，肾素产生减少，使血压恢复正常。故对急性肾炎疗效良好，慢性肾炎疗效较差，而对肝病性及心病性的水肿几不奏效。服药期间除个别有轻微头晕或恶心外，未见不良反应。用法：一般以白茅根（干品）半斤，洗净切碎，水煎，每日 2 ～ 3 次分服。连服 1 ～ 2 周或至痊愈。亦有配合大蓟、小蓟、生地或麻黄组成复方治疗。服药同时，须注意卧床休息，限制水、盐的摄入，保暖，必要时可适当加用其他药物控制并发症及感染病灶等。

10. 茜草 *Rubia cordifolia L.*

茜草科，茜草属多年生草质攀援藤木，分布于中国东北、华北、西北和四川及西藏等地。常生于疏林、林缘、灌丛或草地上，朝鲜、日本和俄罗斯远东地区亦有分布。

（1）功效主治

茜草性寒入血分，能凉血止血，活血祛瘀通经，用于吐血、衄血、崩漏下血、外伤出血、经闭瘀阻、关节痹痛、跌扑肿痛，凡血热妄行之出血证均可选用。本品止血而不留瘀，配乌贼骨止血力更强。

（2）现代研究

对尿路结石的作用：20% 茜草制剂喂饲小鼠，能防止实验性肾和膀胱结石的形成，尤其对碳酸钙结石的形成有抑制作用。茜草根提取液给大鼠灌服能明显提高尿液稳定性，降低尿石形成的危险性，且有一定的降尿钙作用。

11. 川芎 *Ligusticum chuanxiong hort*

川芎辛温香燥，走而不守，既能行散，上行可达巅顶；又入血分，下行可达血海。活血行气，祛风止痛。活血祛瘀作用广泛，适宜瘀血阻滞各种病证；祛风止痛，效用甚佳，可治头风头痛、风湿痹痛等。昔人谓川芎为血中之气药，言其寓辛散解郁、通达止痛等功能。

12. 三七粉 *Panax pseudo-ginseng*

三七主根打成的粉，别名田七粉，金不换。

（1）性味归经

性温，味甘微苦，入肝、胃、大肠经。

（2）功效主治

三七的功用，可用“止血、散瘀、定痛”六个字来概括，所以，历来都是以三七作为伤科金疮药，很少作为补品食用。生三七用于跌打瘀血，外伤出血，产后血晕，吐血，衄血等血证；熟三七用于身体虚弱，食欲不振，神经衰弱，过度疲劳，失血，贫血等。

（3）服用宜忌

①女性在怀孕期间，禁止服用三七粉。②三七花性微凉，风寒感冒期间不宜服用，否则会加重风寒感冒。三七粉性温，风寒感冒期间可以服用。③长期服用三七粉可活血通络、软化血管、治疗肝纤维化等。④请勿过量：一般正常体质的人，服用三七粉的一日总量在10g左右，分2次服用。⑤早上服用：早上起来服用三七粉3g左右，用温开水送服，有增强免疫力、抗衰老等功能。⑥晚上服用：三七粉最好在饭前服用，有助于改善睡眠。如果在饭后服用请少量，最好不超过3g，晚上过量服用有兴奋作用。最好不要在睡前服用三七粉，因为服用三七粉容易口渴。

13. 白花蛇舌草 *Hedyotis diffusa*

味苦淡，性寒。清热解毒，消痈散结，利尿除湿，尤善治疗各种类型炎症。

在临床实践中，若配伍得当，可治疗多种疾病。主治：肺热喘咳，咽喉肿痛，肠痈，疖肿疮疡，毒蛇咬伤，热淋涩痛，水肿，痢疾，肠炎，湿热黄疸，擅长治疗多种癌肿。用法与用量：煎汤内服，15～30g，大剂量可用至60g，或捣汁。捣敷外用，上述药物联合应用可以起到利尿消肿，化瘀止血，化石排石的效果。

第三节 肾结石维吾尔医诊疗方法

一、概述

维吾尔医药学在理论上以四大物质学说为理论核心，以气质学说为指导思想，以体液、力、素质及器官的生理、病理为基础，以整体观念、辨证论治为特点，形成独特理论体系，具有丰富的实践经验和理论内容。

维医药学基本理论认为，整个自然界以至整个宇宙的基础是由火、气、水、土四大要素的矛盾和组合而构成；而人的生命是由自然界中这些四大物质的组合才得以形成，同时也是在其经常的、直接的影响下才能得以维持的。后续在中医药学的影响下形成了比较完整的具有特色的维医药学理论体系即：四大物质学说、气质学说、体液学说、器官学说、力学说、素质学说、形与神学说、健康学说、疾病学说、危象学说等，解释人体与外界的相互辨证关系，创立了一套诊治疾病的治疗学说和药物学说。

四大物质学说包括火、气、水、土。气质学说包括八种正常气质（热、湿、寒、干、干热、湿热、湿寒、干寒）和八种异常气质。体液学说包括四种正常体液（胆液质、血液质、黏液质、脾液质）和四种异常体液，器官学说包括三大支配器官（脑、心脏、肝脏）和主要被支配器官（肺、胃、胆、肠、脾、肾、神经、血管、尿路）和次要被支配器官（骨骼、肌筋、韧带、腱膜、脂肪、皮肤、毛发、指甲）。力学说包括生命力、精神力和自然力。素质学说中，说明它是支配人体一切正常活动，如果出现异常能及时纠正，从而能预防各种疾病的力量。

肾结石的维吾尔医学名为艾萨土力库力也，是指腰痛尿涩，小便排出砂石为主要特征的病症。病因多由在体内外各种不良因素影响下，体内未成熟体液常受较强的固化热量所致。凡体内未成熟体液累积过多，肾内瘀血、积脓和黏性物质过多，长期食用高营养食物，长期多吃少动，消化器官功能先天性虚弱，肝脏功能不佳，患类风湿性关节炎，体液过浓，体液过黏等均可成为诱发本病之因素。症见初时尿浊，肾区沉重，午后肾痛增加，尿赤黄夹砂石，肾痛放射患侧睾丸和手足等。

二、新疆喀什地区维吾尔族肾结石流行病学调查

（一）人口学资料

对收集的一般项目中与肾结石有直接因果关系的项目进行重点统计分析。

肾结石患者平均年龄 25 岁，各年龄段分布为：18 岁以下青少年和儿童患者 10 例（10.0%），18 ～ 25 岁 28 例（28.0%），25 ～ 35 岁 40 例（40.0%），35 ～ 45 岁 12 例（12.0%），45 ～ 55 岁 7 例（7.0%），55 岁以上 3 例（3.0%）。其中 25 ～ 35 岁青壮年所占比例较多。性别分布：女性患者 45 例（4.5%），男性患者 55 例（55.0%）。婚姻状况分布：未婚患者 30 例（30.0%），已婚患者 57 例（57.0%），离异患者 13 例（13.0%）。文化程度分布：初中 5 例（5.0%），小学 15 例（15.0%），高中 24 例（24.0%），大专 20 例（20.0%），本科 21 例（21.0%），研究生 1 例（1.0%），文盲 14 例（14.0%）。营养状况调查分析显示：营养状况差 15 例（15.0%），所占比例较低；营养状况良好 85 例（85.0%），占绝大多数。职业类型分布：学生 15 例（15.0%），教师 16 例（16.0%），农民 35 例（35.0%），公务员 8 例（8.0%），专业技术人员 18 例（18.0%），商人 4 例（4.0%），民警司法人员 3 例（3.0%），无业人员 1 例（1.0%）。

（一）诊断学资料

住院病历回顾性调查中收集诊断学资料包括根据病历记载的主诉、现病史、既往史、维吾尔医辨证分析、诊断及鉴别诊断。

1. 患者已患病状态下的密杂吉（气质）分类和分析

湿寒性和湿性（气质）的患者最多 57 例（57.0%），绝对湿性 25 例（25.0%），其次是干寒性 13 例（13.0%），干热性 1 例（1.0%），湿热性 2 例（2.0%），绝对热性 1 例（1.0%），绝对干性仅 1 例（1.0%）。

2. 患者发病前的原正常体液分布

4 种体液都有或多或少发病，其中黏液质气质占总人数的 20.0%（20 例），脾液质占总人数的 23.0%（23 例），胆液质占总人数的 25%（25 例），血液质占总人数的 32%（32 例）。

3. B 超检查肾结石诊断

B 超检查由医院 B 超医师负责，B 超仪器为 SonoScapeS8 型彩色超声多普勒诊断仪（腹部探头频率 3.5MHz）。以上述仪器对参与调查人员进行双侧肾脏的 B 超检查，检查时受检人员采取仰卧位，将 B 超探头置于背侧，沿肾脏长轴作纵切面，并缓慢移动探头作扇形扫查。超声图像为：肾内见强光点或强光团回声，其后方伴有垂直声影；肾内见多个回声光带、强回声和声影等，若出现上述异常图像即诊断为肾结石。

4. 尿量及颜色变化分析

相对尿量减少 75 例（75.0%），尿量少次数多者 25 例（25.0%）；尿色改变中，尿色白色浑浊者 54 例（54.0%），深黄色 46 例（46.0%），发白静止时易形成沉淀 83 例（83.0%），深棕色者 17 例（17.0%）。

5. 病因及诱因分布分析

引起肾结石的原因和诱因中，大部分与饮食、生活习惯有关，共 65 例（65.0%），35 例（35.0%）患者原因不明。其他感染、环境、精神、遗传因素等因素所占比例很少，与发病有间接关系。

三、新疆肾结石形成原因、危险因素

肾结石是我区多发病，其患病率各地报道明显不同，本研究中，肾结石流行病学回顾性调查分析特征是各年龄段均可以发病，肾结石患者平均年龄 25 岁，肾结石发病原因非常复杂，目前仍无法完全解释肾结石形成的原因，一般认为肾结石是年龄、性别、种族、遗传、环境因素、饮食习惯和职业等多种因素综合作用的结果。

我区肾结石的患病率情况与同期相关研究相比，其患病率较高可能与独特地理环境、饮食习惯有关。第一，新疆南疆地区地理环境特殊，位于塔克拉玛干沙漠周围，南、西、北三面分别被昆仑山、帕米尔高原和天山环抱，属于典型的大陆干旱气候，气候干旱，表现为光照丰富，降水稀少，蒸发量大于降水量，水质较硬；相对高热干旱的气候因素可使人出汗增加，体液质相对浓缩，可能是导致肾结石的因素之一。第二，饮食以肉、茶为主，有高盐、高脂、高胆固醇摄入的饮食习惯，肉类中的蛋白质与茶叶中所含的鞣酸结合形成鞣酸蛋白而沉淀可能是结石高发的原因之一。研究显示，男性肾结石比女性高，差异有统计学意义。男性每个年龄段均比女性高，可能与男、女尿液中的代谢产物差异有关，其中男性分泌雄激素多，而雄激素能有增加草酸形成的作用，进而形成结石；女性分泌雌激素较多，女性尿液中雌激素刺激产生的枸橼酸排泄量高于男性，而枸橼酸有抑制泌尿系结石形成的作用。此外，男性尤其青壮年，多从事体力劳动或者运动量大，因此流汗多、体内水分缺失造成尿量过少、尿液滞留，食量大、过多摄入高脂肪、高蛋白食物等饮食结构变化等原因易导致肾结石高发。从年龄分布来看，肾结石患病率整体与年龄呈正相关，随着年龄增加，肾结石患病率均逐渐增加，其中肾结石高发主要分布在 25 ～ 45 岁各年龄组，尤以 50 ～ 60 岁年龄组患病率最高。

从新疆的整体情况来看，南疆肾结石患病率较高，高危人群为农村青中老年男性，因此该地区肾结石疾病综合防治的重点人群在青中老年，尤其是在文化水平较低的人群中进行广泛宣传教育。在肾结石致病的诸多因素中，自然与环境因素如气候、日照、水质、性别、遗传特征等难以控制，但如调整饮食结构和改变生活习惯等相比较容易。因此，采取相应防治措施，可以降低肾结石发病。

四、诊疗

（一）诊断

症见初时尿浊，健康人若几日内尿呈褐色，系肾脏结石之征象，肾区沉重，午后肾痛增加，尿赤黄，夹砂石，肾痛放射患侧睾丸和手足等。

（二）诊治

药物治疗药物治疗时，原则上根据异常体液质类型给予成熟剂，兼配利尿药、消炎药、碎石药等。宜清除致病物质，溶石排石为主；清除，先用催吐法为宜，亦可采用排泄剂和利尿剂，致病物质被清除之后，可用各类溶石排石药为宜，如患者肾痛症状较强可以用阿必赞疗法。

（三）禁忌

忌食不易消化物以及高蛋白、咸味、烤包子、骆驼肉、羊肉、牦牛肉、鱼肉、马肉、牛肉等蒸煮食品和海鲜类食物以及砖块茶、鸡蛋、鹅蛋、鸭子蛋等，性寒的蔬菜和水果尽量不吃，患者尽量减少性生活。

五、治疗

（一）常用成药

1. 碎石及排石药物

苏福非艾吉如力也胡德散、朱瓦日西再尔欧尼安拜日消食膏、买朱尼森格斯尔马依蜜膏、朱尼达瓦依罗法蜜膏、买朱尼白尔西夏蜜膏、买朱尼台尔亚克蜜膏、艾吉尔力尤吾德散、买朱尼艾克热布蜜膏、买朱尼目地热比丽蜜膏、复方吉多果化石散，上述成药根据病情选用 1 ～ 2 种内服。

2. 利尿类

布祖热合剂、小茴香露剂、卡森露剂、玫瑰花露剂。

3. 消炎类

休侯拉露剂、曲比亲露剂，上述成药根据病情选用口服。

（二）常用溶解结石、利尿排石的药物

凡能溶解结石、利尿排石的药物称排石药，本类药一般具有溶石、解石、利尿、排石等作用。用于肾结石、膀胱结石、尿路结石、胆结石等病证，主要药物有吉多果化石、全蝎、鱼脑石、甜瓜子、刺蒺藜、野胡萝卜子、艾布里库里提、石刁柏子等。

此外，本类药物还可包括有些兼有明目作用的药物，主要有罗勒、铁线蕨、波斯阿魏、萨啦吉提、苦巴旦杏仁，小茴香、白蜡树子、香附、纹蛤、芝麻菜子、黄瓜子、芹菜子、艾蒿、地龙、油松子、玉石、白藜芦、焦水菖蒲、欧缬草、肉桂、欧细辛、乌木屑、马兜铃、杏树胶、芜菁子、莱菔

子、卷心菜子、欧龙胆、赤勺、焦蛋壳、红花子、黑胡椒、兔肉等。

1. 安息香

安息香，维吾尔名罗巴尼，别名艾斯罗巴尼、欧散罗白。为安息香科植物安息香 Styrax benzoin Dry. 及青山安息香 Styrax tonkinensis（Pierre）Craib ex Hart. 的香树脂。前者产于印度尼西亚，后者产于泰国、越南、老挝及我国广西、云南等省区。

本品性二级干热，味辛、苦。功能生干生热，温肺止咳，祛寒平喘，利尿排石，除脓愈疮，燥湿止血，热身壮阳，防腐生肌等。主治湿寒性或黏液质性疾病，如寒性感冒，短咳，哮喘，支气管扩张，肾结石，肾盂肾炎，尿液带脓，湿性各种出血、阳痿、恶劣疮疡等。内服 7g，外用适量。本品对热性气质者有害，矫正药为热维改尼卡欧油、罂粟、天山堇菜。若本品缺货，可代用岩蔷薇、洋乳香，本品可入散剂、小丸、软膏等制剂。

2. 吉多果化石

吉多果化石，又称犹太石，维吾尔名也胡地特石，别名艾节如力也胡地、三格也胡地、艾节如力再吞。为古代生物棘皮动物门、海胆亚门、海胆纲动物冠状头帕海胆 Plegiocidaris pomel 的大棘突化石（Calcareus Stone），我国不产，国外主产于约旦的山区。

本品性一级热、二级干，功能生干生热，软坚化石，利尿排石等。主治湿寒性或黏液质性疾病，如肾脏结石、膀胱结石、小便不通等。内服 1 ～ 2g。本品对肝脏疾病有害，矫正药为阿拉伯胶、新鲜牛奶、巴旦杏油。若本品缺货，可代用旱芹子、艾布里开里提。本品可入散剂、蜜膏、小丸等制剂。

3. 全蝎

全蝎，维吾尔名查洋，别名艾克热比、改吉都米、白除，为钳蝎科动物东亚钳蝎 Buthus martensii Karsch 的干燥体。国内外大部地区有分布，我国尤以河南、山东为多。

本品性三级干寒，味咸。功能生干生寒，祛湿散风，强筋健肌，软坚化石，利尿排石，消炎止痛，恢复肤色，开通耳窍，清热解毒等。主治湿性或热性疾病，如湿性瘫痪、面瘫、关节酸痛、手足痿软、肾结石、膀胱结石、白癜风、皮肤白斑、耳重耳聋、阳痿、热性蝎蜇中毒等。内服去毒蝎（蝎灰）单用量为 0.5 ～ 3g，根据病情而定，外用适量。本品对肺有害，矫正药为赤石脂、芹菜籽和葱汁。用于治疗阳痿若本品缺货，可代用桑地油。本品可入蜜膏、油剂、散剂、敷剂等制剂。

4. 鱼脑石

鱼脑石，维吾尔名北里克北西特西，别名艾吉日赛买克、散格赛尔马依。为石首鱼科动物大黄鱼 Pseudosciaena crocea（Rich.）或小黄鱼 Pseudosciaena polyactis Bleeker 头骨中的耳石。我国主产于浙江，亦产于辽宁、河北、山东等省，国外主产于伊朗等国。

本品性一级热、二极干，味咸。功能生干生热，软坚化石，利尿排石等。主治湿寒性或黏液质性结石病，如肾脏结石，膀胱结石，尿道结石等。内服 1g。本品对热性气质者有害，矫正药为牛奶、西黄耆胶。若本品缺货，可代用吉多果化石。本品可入蜜膏、散剂等制剂。

5. 甜瓜子

甜瓜子，又名新疆甜瓜子、哈密瓜子，维吾尔名扩混欧如合，别名白祖如力比提合、吐胡米海尔普则。为葫芦科植物甜瓜 Cucumis melo L. 的干燥成熟种子。多数为黄色或灰白色，扁长卵形。原植物我国主要分布于新疆各地，国外印度等国亦有分布。

本品性一级热、二级湿，味甘。功能生湿生热，清理肾脏、膀胱、肠道，利尿排石，开通肝阻，止咳化痰，补肾填精，祛斑生辉等。主治干寒性或黑胆质性疾病，如泌尿系统结石，尿闭便秘，肝脏炎肿，咽燥喉干，咳嗽黏痰，肾虚精少，各种黑斑等。内服 5 ～ 7g，外用适量。若本品缺货，可代用油松子。本品对脾脏有害，矫正药为蜂蜜或天山堇菜，本品可入黏汁、蜜膏、仁膏、散剂、敷剂等制剂。

6. 刺蒺藜

刺蒺藜，维吾尔名欧胡日提坎，别名海赛克、哈尔海赛克。为本品系蒺藜科植物蒺藜 Tribulus terrestis L. 干燥成熟的果实，原植物国内外大部分省区均有分布。

本品性干热，味辛。功能生干生热，利尿通经，化石排石，止咳平喘，增强色素等。主治湿寒性或黏液质性疾病，如小便不通、月经不调、肾脏结石、膀胱结石、淋病、咳嗽、哮喘、白癜风等，内服 5 ～ 7g。本品对头部有害，矫正药为巴旦杏仁、芝麻油。若本品缺货，可代用根部或草叶、黄瓜子。本品可入糖浆剂、汤剂、散剂、注射液等制剂。

7. 野胡萝卜子

野胡萝卜子，维吾尔名亚瓦赛维孜欧如合，别名独胡、白祖如力节祖如里白日、吐胡米改再尔代西提，为伞科植物野胡萝卜 Daucus carota L. 的干燥成熟种子。主要为野生，主产于我国新疆伊宁、昭苏、新源、巩留等地，新疆南部地区有时也混生在胡萝卜中。

本品性二级干、三级热，味辛。功能生干生热，利尿退肿，祛寒通经，温中补胃，燥湿止咳，化排结石等。主治湿寒性或黏液质性疾病，如小便不利，肝硬化腹水，经水不下，痰多咳嗽，肾脏结石，膀胱结石等。内服 3 ～ 5g。本品对热性气质者有害，矫正药为西黄耆胶、洋乳香。若本品缺货，可代用旱芹子、胡萝卜子，本品可入散剂、汤剂、糖浆剂等制剂。

8. 艾布里库里提

艾布里库里提，维吾尔名塔西帕日其里胡其，别名艾布里开来提、卡斯日艾吉日、散格射坎、克里提依，一种名为 Horregram 的植物果实的仁。我国不产，国外主产于印度等国。

本品性二级干、三级热，味微甜。功能生干生热，化石排石，通尿，通经、通肠等。主治湿寒性或黏液质性疾病，如肾结石，膀胱结石，小便不利，闭经，肠梗阻。内服 3 ～ 5g，外用适量。本品对肺病有害，矫正药为蜂蜜、萝卜汁、芜菁子。若本品缺货，可代用亚麻子、吉多果化石，本品可入散剂、蜜膏剂、敷剂等制剂。

9. 石刁柏子

石刁柏子，维吾尔名艾里云欧如合，别名艾布里艾里云、吐胡米马尔曲白，为百合科植物石刁柏 Asparagus officinalis L. 的种子。我国西南部有栽培，新疆有野生；国外印度、伊朗等国亦有分布。

本品性二极干热，味辛。功能生干生热，通利小便，化石排石，通阻除黄，通利经水，填精壮阳等。主治湿寒性或黏液质性疾病，如小便不利，膀胱结石，肾脏结石，肝阻黄疸，经水不通，精液减少，性欲降低等。内服 3 ～ 5g。本品对脑及脑部疾病有害，矫正药为酸味食物、葡萄醋、各种醋酸剂。若本品缺货，可代用药西瓜子、柠檬子、欧玉竹、家独行菜子，本品可入汤剂、散剂、仁膏剂、蜜膏等制剂。

10. 西瓜子

西瓜子，维吾尔药物名塔吾孜欧如合，别名白祖如力比提合印地、吐胡米印地瓦乃。为葫芦科植物西瓜 Cirtullus vulgaris Sehrad. 的种子，原植物栽培于国内外大部分地区。

本品性二级湿寒，味微甜。功能生湿生寒，调节异常胆液质，亦能降低血液质的热性，生湿肥体，清热利尿，凉血止咳等。主治干热性或胆液质性疾病，如消耗性发热，身燥体瘦，结核疾病，小便不利，高血压，血热咯血，血管硬化等，内服 15 ～ 30g。本品对脾脏有害，矫正药为蜂蜜、白砂糖。若本品缺货，可代用南瓜子。本品可入黏液剂、糖浆剂、汤剂等制剂。

11. 葫芦子

葫芦子，维吾尔药物名哈帕克欧如合，别名艾布里开日依、克都达乃、吐胡米克都、克都克比吉。为葫芦科植物葫芦 Lagenaria siceraria（Molina）Standl 的种子。原植物我国各地均有栽培，亦广培于世界热带和亚带地区。

本品性二级湿寒。功能生湿生寒，调节异常胆液质，退热清肝，润燥解渴，利尿降糖等。主治干热性或胆液质性疾病，如发热发烧、热性肝炎、心烦口渴、热性糖尿病等。内服 3 ～ 5g，油剂外用适量。本品对湿寒性或黏液质性气质者有害，可引起腹胀，不易吸收，矫正药为蜂蜜、冰糖；亦对膀胱有害，矫正药为小茴香。若本品缺货，可代用黄瓜子、西瓜子。本品可入油剂、糊剂、仁膏剂、散剂、蜜膏剂、舔剂等制剂。

（三）维医阿必赞疗法治疗肾结石（坐浴）

阿必赞疗法是传统维吾尔医特色外治疗法之一，根据维吾尔医辨证分型，选择适当的维吾尔医草药，利用药材煎汤取汤液进行全身药浴。该技术的原理是药物的有效成分通过毛孔渗进皮下组织后，通过血液循环到达各个器官，以活血化瘀，增强机体的血液循环，强化各个器官的代谢功能，促进异常体液的成熟并通过排汗的渠道，清除体内的异常体液，从而达到治病的目的。

1. 阿必赞疗法组方

蒺藜、白蜀葵子、红花子、香豆子、刺山柑根皮、亚麻车前叶、马齿苋子、天山堇菜等药物。

2. 操作方法

将备用药煎水浴液倒入药浴盆内，患者裸露，仰靠坐位置于药液盆中，使药液没于胸骨剑突下，浸泡 20 分钟，避免对心脏直接刺激。1 天 1 次，每次治疗需 20 ～ 30 分钟，7 ～ 9 次为 1 个疗程。

3. 治法治则

活血化瘀，增强机体的血液循环，强化各个器官的代谢功能，清除体内的异常体液。

4. 禁忌证

血管神经性水肿、传染病、癫痫、低血压、妇女妊娠期及行经期、出血倾向、外伤、烧伤、脓流、高热发烧、癌症、心血管病重症、体质虚弱等患者禁用。

5. 注意事项

（1）维吾尔医辨证分型要准确，要符合适应证。

（2）要严格遵守操作程序、治疗时间及疗程。

（3）患者在饭前、饭后 30 分钟及饥饿状态下不宜进行治疗。

（4）药液的温度要适宜，不可太热，以免烫伤皮肤，也不可太凉，以免产生不良刺激。

（5）治疗结束后全身温热出汗，必须等待汗干，穿好衣服后再外出，以免感冒等。

（6）注意操作程序，紧密观察状况，若出现药物过敏现象或头痛、头晕、恶心、呕吐、胸闷、心慌等，立即停止治疗。

（7）治疗前后难吸收、高热量、刺激性强的食物禁用。

6. 异常情况及处理措施

阿必赞疗法是一种安全有效的维吾尔医特色疗法，一般不会发生意外情况，但在某些特殊情况下如应用不当，或不按操作规范操作时可能会发生意外情况，主要有头晕、头痛，心慌、胸闷、恶心、呕吐等，有极少数患者可能出现药物敏感现象。

（1）头晕、头痛

原因：体质虚、精神紧张或过饥、过饱状态下接受治疗；血脂高、血黏度高的患者在治疗作用下血液循环加速，至大脑缺氧。

处理：出现头晕、头痛时，应立即停止治疗，扶患者到通风的环境，喝温开水，吸氧，必要时采取相应的急救措施。

预防：治疗前做好患者的心理护理，让患者尽量放松。治疗过程中密切观察患者的情况，如患者有不适感应立即停止治疗，采取必要的措施。

（2）心慌、胸闷、恶心、呕吐

原因：治疗的热性作用，使干热或干寒体质的患者血液循环加速；治疗时间过长，血液循环加速，患者机体适应能力弱，短时间内不能适应自身的代谢。

处理：立即停止治疗，扶到通风环境休息，喝温开水，吸氧，必要时采取相应的急救措施。

预防：治疗前分清患者的气质选择合适的药物组方，严格遵守治疗时间及疗程。

（3）药物过敏

治疗前询问患者是否皮肤敏感，极少数患者可能出现药物过敏现象，此时停止治疗，要进行抗过敏治疗。

第四节　名医对肾结石的临床实践及独特的学术思想

传统维吾尔医药学是古代哲学与古代科学的完美结合。维医以人体作为研究的对象，通过唯物的自然观，将认为整个自然界以至整个宇宙的基础是由火、气、水、土四大要素的矛盾和组合而构成；而人的生命是由自然界中这些四大物质的组合才得以形成，将哲学概念与医学知识融为一体，并经过不断的历史实践，最终形成了一套独具特色的维吾尔医理论。从中国传统医学历史的发展来看，中医学及各民族医学的传承与发展依赖各个时期名老中医对于临证经验的总结以及对理论地探索与完善，所以传承和发扬名老中医的理论、医术，历来是中华传统医学的重中之重。

鉴于中医药及各民族医药确切的疗效，学术内容的丰富，流散失传的迅速，对名老中医学术思想和经验的继承刻不容缓。随着西方现代医学的传入和现代科技的日新月异，中医及各民族医药学的发展经历着前所未有的挑战和机遇，如何更好地传承和发展中医学术理论、名医经验、治学之路、医德医风等，是现今名老中医传承研究的重点，也是中医及各民族医药繁荣发展的根本。近年来，在国家的大力支持以及诸多名老中医传承团队的不懈探索之下，取得了一些成果。

一、传承的基本内容

在名老中医经验传承的研究中，应以名老中医为核心，力求从学术思想、思辨特点、临床经验、医案医话、成才轨迹、师承授受等多个角度探索和揭示中医及各民族医药继承发展的有效途径。名医传承工作必须从理论认识、实践经验、思辨特点、道德修养、认知方式等多个方面展开，正确把握经验传承中的医术、医理、医道这三个不同层次。同时在每位名老中医传承经验的基础之上，挖掘众多名老中医共性的诊疗思想和经验，揭示其临床诊疗思维的特点和规律，可有效地对中医基础理论、临床诊断方法学、临床治疗学有丰富和创新作用的临床辨证论治方法和规律进行研究和提炼，进而总结中医及各民族医学重大基础理论传承的方法和规律，探索符合中医及各民族医临床实践需求的现代中医民族医辨证方法体系。

二、传承的模式

名老中医学术经验传承研究大致可分为师徒型传承、院校型传承、科研型传承三个基本模式。刘喜明等总结了目前在新环境下产生的新的名老中医传承模式：名老中医师承制带徒、研究生教育、优秀人才研修项目及中医药学家经验传承博士后等。

买买提艾力·阿木提教授作为百名全国名老中医及三次工作室导师，经过传承继承的方式培养出来了几十个继承人，本人作为名医的继承人之一，经过这几年的跟师过程中学习了有关维吾尔医诊治肾结石疾病的方法及对症用药、配药的技术，下面总结一下名医对肾结石诊疗、预防保健、饮食指导等临床实践及独特的学术思想。

三、名医对肾结石诊断

一般诊断过程中买买提艾力·阿木提教授利用维吾尔医学基础理论体系中的“体液学说”和“气质学说”，根据“四种体液质”的变化状态和个体“气质”的变化，总结了新的见解和理论。尤其是治疗异常沉液质性疾病—肿瘤、高血压、糖尿病、肾结石、胆囊结石等方面形成了独到的学术思想和临床验证特色。他认为异常沉液质作为沉液质、胆液质、血液质、黏液质等体液“燃烧”的最终病理产物，其分量较重、质地较稠，易在血管壁沉着，产生瘀阻，最终导致肿瘤、糖尿病、高血压、结石等难治性疾病。

导师认为肾结石是由体液（合力体）平衡失常，尤其是异常黏液质体液（合力体）、异常沉液质（合力体）对肾脏产生的影响，另外肾结石、前列腺炎、肾脏体积减小、肾脏功能不全等疾病引起的。患者有腰部及腰部以下部分疼痛，伴有肾脏结石的一边下肢体以上部位绞痛，尿少，尿不尽，尿色变黄，尿有浓臭味，多汗，体无力，眼睑偶尔肿胀等症状。

临床上鉴别患者得尿路结石或者肾结石的时教授通过肾结石与膀胱结石的尿沉加以区别，助以鉴别：若肾结石者，尿沉色黄或赤；膀胱结石者，尿呈肉色或白色，治宜溶石排石为主。

四、名医对肾结石诊治

1. 治疗方法

首先让患者催吐，然后给患者给予泄下药和排石药，如果患者疼痛强烈的时候适当的调整做阿必赞疗法。

口服药：①碎石及排石药物，如苏福非艾吉如力也胡德散、买朱尼艾克热布蜜膏；②利尿类，如布祖热合剂；③消炎类，如曲比亲露剂。

阿必赞疗法组方：洋甘菊、刺蒺藜、亚麻子、天山堇菜、普通水龙骨、无花果、葫芦巴等煎水，趁温坐浴。

特殊疗法：用亚麻荠做成褥子，嘱患者每天用一个小时躺在专用亚麻荠褥子上。

2. 治疗方法

先用成熟异常体液的成熟剂，然后再给予清除异常体液的清除剂，最后给予排石药物和增强免疫力的药物。

口服药：①排石及增强免疫力的药物，如苏福非艾吉如力也胡德散、朱瓦日西再尔欧尼安拜日消食膏、朱尼达瓦依罗法蜜膏、强力马特德勒阿亚特蜜膏。

五、名医推荐的肾结石的预防保健及饮食指导

羊、牛、鱼、牦牛、马肉制食品注意用量，不能暴饮暴食；海鲜、鸡蛋等高蛋白食品注意适当饮食，不能过饱饮食，尽量避免饮用碳酸饮料及咖啡等含咖啡因的茶和饮料。一般饮食方面尽量少放盐，不能吃太咸的食物，尤其是避免或者少吃外卖及膨化食品，禁忌米饭和牛奶同时饮食。喝牛奶要适当，不能盲目地以补钙为目的过度饮用而导致肾脏排泄不畅形成结石。自己在家里做一些亚麻荠褥子，平时一周适当的躺一下 1 ～ 2 次也可以有效地预防肾结石和尿路结石的形成。

六、临床实践及名医独特的学术思想

阿某某，女性，35 岁，腰部肾区沉重疼痛两个月，每天午饭后疼痛加重，小便困难，小便赤黄，夹砂石等临床表现。导师认真问诊后给她把脉，初步诊断为沉液质异常而引起的肾结石，为了进一步用现代科学来确诊，给患者开了尿全项检查及 B 超检查，检查结果跟导师诊断一致。然后给患者开具了 15 天的药，口服排石药和利尿药以及强力马特德里阿亚提蜜膏 3 盒，每天 1 次，每次 10g。

买某某，男性，65 岁，腰部肾区沉重疼痛两个月，每天午饭后疼痛加重，伴有小便困难等临床表现。导师认真问诊后给他把脉，初步诊断为黏液质异常而引起的肾结石，为了进一步用现代科学来确诊，给患者开了尿全项检查及 B 超检查。检查结果跟导师诊断一致。然后给患者开具了 15 天的药，口服的调节异常体液的成熟剂、清除剂、排石药和利尿药。

经过三年跟师学习，发现导师每次给患者看病除了以维吾尔医理论给予成熟剂和清除剂治疗外，还给予强力马特德里阿亚提蜜膏，肾结石也不例外。再对导师几年看病处方整理后发现，原来导师看病的学术思想在增强主配器官功能、恢复机体自然力（库外提）。导师认为所有疾病的来源跟自身免

疫系统功能强弱有关，故治好一个病首先要从增强人体自身自然力增强治疗开始。

第五节　名医学术思想传承、创新型研究方法及肾结石诊疗方法新的探究思路

一、维医名医学术思想传承及创新型研究方法

为有效继承和发扬维吾尔医药专家学术思想、临床经验和医技医术之长，培养造就一批中青年维吾尔医药专家和人才，使维吾尔医药发展后继有人，作为两批工作室三批继承工作导师，买买提艾力·阿木提导师对维吾尔医药传承与创新发展的认识有以下几点：

（一）传承的目的要明确

导师认为，名老维吾尔医传承的总体目标大体分为四个方面，总结名医经验、提炼有效方法、挖掘科学内涵、提高诊疗水平。名老维吾尔医临床经验是研究工作最基础、最可靠、最生动的原始证据，要用科学的方法加以采集、储存，做到要素完整、不走样、不失真。整理、分类、挖掘是名老维吾尔医临床经验研究工作的基本任务，要通过传承凝练出能够体现名老维吾尔医经验的特殊辨证方法、特色疗法、特效方药、独特使用方案的同时，要对名老维吾尔医独特的学术观点或思想进行整理、归纳、分析，广泛推广于临床。

（二）传承的内容要全面

创新工作除传承名老维吾尔医的学术经验外，首先要学习医德医风，没有高尚的医德、良好的医风和敬业精神，专业技术就不可能达到精湛的水平。其次是青年维吾尔医工作者要在读经典上补课，在临床工作之余，多挤出时间研读经典著作，养成读经典、研修维吾尔医著作的好习惯。

同时，在传统文化知识方面加大积累，不断提高维吾尔医基础理论水平，密切联系临床实践，学以致用，带着临床问题去学习，在理论和实践的结合中找闪光点、创新点。再次是学习诊疗艺术，维吾尔医是一门集专业技术和人文艺术于一体的科学。名老维吾尔医以德载术、以术宏德，热爱维吾尔医，有强烈的事业心和责任感；在诊疗实践中，面对患者，四诊合参，应用自如，出神入化；急患者之所急，想患者之所想，使患者能充分感受到维吾尔医医护人员的高质量服务，这些都是名老维吾尔医诊疗艺术的体现。

（三）传承的方式要多样化

传承工作要开展形式多样的教学方式：一是要采取跟师上门诊、集中授课、病案讨论、专家查房、学术经验交流等，二是要采取临床实践与理论相结合。三是跟师学习要采取采集临床信息，利用科学数据总结学术经验，进行临床验证，科学评价。四是采取临床研究、探索机理、经验推广，五是要采取临床信息采集—挖掘提取经验—临床应用验证—理论指导临床的传承模式。

（四）传承要为维吾尔医药创新打下基础

维吾尔医是一门临床医学，大量宝贵经验蕴含在临床实践中，维吾尔医药经验的传承研究必须以临床为基础。因此，以全面地采集临床诊疗信息作为开展一切工作的基础，在不干扰名老维吾尔医辨证论治与思维的前提下，针对维吾尔医临床诊疗过程和信息特点，充分利用信息技术，以数据库为载体，网络为传播途径，原汁原味地全面采集和保存其病历信息、诊疗资料，实现学术经验的数字化和系统化，并形成推广应用平台，实现快捷、广泛、有效的传播。基于数据挖掘技术的名老维吾尔医学术经验研究，不仅可以使知识数字化，而且还可以快速发现隐藏在大量模糊数据中潜在的、有价值的创新点，是部分隐性知识显性化，逐步实现名老专家的学术观点、学术特长和学术思维能够在临床上广泛推广应用。通过建立适合临床操作的维吾尔医临床信息采集系统，用于对名老维吾尔医临床诊疗数据进行记录和采集，在维吾尔医药传承上可能会有突破性进展。

我院自2003年开展老维药专家学术经验传承工作以来，陆续开展了国家级、省级和院级等多层次的师承工作，还承担了“十二五”两位名老专家传承工作。“十一五”以来，党和政府一贯高度重视名老维吾尔医药专家的学术继承工作，国家中医药管理局组织完成了第三批全国老民族医药专家学术经验继承工作。从“十二五”开始积极开展名老维吾尔医药专家学术思想传承，探索建立民族医药学术传承和推广应用的有效方法和传承模式，从内容到方法等各方面都取得了丰硕的成果，及时积累了一批名老维吾尔医经验，大大促进和提高了名老维吾尔医传承的效率。只要我们能够开展有目的、针对性、多样化、科学的传承工作，才能实现维吾尔医药人才的良性循环，造就一批高水平、高素质的专业队伍，为维吾尔医药事业的发展做出更大的贡献。

二、名医肾结石诊疗方法新的探究思路

（一）诊断方面

虽然目前在名医的传承下采用了传统把脉、问诊结合B超、化验等技术辅助诊断该疾病，导师一直觉得这个方法科学性不太高，跟不上时代的步伐。新疆是属于典型的大陆干旱气候，气候干旱，表现为光照丰富，降水稀少，蒸发量大于降水量，水质较硬；相对高热干旱的气候因素可使人出汗增加，体液相对浓缩，这就是导致新疆尤其是南疆区域肾结石发病率高的因素之一。为了贯彻落实中医药大会精神，为促进我区中医民族医药科学传承创新，导师建议以后的诊断方面除了B超、尿全项检查外应加X射线衍射、腹部平扫CT、静脉尿路造影、尿路超声、肾图、排泄性膀胱造影、逆行肾盂造影剂螺旋CT等新技术来辅助诊断，科学性强，可以有效地鉴别出结石类型并有利于对症用药，从而节省费用和时间。

（二）治疗方面

虽然中医民族医治疗肾结石方面历史悠久，但具有局限性，有些结石不能仅靠吃药排石，故导师认为以后维吾尔医在治疗肾结石时应采用体外震波碎石技术加维药排石。

体外震波碎石术在临床应用中具有相当的优势，它被公认是侵袭性最低的治疗方法，术后并发症少，是治疗尿路结石的一种较理想的方法，但它有结石不易完全清除及易复发等缺点。目前我院多采

取体外震波碎石加维药治疗肾结石取得了一定效果，在体外震波碎石术后，再依据患者的症状和舌脉的表现辨证分型，分为沉液质型、黏液质型、血液质型（少见）3 种类型，根据体液分型选择调节各异常体液的药物进行治疗，进一步提高患了者结石的粉碎率、排出率。体外震波碎石结合维吾尔医辨证治疗肾结石不仅可提高结石排出率，且简单易行，费用低廉，可在基层医院推广应用。

（阿提坎木·瓦合甫）

第八章　外阴白斑

第一节　外阴白斑西医诊疗方法

外阴白斑又称为外阴上皮内非瘤样病变，是指女性外阴皮肤和黏膜组织发生变性及色素改变的一组慢性疾病。根据 1987 年国际外阴疾病研究协会与国际妇科病理学家协会共同制订的新的外阴皮肤疾病分类法，外阴上皮内非瘤样病变分为外阴鳞状上皮增生，外阴硬化性苔癣及其他外阴皮肤病。由于外阴鳞状上皮增生及外阴硬化性苔癣患者外阴皮肤黏膜多呈白色，故也称为外阴白色病变。

外阴鳞状上皮增生及外阴硬化性苔癣在不同年代由于对其临床病理认识不同而几易其名，最早称为外阴白斑、外阴干枯症、增生性或萎缩性外阴炎等，1966 年 Jeffcoate 建议将此类病变统称为慢性外阴营养不良，因在随后的观察中未发现病变部位有明确的血管神经营养失调，1987 年国际外因疾病研究协会建议废止慢性外阴营养不良的术语，以“外阴上皮内非瘤样病变”取代。

一、外阴鳞状上皮增生

（一）定义

外阴鳞状上皮增生是以外阴瘙痒为主要症状，病因不明的鳞状上皮细胞良性增生为主的外因疾病，多见于 30 ～ 60 岁女性。国外报道绝经后期妇女多见，恶变率为 2% ～ 5%，是最常见的外阴白色病变。

（二）病因

病因不明，迄今尚无确切证据表明慢性损伤、过敏、局部营养失调或代谢紊乱是导致此病的直接病因，其发生可能与外阴局部潮湿，阴道排出物刺激及对外来刺激反应过度有关。

（三）病理

病变区主要病理变化为表皮层角化过多和角化不全，棘细胞层不规则增厚，上皮脚向下延伸，末端钝圆或较尖。上皮脚之间的真皮层乳头明显，并有轻度水肿及淋巴细胞和少量浆细胞浸润。但上皮细胞层次排列整齐，保持极性，细胞大小和核形态，染色均正常。

（四）临场表现

主要症状为外阴瘙痒，患者多难耐受而搔抓，严重者坐卧不安，影响睡眠。由于搔抓局部时刺激较大的神经纤维，可抑制瘙痒神经纤维反射，患者症状得到暂时缓解，但搔抓又加重皮损使瘙痒加重，表现为愈痒愈抓，愈抓愈痒，形成恶性循环。检查可见呈局灶性、多发性或对称性。病变早期皮肤暗红或粉红，角化过度部为呈白色。病变晚期则皮肤增厚，色素增加，皮肤纹理明显，出现苔癣样变，似皮革样增厚，且粗糙，隆起。严重者有抓痕、皲裂、溃疡。若溃疡长期不愈，应警惕局部癌变，需及早活检确诊。（图 8-1）

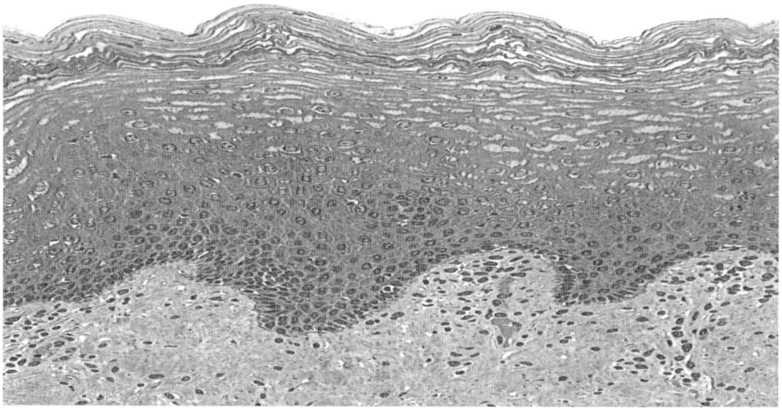

图 8-1　外阴鳞状上皮增生病理图

（五）诊断

在诊断本组疾病时，应在明亮光线下对外阴病灶进行仔细观察，根据临床症状和体征，可做出初步诊断。确诊靠病理组织学检查，活检应在色素减退区，皲裂，溃疡，隆起，硬结或粗糙处进行，取材适当。活检前先以 1% 甲苯胺蓝涂抹局部皮肤，干燥后用 1% 醋酸液擦洗脱色，在不脱色区活检。甲苯胺蓝为核染色剂，不脱色区常表示有裸核存在，此处活检有助于提高不典型增生或早期癌变的检出率。若局部破损范围太大，应先治疗数日，待皮损大部愈合后，再选择活检部位以提高诊断准确率。若病检结果为不典型增生或原位癌，则应归外阴上皮内瘤变。

（六）鉴别诊断

外阴鳞状上皮增生应与外阴白癜风及特异性外阴炎相鉴别。若外阴皮肤出现界限分明发白区，表面光滑泽润，质地完全正常，且无任何自觉症状者为白癜风；外阴皮肤增厚，发白或发红，伴有瘙痒且阴道分泌物增多者，应首先排除假丝酵母菌、阴道毛滴虫感染所致阴道炎和外阴炎，分泌物中可查见病原体，炎症治愈后白色区逐渐消失；外阴皮肤出现对称性发红，增厚，伴有严重瘙痒，但无阴道分泌物者，应考虑糖尿病所致外阴炎的可能。

（七）治疗

1. 一般治疗

日常生活及治疗期间，应做到：①保持外阴皮肤清洁干燥。②忌食过敏和辛辣食物，少饮酒。

③不宜经常用肥皂、清洁剂或药物擦洗外阴。④外阴瘙痒时，用止痒剂止痒，忌用手指或器械搔抓。⑤衣着宜宽大，忌穿不透气化纤内裤，以免外阴部长时间局部潮湿而加重病情。⑥精神较紧张，瘙痒症状明显以致失眠者，用镇静安眠和抗过敏药物以加强疗效。

2. 药物治疗

药物治疗的目的在于控制局部瘙痒。一般主张采用糖皮质激素局部治疗，临床常用药物有0.025%氟轻松软膏，0.01%曲安奈德软膏或1%～2%氢化可的松软膏或霜剂等，每日涂擦局部3～4次缓解瘙痒症状。长期连续使用高效糖皮质激素类药物，可导致局部皮肤萎缩，故当瘙痒基本指控后，即应停用高效糖皮质激素类制剂，改以作用较轻微的氢化可的松软膏每日1～2次继续治疗，连用6周。在局部涂药前可先用温水坐浴，每日2～3次，每次10～15分钟，以暂时缓解瘙痒症状，并有利于药物的吸收。坐浴时切忌用毛巾揩擦患处，以免因机械性摩擦而加剧病损。即使瘙痒消失，患者不再搔抓，仍须经过较长时期后，增生变厚的皮肤才有明显改善，甚者有完全恢复正常的可能，故需坚持长期用药。

3. 物理治疗

物理治疗对缓解症状，改善病变有一定效果，但有复发可能。常用方法有：①激光治疗：一般采用CO_2激光或氦氖激光治疗，破坏深达2mm皮肤层，消灭异常上皮组织和破坏真皮层内神经末梢，从而阻断瘙痒和搔抓所引起的恶性循环。②冷冻治疗：可用棉签蘸液氮直接涂擦于皮损表面，待其发白即可；也可用液氮治疗仪冷冻头贴于皮损表面，每次30～60秒，每周1～2次。治疗翌日局部有水疱出现，皮肤多在2周至3个月内愈合。③聚焦超声治疗：是近年发明的一种无创技术。将超声波束经体外穿透入组织内预先选定深度，在该处产生一个生物学焦域而不损伤超声波所经过的表层组织和邻近组织。超声焦域位于真皮层，使真皮内组织包括血管和神经末梢发生变性，继而促进该处新的微血管形成和改进神经末梢的营养状况，以达到治疗目的，复发后仍可再次治疗。

4. 手术治疗

外阴鳞状上皮增生发生癌变率仅2%～5%，手术后对局部功能有一定影响，且术后约半数患者发生远期复发，目前主张以药物治疗或物理治疗为主。手术治疗仅适用于：①局部病损组织出现不典型增生或有恶变可能者。②反复应用药物治疗或物理治疗无效者。

若病灶极局限，可考虑行单纯病灶切除。病变范围较广，多需行单纯外阴切除术。为避免术后疤痕形成和阴道口狭窄引起性交痛，有学者主张在术时做皮片移植以保持外阴正常形态和功能，术后应定期随访。复发部位多在切口周围，再次手术仍有可能再复发。

二、外阴硬化性苔癣

（一）定义

外阴硬化性苔癣是一种以外阴及肛周皮肤萎缩变薄，色素减退变白为主要特征的疾病。

（二）病因

病因不清。有报道称本病患者常合并斑秃、白癜风、甲状腺功能亢进或减退等自身免疫性疾病，说明此病可能与自身免疫性疾病有关。且病变部位有淋巴细胞和浆细胞浸润，提示局部组织有免疫应答。有研究发现患者的多种性激素水平发生显著变化，雌激素受体、孕激素受体、雄激素受体均有不同程度降低，血清二氢睾酮水平明显低于正常妇女，提示睾酮不足可能为发病原因之一，为丙酸睾酮治疗本病的依据。而基底层性激素受体缺少，推测这是应用性激素不能完全治愈本病的原因所在。有母女、姐妹等直系亲属家族性发病报道，提示发病与基因遗传有关。近年认为此病与自由基作用密切相关，当局部组织中超氧化物歧化酶和全血谷胱甘肽含量明显下降时，有自由基不断产生和积聚，对皮肤组织进行强氧化性损伤，使新陈代谢发生障碍，导致局部病变。

（三）病理

典型病例特征为表皮萎缩，表层角化过度和毛囊角质栓塞，棘层变薄伴基底细胞液化变性，黑素细胞减少，上皮脚变钝或消失。病变早期真皮乳头层水肿，晚期出现均质化，均质带下有淋巴细胞和浆细胞浸润。表皮过度角化及黑素细胞减少使皮肤外观呈白色。（图 8–2）

（四）临床表现

此病可发生于任何年龄，但以绝经后妇女和青春期少女最多见，其次为幼女。主要症状为外阴瘙痒，程度较外阴鳞状上皮增生患者轻，甚者有个别患者无瘙痒不适，晚期出现性交困难。病损常位于大阴唇、小阴唇、阴蒂包皮、阴唇后联合及肛周，多呈对称性。早期皮肤发红肿胀，出现粉红、象牙白色或有光泽的多角形小丘疹，丘疹融合成片后呈紫癜状，但在其边缘仍可见散在丘疹。进一步发展，皮肤和黏膜变白，变薄，失去弹性，干燥易皲裂。其典型临床特征为外阴萎缩，小阴唇变小甚至消失，大阴唇变薄，皮肤颜色变白，发亮，皱缩，弹性差，常伴有皲裂及脱皮，皮肤菲薄，阴道口挛缩狭窄。幼女患者瘙痒症状多不明显，可能仅在排便后感外阴及肛周不适。检查时在外阴及肛周区见锁孔状珠黄色花斑样或白色病损坏，至青春期多数患者的病变可自行消失，硬化性苔藓极少发展为浸润癌。

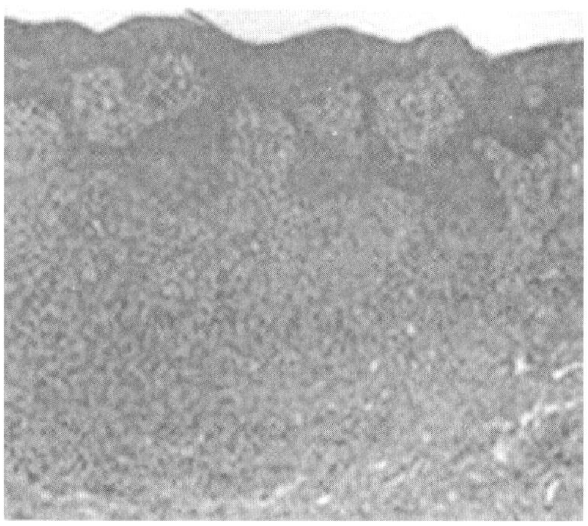

图 8–2　外阴硬化性苔癣病理图

（五）诊断和鉴别诊断

根据症状及体征做出初步诊断，确诊需行病理检查。病理检查方法与外阴鳞状上皮增生相同。硬化性苔癣应与老年生理性萎缩相鉴别，后者仅见于老年妇女，其外阴部皮肤萎缩情况与身体其他部位皮肤相同，表现为外阴皮肤各层组织及皮下脂肪层均萎缩，因而大阴唇变平，小阴唇退化，但患者无自觉症状。

（六）治疗

1. 一般治疗

与外阴鳞状上皮增生治疗相同。

2. 局部药物治疗

主要药物有丙酸睾酮及黄体酮。

（1）丙酸睾酮

丙酸睾酮局部涂擦是治疗硬化性苔癣的主要方法，疗效因人而异。有些萎缩皮肤可基本恢复正常，有的病变有所改善，但也有无明显疗效者。丙酸睾酮有促进蛋白合成作用，能促进使萎缩皮肤恢复正常，因而有利于治疗硬化性苔癣。临床用2%丙酸睾酮油膏涂擦患部，擦后稍予按揉，每日3～4次，用药达1月左右始出现疗效，症状缓解后改为每日1～2次，临床上可根据治疗反应及症状持续情况决定用药次数及时间。一般需长期用药，次数可逐渐减少至维持量每周1～2次。若瘙痒症状较重，亦可将上述丙酸睾酮制剂与1%或2.5%氢化可的松软膏混合涂擦，瘙痒缓解后逐渐减少至最后停用氢化可的松软膏。

（2）黄体酮

应用丙酸睾酮治疗期间，出现毛发增多或阴蒂增大等男性化副反应或疗效不佳时，可改用0.3%黄体酮油膏局部涂擦，每日3次取代丙酸睾酮制剂。

近年来，用0.05%氯倍他索软膏局部治疗取得良好效果。最初的1个月每日2次，继而每日1次共用2月，最后每周2次共用3月，总计治疗时间为半年。瘙痒顽固，局部用药无效者，可用曲安奈德混悬液皮下注射。将5mg曲安奈德混悬液用2mL0.9%氯化钠液稀释后，取脊髓麻醉穿刺针在耻骨联合下方注入皮下，经大阴唇皮下直至会阴，缓慢回抽针头，将混悬液注入皮下组织。对侧同法治疗，注射后轻轻按摩以使混悬液弥散。

幼女硬化性苔癣至青春期时有自愈可能，其治疗有别于成年妇女，一般不宜采用丙酸睾酮油膏或软膏局部治疗，以免出现男性化副作用。治疗目的主要是暂时缓解瘙痒症状，现多主张用1%氢化可的松软膏或0.3%黄体酮油膏涂擦局部，症状多获缓解，但仍应长期定期随访。

3. 物理治疗

与外阴鳞状上皮增生治疗相同。

4. 手术治疗

手术方法与外阴鳞状上皮增生的治疗相同，因恶变机会极少，很少采用手术治疗。

三、外阴硬化性苔癣合并鳞状上皮增生

外阴硬化性苔癣合并鳞状上皮增生是指两种病变同时存在，可能原因为硬化性苔癣患者长期瘙痒和搔抓，导致在原有硬化性苔癣基础上出现鳞状上皮增生，即以往所称的外阴混合性营养不良，约占外阴白色病变20%。因易合并不典型增生，应特别重视病理检查。当上述两种病变同时存在时，治疗应选用氟轻松软膏涂擦局部，每日3～4次，共用6周，继用2%丙酸睾酮软膏6～8周，之后每周2～3次，必要时长期使用，也可选择物理治疗法。

第二节　外阴白斑中医诊疗方法

一、定义

外阴白斑又称外阴营养不良、外阴营养障碍、外阴白色病变等，是因女性外阴皮肤黏膜组织变性引起局部色素减退脱失、弹性减退的一种疾病，该病主要体征表现为外阴皮肤黏膜变白、增厚粗糙、变硬、脱屑、皲裂、溃疡，甚至大小阴唇萎缩消失。外阴瘙痒难忍是本病的主要症状，并伴有阴道干涩、性生活困难等。根据其组织病理变化的差异，可分为增生性营养不良、硬化苔藓性营养不良和混合性营养不良，本病属于中医学“阴痒”“阴痛”“阴疮”“狐惑”“阴蚀”等范畴。

二、分类

（一）增生型营养不良

一般发生在 30 ～ 60 岁的妇女，主要症状为外阴奇痒难忍，抓伤后疼痛加剧，病变范围不一，主要波及大阴唇，阴唇间沟，阴蒂包皮和后联合处，多呈对称性，病变皮肤增厚似皮革，隆起有皱襞，或有鳞屑，湿疹样改变，表面颜色多暗红或粉红，夹杂有界限清晰的白色斑块，一般无萎缩或粘连。

（二）硬化苔藓型营养不良

可见于任何年龄，多见于40岁左右妇女，主要症状为病变区发痒，但一般远较增生型病变为轻，晚期出现性交困难，病变累及外阴皮肤，黏膜和肛周围皮肤，除皮肤或黏膜变白，变薄，干燥易皲裂外，并失去弹性，阴蒂多萎缩，且与包皮粘连，小阴唇平坦消失，晚期皮肤菲薄皱缩似卷烟纸，阴道口挛缩狭窄，仅容指尖。幼女患此病多在小便或大便后感外阴及肛周不适，外阴及肛周区出现锁孔状珠黄色花斑样或白色病损，一般至青春期时，病变多自行消失。

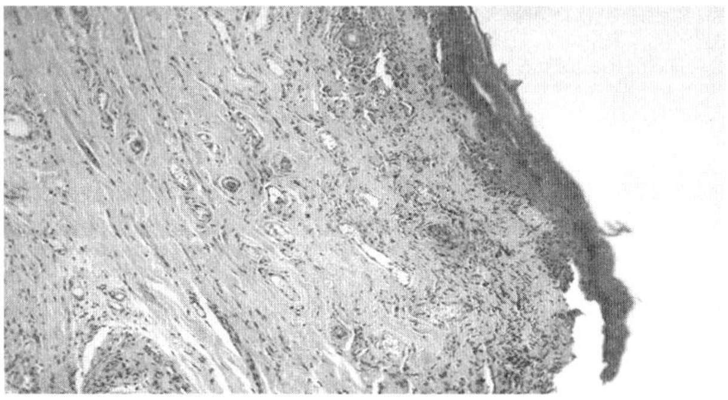

图 8–3　混合型营养不良病理图

（三）混合型营养不良

主要表现为菲薄的外阴发白区的邻近部位，或在其范围内伴有局灶性皮肤增厚或隆起。（图 8–3）

（四）增生型或混合型伴上皮非典型增生

一般认为在增生型及混合型病变中，仅 5% ～ 10% 可出现非典型增生，且此非典型增生仅限于增生的上皮细胞部分，非典型增生多无特殊临床表现，局部组织活体组织检查为唯一的诊断方法。但如外阴局部出现溃疡，或界限清楚的白色隆起时，在该处活检发现非典型增生，其癌变的可能性较大。

三、流行病学调查

在女性中外阴白斑的发病率为 5‰～ 10‰，本病不具传染性，但可遗传且遗传率较高，该病患者约 10% ～ 30% 与遗传相关。外阴白斑发展成为鳞癌的较为少见，恶变率为 2% ～ 5%，但不排除发生恶变的可能性。对于那些久治不愈、反复发作的患者，特别是伴有硬结或破溃的增生性营养不良者，要高度重视，并结合病理学检查，密切观察。

四、病因病机

中医学认为此病的发生与肝、脾、肾关系密切。肝经绕阴器，主藏血；肾藏精，主生殖，开窍于二阴；脾统血，主肌肉。肝脾肾气血不足，不荣于外阴，而致血虚风燥作痒；或是外邪侵犯肝脾肾，因邪致瘀，局部气血不通，风动作痒，血虚风燥或血瘀风燥为该病主要病机。

其他因素，如患糖尿病、白癜风、外阴湿疹、外阴瘙痒等，如乱用药物、治疗不当，也可能导致或加重白斑病的形成与发展。

五、心理影响

外阴白斑对患者心理的不良影响与本病的进展呈现恶性循环。一方面，严重的瘙痒症状使患者难以忍受，不自主挠抓造成外阴皮肤皲裂破溃，进一步皮损触发新瘙痒致瘙痒更剧烈；另一方面，患者不能进行正常性生活，影响家庭和社会和谐，导致紧张、焦虑等情绪。外阴白斑患者心理健康调查显示，外阴白斑患者存在抑郁或焦虑的比例明显高于健康人。抑郁、焦虑等不良情绪影响内分泌激素，减弱黑色素的作用，加速病情发展，造成恶性循环。

六、病症特点

初发多在小阴唇内侧，逐步扩展至小阴唇外侧、阴蒂、大阴唇及阴道前庭等处黏膜。早期为单发瘙痒性不规则形白色斑片，弹性及光泽消失，可扩大相互融合。后期表现为角化、粗糙、变硬，黏膜处皮肤增厚似皮革，隆起有皱襞，或有鳞屑，湿疹样改变，表面颜色多暗红或粉红，夹杂有界限清晰的白色斑块，剧烈瘙痒。常因搔抓继发红肿、皲裂、溃疡，可同患女阴干枯。合并阴道炎者白带化验可显示：白细胞（+）或（和）霉菌（+）。后期严重者可继发癌变。组织病理常显示：表皮角化过度，棘细胞层增厚，表皮突不规则增殖，基底细胞液化变性，可见不典型鳞状细胞。真皮浅层有淋巴细胞、组织细胞及少数浆细胞浸润。

七、鉴别诊断

外阴营养不良应与外阴白癜风及特异性外阴炎相鉴别。若外阴皮肤出现界限分明发白区，表面光滑润泽，质地完全正常，且无任何自觉症状者为白癜风；外阴皮肤增厚，发白或发红，伴有瘙痒且阴道分泌物增多者，应首先排除假丝酵母菌、阴道毛滴虫感染所致阴道炎和外阴炎，分泌物中可查见病原体，炎症治愈后白色区逐渐消失；外阴皮肤出现对称性发红，增厚，伴有严重瘙痒，但无阴道分泌物者，应考虑糖尿病所致外阴炎的可能。

八、辨证施治

（一）脾失健运或肝气犯脾

脾胃积热致水湿内停，湿热下注者，证见脉数、苔黄腻、大便溏薄黄臭、头晕、纳差、少眠、下肢困倦乏力。外阴轻度红肿糜烂湿疹化，奇痒无比，继而失去弹性似皮革，类似于西医增生型营养不良。治则为益气健脾，燥湿化痰。自拟健脾清热祛湿汤：黄柏、黄芪、土茯苓、天麻、半夏、芡实、泽泻、龙胆草、山药等随症加减，水煎服。脾胃健则清阳升，痰湿自去。

（二）肝肾阴虚蕴热或肺胃积热

久病热毒下灼而致外阴失养干枯，病变处轻度瘙痒，皮损萎缩变硬、干燥皲裂，重者阴道口挛缩狭窄，类似于西医硬化苔藓型营养不良。证见舌红少苔、抑郁性冷、五心烦热、虚热汗出、头晕目眩、间或肢麻疲劳、腰腿酸软。自拟滋阴益肾汤：玄参、麦冬、枸杞、女贞子、益母草、首乌、菟丝子、杜仲、山药等加减，水煎服；或服用清热养阴中成药知柏地黄丸以及桃红四物汤加减，以滋养肝肾，补益精血，清热活血，平衡阴阳为主。

（三）肝血亏损而致血虚生风

因营血亏虚，筋脉肌肤失养，风盛作痒，证见舌苔薄白、脉细弱、面色无华、爪甲不荣、皮肤干枯多皱，外阴干燥瘙痒，呈广泛白色、菲薄如纸，兼有少许肥厚硬化增生皮岛，类似于西医混合型营养不良。血为阴，血虚继而引起阴虚，补品多为温阳性，耗阴，就会出现虚火，建议在吃补药的时候也吃一些补血生津的药物，内服养血祛风汤：川芎、熟地、当归、枸杞子、川楝子、桂圆、白蒺藜、水牛角、阿胶（烊化）等。着重加强营养调理，补益气血，以达阴阳平衡。

（四）中医外洗疗法

所有不同的病情，不同的类型，不同体质的患者，均应用外洗方辨证施治，视病证特点、临床症状变化，按“阴痒”“阴疮”，取清热解毒、祛风止痒方辨证加减，方剂组成：苦参，黄柏，地肤子，蛇床子，徐长卿，威灵仙，刺蒺藜，百部，艾叶，白鲜皮，冰片，川椒，当归，生槐花，紫草，地骨皮，生地等随证加减。泡制方法：加 1500mL 水浸泡 1h，文火煎 30min，滤出药液，趁热熏洗，放凉后采用浸泡药液的 7 层纱布，溻敷外阴，2 ～ 3h/ 次，2 次 /d。

（五）中药外敷

该病治疗当以祛风止痒为主，佐以祛湿解毒化瘀，故自制“祛斑止痒液”，组成：蛇床子、肉苁蓉、淫羊藿、赤芍、地肤子各30g，苦参、制香附各20g，木贼草15g，牡丹皮、防风各10g，雄黄、冰片各1g。水煎后局部湿敷，配合红外导热系统加热表皮。

（六）涂抹药膏

外阴白斑膏，组成：冰片、儿茶、蟾酥、轻粉、硫黄、硼砂、乳香、血竭、淫羊藿根、苦参、凡士林。用法：晚睡前温开水清洗外阴，将该膏涂抹于患处。10d为1个疗程，疗程之间间隔10d，共用3～4个疗程，总有效率在75%以上。蓉肤搽剂，药物组成：苦参20g，夏枯草、蛇床子、泽兰、补骨脂、当归、鸡血藤、牡丹皮各15g，生姜10g。以上药物加工后配制成半油质状制剂，直接涂抹患处即可。连续使用3个月，与丙酸睾酮软膏治疗相比，中药疗效较好，复发率较低，临床值得推广。复方珍珠膏治疗外阴白斑。复方珍珠膏为中药复方，其组成为：珍珠散（煅石膏、煅赤石脂、煅石决明、煅龙骨、冰片、麝香、珍珠）、猪胆酸浓缩液、冰片、白矾、十八醇、羊毛脂、羟苯乙酯、凡士林。患者洗净外阴后取适量上药涂抹，每天2次，4周为1个疗程，连用3个疗程。该药对外阴鳞状上皮细胞增生、外阴硬化性苔癣、硬化性苔癣合并鳞状上皮细胞增生总有效率分别为72.5%、77.5%和55.0%，复方珍珠膏治疗外阴白斑可以缓解症状，恢复局部皮肤形态和色泽。

（七）针灸治疗

用火针治疗外阴白斑。病变面积小者，以自制表面麻醉剂（主要由云南白药、细辛、蜀椒等药物组成）外敷白斑处后行火针，出针后用蘸有表面麻醉剂的棉球按压针孔。病变面积广泛者，先用2%普鲁卡因局部麻醉，火针治疗中再用表面麻醉剂。火针治疗每天1次，面积较小者治疗1～2次后基本痊愈，面积广泛者需反复多次治疗。以火针配合毫针治疗。取穴：外阴局部、关元、曲骨、三阴交、血海、足三里。火针散在点刺，毫针补法关元、曲骨、血海、三阴交、足三里平补平泻。每周1次，10次为1个疗程。一般起效在2～3个疗程。以滋阴养血、交通心肾为原则，取穴太溪、太冲、蠡沟、然谷、少海、列缺、承浆及上、下唇穴（上唇穴位于膝盖下缘，髌骨韧带上；下唇穴位于上唇穴下1寸），太溪、太冲行捻转补法，其余穴位行捻转泻法。在此基础上配合心俞、膈俞斜刺捻转泻法，肾俞烧山火针刺补法。每天针刺1次，连续7d后，改为每15d针刺1次，连续治疗3个月后病情平稳。

外阴白斑是一种较顽固的慢性黏膜病变，因为发病机理复杂，西医只是初步肯定了一些浅显的发病诱因，具体的发病的分子生物学机制尚不完全明了。单纯西药治疗只能采用对症或者说循证用药，以抗炎安抚止痒为治则，虽可迅速起效，但却难以根治。中医在探讨该病病机方面认为主要与肝、脾、肾有关，其中与肝肾关系最为密切，因肝经绕阴器，主藏血及疏泄；脾生化气血，主肌肉；肾藏精，开窍于二阴，而前阴尤需精血濡养和温煦。临证治疗亦从调解肝、脾、肾着手，辨证分为脾失健运、肝肾阴虚和血虚生风等不同证候，灵活采用健脾清热、祛湿化痰、滋养肝肾、补血生津、活血化瘀、濡养肌肤等多种方剂内服加熏洗，更加有的放矢、标本兼顾。中西医结合疗法，优点有三：一是中医补肝益肾健脾、祛邪扶正，结合西药神经调理，更好消除症状、去除诱因；二是内外兼治，注重病变部位抗炎治疗，改善外阴血运循环，较快恢复外阴皮损弹性。三是同时选择多种药物剂型和用药方法，各种药物协同疗法能起到快速起效、作用持久，心理感觉和病理症状同步好转，平缓了患者的烦躁心理，逐步促使患者达到临床彻底治愈。

第三节　外阴白斑维吾尔医治疗经验

一、定义

外阴白色病变由各种内外因素导致体内黏液质和干寒性体液质发生异常改变，异常体液凝结于外阴皮肤黏膜而局部代谢紊乱，外阴皮肤及黏膜不同程度的组织发生色素减退和变形的疾病，在临床上也称为外阴白斑或慢性外阴营养不良、外阴上皮非瘤样改变。该病的主要症状是患者自觉外阴瘙痒难忍，经妇科检查可见外阴皮肤及黏膜发白、变得粗糙，甚至发生皲裂、萎缩，本病癌变率不高，最常见于 40 ～ 50 岁女性，目前国内外学者对本病的发病原因、发病机制及治疗方面进行了大量的研究。

二、分类

根据其组织病理变化的不同而分为不同类别。

1. 增生性营养不良

一般发生在 30 ～ 60 岁女性。

①无非典型增生。

②非典型增生又分轻、中、重 3 度。

2. 萎缩性（硬化苔藓型营养不良）

3. 混合型营养不良

硬化苔藓型合并有局灶性上皮增生型病变。

三、病因病机

（一）无味黏液质体液

此异常体液质对外阴皮肤黏膜影响时，一方面缓慢局部新陈代谢尤其是紊乱外阴皮肤组织和血管中间的代谢，导致局部未供应充足的营养以及代谢废物排除受阻，所辖部位的皮肤营养发生障碍，导致外阴皮肤白斑疾病。

（二）干寒性体液

此异常体液对外阴皮肤黏膜影响是形成沉淀凝结于局部皮肤黏膜组织以及异常刺激周围组织，影响局部细胞的正常分化与生长，并以出现代谢紊乱而导致外阴皮肤黏膜白斑疾病。

（三）石膏样黏液质

石膏样黏液质影响到局部时下降局部的正常温度而出现代谢缓慢以及紊乱阻止到局部皮肤黏膜组织和细胞中间的代谢而导致外阴皮肤黏膜白斑疾病。

（四）咸味黏液质

此异常体液对外阴皮肤黏膜影响时，影响局部新陈代谢以及刺激局部组织细胞，局部皮肤组织未得到充足的营养以及代谢废物排除受阻，导致外阴皮肤白斑疾病。

（五）各种慢性外阴炎疾病

发生炎症部位的组织细胞破坏，影响生理功能并代谢紊乱，致局部皮肤组织未得到充足的营养以及代谢废物排除受阻，导致外阴皮肤白斑疾病。

四、临床表现

以外阴奇痒为主要症状，瘙痒时间从发病到治疗有 2 ～ 3 个月之内，也有达 20 年之久。瘙痒剧烈程度不分季节与昼夜。如伴有滴虫性或霉菌性阴道炎，分泌物会增多，局部烧灼感、刺痛与瘙痒所致的皮肤黏膜破损或感染有关。局部有不同程度的皮肤黏膜色素减退，常有水肿、皲裂及散在的浅表溃疡。

（一）增生性营养不良

一般发生于 30 ～ 60 岁的女性，主要症状为外阴奇痒难忍，抓伤后疼痛加剧。病变范围不一，主要波及大阴唇、阴唇间沟、阴蒂包皮和后联合处、多呈对称性病变皮肤增厚似皮革，隆起有皱襞，或有鳞屑、湿疹样改变。表面颜色多暗红或分红，夹杂有界限清晰的白色斑块，一般无萎缩和粘连。

（二）萎缩性营养不良

可见于任何年龄，多见于 40 岁左右女性，主要症状为病变区发痒，但一般较增生型病变为轻，晚期出现性交困难，病变累及外阴皮肤、黏膜和肛门周围皮肤。除皮肤或黏膜变白、变薄、干燥易皲裂外，并失去弹性，阴蒂多萎缩，且与包皮粘连，小阴唇平坦消失。晚期皮肤菲薄皱缩似卷烟纸，阴道口挛缩狭窄，仅容指尖，并出现发病所致的异常黏液质相关的症状和体征。

（三）混合型营养不良

主要表现为菲薄的外阴发白区的领进部位，或在其范围内伴有局灶性皮肤增厚或隆起，如有上述症状、体征亦应排除糖尿病、霉菌引起的慢性炎症。为进一步确诊，应行活组织检查。应在有溃疡、隆起、硬结或粗糙部位取活检，亦可多点取材。

五、诊断

根据病史、局部体征明显一般不难诊断。

根据各种辅助检查联合诊断也可进一步获取可信的确诊。①部用1%甲苯胺蓝实验确诊法：1%甲苯胺蓝涂病变区，待自干后，再用醋酸液擦洗脱色，凡不脱色区表示有裸核存在，提示在该区活检发现非典型增生或癌变的可能性大。②局部取活检确诊法：是识别增生性营养不良阶段或萎缩型营养不良阶段，混合型营养不良阶段可确诊以及癌症前期也助于确诊。③电子阴道镜检查确诊法也助于确诊。

六、鉴别诊断

（一）外阴白癜风

此病白斑区界清、不痒、皮肤无改变、周围色素反而多，身体其他部位也有。

（二）外阴神经性皮炎

本病一般为苔藓样增厚伴色素沉着，若为色素减低者与慢性单纯性苔藓极相似。

（三）霉菌性外阴炎

炎症发生于小阴唇内外侧，严重时整个外阴受累外阴肿胀、充血，重者有糜烂，成片的湿疹，甚至有溃疡形成。外阴有烧热感，瘙痒或疼痛，排尿时症状加重，慢性炎症时皮肤增厚、粗糙，可有皲裂。

（四）外阴癌

外阴白斑患者如局部发现皮肤黏膜发白以及溃疡，皮下出现结节，必须及时与外阴癌相鉴别，局部取活检以确诊。

七、并发症

如及时发现并进行对症治疗后，病情可很快恢复。如果没有则需及时进行进一步治疗，或者治疗效果不佳而病程延长时，会在慢性外阴营养不良基础上而继发癌变。一般认为萎缩性营养不良病变很少出现典型增生，继发癌变也较为罕见，目前外阴白斑患者癌变率为5%。

八、治疗

（一）调节异常体液质

1. 烧焦干寒性体液质性外阴白斑

以平衡体液，调整气质为目的，给予异常干寒性体液质成熟剂和清除剂。

成熟剂方：甜瓜子、天山堇菜、玫瑰花、龙葵果各 10 克，水龙骨、铁线蕨、香青兰、薰衣草、牛舌草、小茴香、地锦草各 15 克，破布木果 20 克，无核葡萄、红枣各 30 克，刺糖 60 克。

剂量与用法：60 ～ 100mL，每日 3 次，口服 15 ～ 30 日。

清除剂方：甜瓜子，天山堇菜、玫瑰花、龙葵果各 10 克，水龙骨，铁线蕨、香青兰、薰衣草、牛舌草、小茴香、地锦草各 15 克，菟丝草、番泻叶、破布木果 20 克，无核葡萄、红枣、牵牛子、卡布乐诃子皮、西青果、余干子各 30 克，阿勃勒、刺糖各 60 克，巴旦仁油 15mL。

剂量与用法：60 ～ 80mL，每日 2 次，口服 3 ～ 5 日。

2. 咸味黏液质性外阴白斑

以平衡体液，调整气质为目的，给予咸味黏质成熟剂和清除剂。

成熟剂方：黑种草子、驱虫斑鸠菊、补骨脂各 10 克，洋茴香、茴香、铁线蕨、玫瑰花、地锦草、天山堇菜、睡莲花各 15 克，苣菊子、甘草根各 20 克，无花果干、红枣、菊苣根、各 30 克，玫瑰花蜜膏 60 克。

剂量与用法：60 ～ 100mL，每日 3 次，口服 7 ～ 9 日。

清除剂方：黑种草子、驱虫斑鸠菊、补骨脂各 10 克，铁线蕨、茜草、野孜然、玫瑰花、地锦草、天山堇菜各 15 克，苣菊子、甘草根各 20 克，破布木果、无核葡萄、无花果干、红枣、菊苣根、刺糖、番泻叶、菟丝草、乌梅、罗望子各 30 克，诃子皮、诃子肉各 40 克，消泻山扁豆 45 克，玫瑰花蜜膏 60 克，巴旦仁油 20 克。

剂量与用法：60 ～ 100mL，每日 2 次，饭后口服 3 ～ 5 天。

3. 石膏样黏液质性外阴白斑

以平衡体液，调整气质为目的，给予石膏样黏液质成熟剂和清除剂。

成熟剂方：白花单、黑种草子、茜草、铁线蕨、玫瑰花、牛舌草花、香青兰、骆驼缝子、野孜然、生姜、薰衣草、茴香各 10 克，黄连根、破布木果、无核葡萄各 20 克，无花果干、红枣各 30 克，刺糖、玫瑰花蜜膏各 60 克。

剂量与用法：80mL，每日 3 次，口服 7 ～ 9 日。

清除剂方：白花单、黑种草子、茜草、玫瑰花、牛舌草花、香青兰、骆驼缝子、野孜然、生姜、薰衣草、茴香各 10 克，番泻叶、菟丝草各 15 克，甘草根、破布木果、无核葡萄各 20 克，无花果干、红枣、诃子肉、西青果、余甘子各 30 克，清泻山扁豆 45 克，刺糖、玫瑰花糖膏各 60 克，巴旦仁油 15 克。

剂量与用法：80mL，每日 2 次，口服 3 ～ 5 日。

4. 无味黏液质体液性外阴白斑

以平衡体液，调整气质为目的，给予无味黏液质成熟剂和清除剂。

成熟剂方：小茴香根皮、芹菜根皮、菊苣根皮、小茴香 20 克，茴芹果 20 克，芹菜籽 20 克，苣菊子 20 克，黄瓜籽仁 30 克，西瓜子 30 克，甜瓜籽仁 30 克，龙葵 30 克，白砂糖 250 克。

剂量与用法：80mL，每日 3 次，口服 3 ～ 5 日。

清除剂方：薰衣草 15 克，菟丝子 20 克、睡莲花 7 克，菟丝草 30 克，番泻叶 30 克，余甘子 30 克，西青果 15 克，诃子肉 30 克，盒果藤根皮，牛舌草华 20 克，玫瑰花 15 克，龙葵 30 克，无花果干 60 克，地锦草 15 克，天山堇菜 15 克，乌梅 90 克，无核葡萄 90 克，红枣 30 克，洋菝葜根 30 克，水龙果 20 克，香青兰 10 克，菝葜 30 克，苣菊子 20 克，消泻山扁豆 60 克，刺糖 250 克。

剂量与用法：100mL，每日 2 次，口服 2 ～ 3 日。

（二）成药

以助于促进血液循环，提高免疫力，通阻，改善局部代谢，促进局部营养，促进着色、消除瘙痒，改善卵巢功能，控制感染，抑制肿瘤或癌变等方面用药。

为提高免疫力，补益支配器官给予：罗布比开比尔蜜膏，每日 3 次，10 克 / 次，饭后口服，疗程为 15 天。强力玛德士力阿亚提，每日 2 次，10 克 / 次，饭后口服。

为控制感染给予：曲皮亲糖浆，每日 3 次、100mL/ 次、饭后口服，疗程为 10 ～ 12 天。

为抑制肿瘤和癌变给予：小艾飞蜜膏，每日 2 次，一次 5 ～ 10 克，饭后口服，疗程为 15 天。

为促进着色给予：滋补比糖浆，每日 3 次，一次 50mL，饭后口服，疗程为 15 天。阿特热拉里片，每日 2 次，饭后 5 粒，驱虫斑菊苣蜜膏，每日 2 次，饭后 7 克。白热斯丸，每日 2 次，饭后 5 粒，口服。

（三）外用特色疗法

特色疗法一

局部阿必赞（局部坐浴）疗法：黑胡椒、没食子、肉桂、黄连、花椒、丁香、荜茇、土茯苓等 8 种草药粗碎煮沸，成凉后用于坐浴治疗。用复方没食子散每天 2 次，1500mL，局部阿必赞疗法 30 分钟，10 天为一个疗程，共需两个疗程。

特色疗法二

局部孜玛德疗法：复方孜玛德没食子 + 滋补比糖浆混合贴敷局部，或者用蜂蜡 15 克与适当的芸香子水混合后局部用孜玛德治疗，每日 1 次，7 天为一个疗程，共需两个疗程。

特色疗法三

局部特地硬疗法：这个特色疗法 + 局部科玛特疗法效果提高有效率。

维医特地硬（涂油）疗法：根据患者的病情，选择适当的药油。

局部操作：请患者裸外阴进入治疗房，房间温度在 30℃～ 40℃之间。患部涂油并不断的涂擦，使药油充分吸收，时间为 5 ～ 10 分钟左右。10 天为一个疗程，共需两个疗程。

外阴皮肤弹性差，有皲裂者，用开柔提蜜膏，橄榄油，复方母菊油等患部涂油并不断的涂擦，使药油充分吸收，时间 15 ～ 30 分钟左右。10 天为一个疗程，共需两个疗程。

外阴瘙痒严重者，用复方黄连油，患部涂油并不断地涂擦，使药油充分吸收，时间 10 ～ 15 分钟左右。10 天为一个疗程，共需两个疗程。

促进黑色促细胞生成均用斯亚丹油，患部涂油并不断地涂擦，使药油充分吸收，时间 5 ～ 10 分钟左右。10 天为一个疗程，共需两个疗程。

特色疗法四

局部科玛特疗法（热土盐或者各种复合的药物局部热敷）：是指根据维吾尔医辨证分型，选择适当的维吾尔草药，将特定的介质（蚕沙、土盐、麦穗等）利用药材浸液经煮沸后产生的蒸气熏蒸或炒热，将介质与药材粗粉药渣混合，按量装入具有透气透水的药袋放在患处，进行全身或局部药蒸。给局部适量的热土盐 100 克，每天两次科玛特疗法；给局部适量的促进血液循环的草药，每天两次科玛特疗法。

特色疗法五

局部吾木里疗法（阴道给药或者给营养剂等）：用于外阴白斑加阴道白斑的患者，每天 1 次于局部给予抗炎或者营养药物进行吾木里疗法。

特色疗法六

局部医尼克巴布疗法：用复方没食子散或者复方黄连散，每天 2 次，每次 20 克，局部医尼克巴疗法 20 分钟，10 天为一个疗程，共需两个疗程。

特色疗法七

局部针刺治疗：针刺疗法具有通阻的功效，可改善外阴病变部位的血液循环，加强皮肤代谢功能，改善皮肤弹性，进而达到治疗目的（图 8–4）。

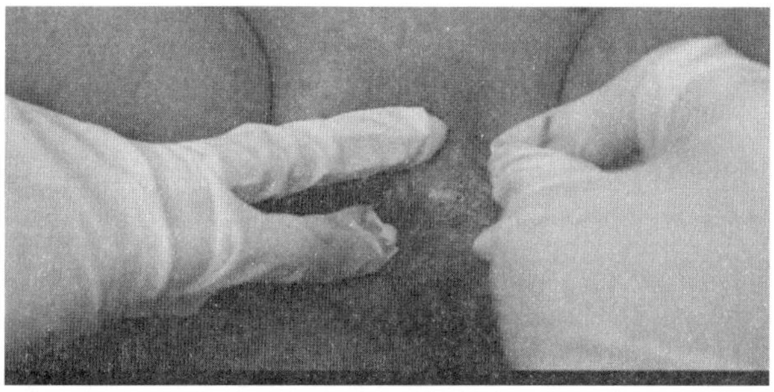

图 8–4　局部针刺疗法

特色疗法八

局部拔罐治疗：拔罐疗法具有消肿止痛，驱寒，改善局部循环等作用（图 8–5）。

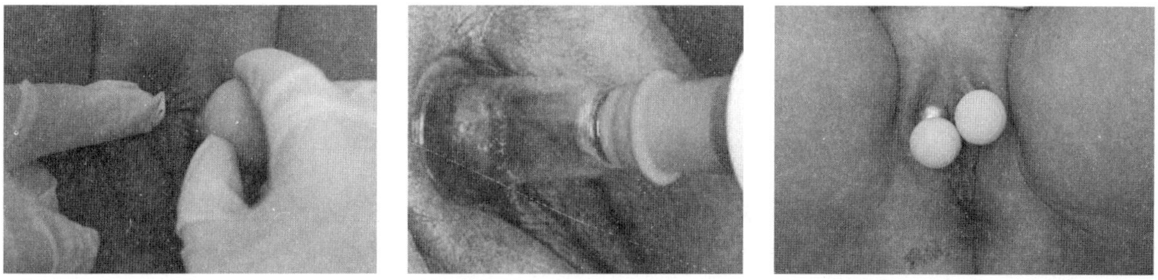

图 8–5　局部拔罐治疗法

特色疗法九

局部刮痧：刮痧疗法借助刮痧工具对体表皮肤特定部位反复进行刮、挤、揪、捏、刺等方法，刺激神经末梢或感受器而产生效应，促进微循环，改善人体血流，促进新陈代谢，增强机体免疫力，进而达到治疗目的（图 8–6）。

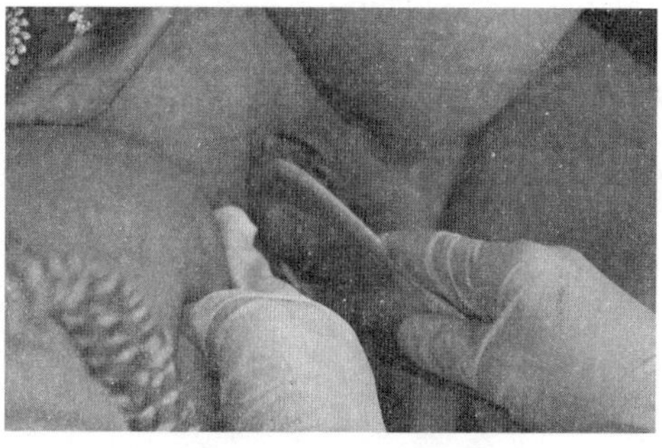

图 8–6　局部刮痧治疗法

（四）光疗法

进行 MS-F-1 或者 TDP 治疗 20min，每日 2 次，需两个治疗周期，此治疗短时间内可减轻疼痛，促进局部血液循环，从而恢复发白的皮肤组织；通过平衡体内热寒气质而止痛，避免复发（图 8-7）。

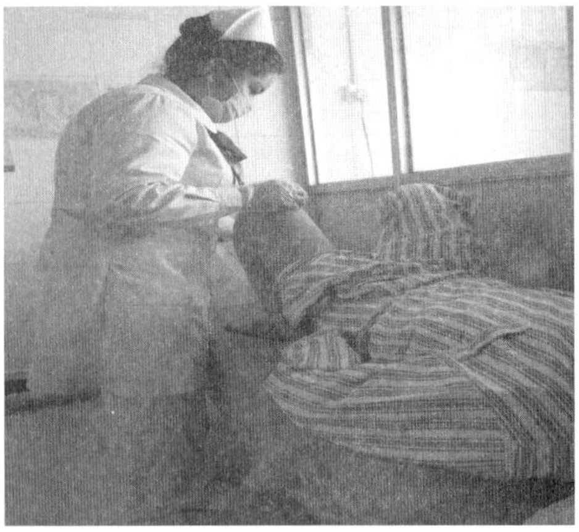

图 8-7 光疗法

（五）治疗注意事项

①使用成熟剂时可同时进行药物治疗和非药治疗，使用清除剂时停用有关内服药物和非药治疗。②月经期不能给予清除剂。③月经期暂时停用外用特色疗法。④如果发现癌变前期及时进行手术治疗。⑤忌食不易消化、产气的过度凉性的食物，宜食易消化、富含营养的食物，如：鸽子肉，鸭子肉，小羊羔，无花果，核桃，巴旦木，无核红葡萄，海带等。⑥保持外阴干净，内衣软棉透气，禁用局部有刺激性物品接触。⑦西红柿，维生素 A，维生素 C 等对皮肤有亮白作用的食物要少吃。⑧每天保持做些轻微运动，保持良好的心态，注意患处卫生并保证外生殖器干燥，选择暖和，舒适的内衣，同时保证适当的休息。

（六）疗效评价

（1）痊愈是指致病异常体液质所表现出来的体征和临床症状全部消失，妇科检查时发白的皮肤黏膜完全着色，皮肤黏膜弹性完全恢复。

（2）显效是指致病异常体液质所表现出来的体征均消失，临床症状明显减轻，妇科检查时发白的皮肤黏膜着色，皮肤黏膜弹性完全恢复。

（3）有效是指致病异常体液质所表现出来的体征基本上消失，临床症状减轻，妇科检查时发白的皮肤黏膜淡淡着色，皮肤弹性明显恢复。

（4）无效是指治疗前后无明显改变。

（七）维吾尔医治疗外阴白斑优势

按维吾尔医理论减少异常气质的产生和异常体液的生成，治疗上主张首先应用相应异常体液的成熟剂和清除剂，纠正异常气质，促进正常体液的生成。机体体液和气质恢复平衡后，以专用局部特色疗法为主，使损伤日益好转，且费用少，减轻患者的经济负担，受到广大患者的认可及欢迎。

（八）治疗难点

（1）石膏状黏液质和咸味黏液质引起的外阴上皮非瘤样病变（外阴白斑）治疗一个疗程后，外阴发白的黏膜颜色变红，局部黏膜变薄，瘙痒消失，但未出现黑点。

（2）咸味黏液质引起的外阴上皮非瘤样病变（外阴白斑）治效果好，但复发率高。

（3）为软化、营养、着色于患处外用的开柔提蜜膏虽然治疗效果好，但夏季容易变质影响疗效。

（4）外用孜马地治疗虽然早起疗效好，但一个疗程后对病情变化不明显。

（九）解决措施

（1）石膏状黏液质和咸味黏液质引起的外阴上皮非瘤样病变（外阴白斑）延长疗程。

（2）要改善开柔提蜜膏的剂型。

（3）按不同的体液分型进一步优化没食子散剂成分。

第四节　名医对外阴白斑的临床指导

导师买买提艾力·阿木提治疗各种妇科疑难杂症有几十年的临床经验，导师认为治疗此病心理治疗很重要。

（一）心理治疗

树立患者能治愈的信心，避免过度紧张、悲伤，疲劳、焦虑、郁闷、愤怒等不良情绪的干扰。向患者及家属详细交代病情，每天保持做些轻微运动，保持愉快、乐观心情，同时保证适当休息。

（二）饮食治疗

①禁吃难以消化，易导致胀气，过于凉性，辛辣刺激性食物，嘱患者尽量少饮食鱼肉、虾、鸡肉、牛奶、酸奶等增加皮肤敏感性或高蛋白的食物。最好不要接触维生素C的食物（如橘子、西红柿、葡萄、山楂、猕猴桃等）食物，日常生活中多吃易于消化、营养物质丰富的食物，多吃新鲜的蔬菜和水果，多饮水，例如白菜、芥菜、芋艿、海带，吃银耳、黑木耳、香菇、黑芝麻、鸽子肉、鲜羊肉、汤饭、瘦肉汤、羊肉汤、胡萝卜、无花果、核桃、巴旦木、红葡萄干等。

（三）注意个人卫生

经常保持外阴皮肤清洁干燥，避免长期处于潮湿阴凉的环境下，禁用肥皂或其他刺激性药物擦洗，避免用手或器械搔抓，穿宽松一点的棉质内裤，选择暖和，舒适的内衣。

第五节　名医对外阴白斑诊疗思路

本病病因尚不清楚，与某些免疫因素、全身性因素，如糖尿病、内分泌紊乱、营养不良、维生素缺乏等有关，主要是与局部神经血管损伤有密切关系。以及阴部感染及炎症刺激亦是外阴白斑的诱发原因。在西医药物治疗中用一些激素类药物，如鳞状上皮增生型患者外阴瘙痒较重，一般采用糖皮质激素类药物控制瘙痒症状，此类药物抗炎、抗过敏等作用显著，但需长期使用，疗程较长，停药后瘙痒会反复出现，且局部皮肤的颜色很难恢复正常；硬化性苔藓患者临床上主要以皮肤体征的改变较突出，表现为皮肤弹性减退、萎缩等，性激素类药物可促进蛋白合成，使萎缩的皮肤恢复正常，但用药时间长，可能出现阴蒂增大或毛发增多等副作用；免疫抑制剂能抑制炎性介质及免疫调节因子的产生和释放，发挥抗炎和免疫调节作用，氟尿嘧啶联合干扰素治疗外阴白色病变，临床观察取得了一定的疗效。从西医角度来讲外阴白斑是一种癌前病变，可能发展为外阴癌，所以主张手术切除病灶，但易造成泌尿系统、生殖系统功能损伤，给患者一生都造成巨大损伤，而且复发率高在 80% 以上。

导师认为，此病不容易与外阴白癜风鉴别，外阴白癜风是局部黑色素细胞被破坏所引起的疾病，年轻妇女发病者居多，除外阴外，身体其他部位也可伴发。由于在外阴发白区周围皮肤往往有过度色素沉着，故白色区界限分明，特别醒目。但病变区皮肤光滑润泽，弹性正常，患者也无瘙痒不适，故除伴发皮炎应按炎症处理，一般不需要治疗。因此，导师认为治疗外阴白斑明确诊断最重要，首先要行 HPV 检测、电子阴道镜、局部取活检等检查明确诊断后进行针对性治疗。

导师买买提艾力·阿木提建议，年轻一代传承人诊疗外阴白斑疾病将来的研究方向应多关注以下三方面：

第一，患者治疗前、后采血，研究出引起该疾病雌激素相关的表观 DNA，RNA 序列，蛋白质的变化并追踪找出病变的突变部分。

第二，在患者外阴采用活检笔取治疗前、后活检，并观察显微镜下病变情况，同时采用溶剂提取法检测出引起该疾病的相关微生物。

第三，在上述研究基础上，找出不同体液分型患者对应的靶向制剂。

（阿地拉·米拉吾提）

第九章　盆腔炎性疾病后遗症

第一节　盆腔炎性疾病后遗症西医诊疗方法

一、定义

盆腔炎性疾病（Pelvic Inflammatory Disease，PID）是由感染诱导的女性上生殖道（子宫内膜、输卵管、卵巢）及盆腔腹膜的炎性疾病"。盆腔炎性疾病后遗症（Sequelae of PID，SPID）曾称慢性盆腔炎，从根本上来说是盆腔炎性疾病的复发，现在已摒弃这一概念，而统一称为盆腔炎性疾病后遗症。盆腔炎性疾病后遗症是妇科多发病、常见病，多由盆腔炎性疾病未能及时正确治疗而发生发展的一系列临床后遗症。病理主要表现为组织破坏、广泛粘连、组织增生及瘢痕形成。本病的临床表现多样，主要以下腹部坠胀感及疼痛、腰骶部疼痛等现象较为多见，也可以伴有白带增多、月经失调等临床症状。近年来对于治疗本病，呈现多样化的趋势，现对盆腔炎性疾病的治疗进展做一综述。PID 主要因炎症反应遗留盆腔的广泛粘连、瘢痕形成，引起输卵管性不孕、慢性盆腔痛和异位妊娠等。该病在症状体征上差异大，使得诊断存在难度，因为可能造成严重的不良后果，对疾病的早期识别和管理具有重要意义，对于 PID 造成的后遗症，目前西医尚无明确高效的治疗方法，重点还在于预防。SPID 的病程长，易反复发作，对它的治疗和管理是一个漫长的过程，因而给患者的身心健康和社会经济均造成了极大影响。

盆腔炎性疾病的炎症可局限于一个部位，也可同时累及几个部位，以输卵管炎最常见。盆腔炎性疾病多发生在性活跃的生育期妇女，无性生活和绝育后妇女很少发生盆腔炎性疾病后遗症，即使发生也常常是邻近器官炎症的扩散。盆腔炎性疾病若未能得到及时、彻底治疗，可导致不孕、输卵管妊娠、慢性盆腔痛，炎症反复发作，从而严重影响妇女的生殖健康，且增加家庭与社会经济负担。

盆腔炎性疾病主要是在性成熟的年轻女性流行，最常见于 20 ～ 35 岁女性，约占性成熟女性人口的 70%，其发病率的地域差异较大。与社会经济情况、婚姻道德观、性文化、性行为等多方面因素有关，并与性传播疾病的发病率密切相关。

由于临床不典型和致病微生物的多样性，导致目前临床上 SPID 的诊断和治疗有一定的难度。近年来，盆腔炎性疾病后遗症的发病率呈逐年增长的趋势，并日益受到妇产科及各界的关注。

由于盆腔炎性疾病后遗症发生部位深藏于盆腔，病原微生物种类繁多且不容易采集，症状、体征不典型且轻重不一，同时疾病本身缺乏非常特异的实验室检查诊断手段，故其不像其他炎症性疾病那样容易明确诊断，从而导致这类疾病在治疗上也存在一定的困难，故而其诊断和治疗难以规范。流行病学资料显示，全世界有数以百万计的女性由于下生殖道感染和性传播感染而导致严重的并发症。

二、病因

盆腔炎性疾病后遗症的病原体有外源性及内源性两个来源，两种病原体可单独存在，但通常为混合感染，可能是外源性衣原体和淋病奈瑟菌感染造成输卵管损伤后，容易继发内源性的需氧菌及盆腔炎性疾病后遗症厌氧菌感染。

（一）外源性病原体

外源性病原体包括有沙眼衣原体、淋病奈瑟菌及支原体是导致盆腔炎性疾病后遗症的主要病原体，约占 60% ～ 70%。有研究表明，在美国 PID 的病原学分类以淋病奈瑟菌占比最高，占 40% ～ 50%；沙眼衣原体其次，占 10% ～ 40%。我国一项全国多中心调研显示：PID 患者沙眼衣原体阳性率 19.9%，宫颈支原体阳性率 32.4%，淋病奈瑟菌阳性率 11.2%，厌氧菌阳性率 25.0%；细菌培养结果显示大肠埃希菌为 6.7%，其次为金黄色葡萄球菌 4.8%，链球菌 2.1%，表皮葡萄球菌 1.6% 等。据近现代研究表明，沙眼衣原体不仅会导致 PID 的发生，还能通过诱导输卵管炎症以破坏输卵管结构，从而造成输卵管的积水、梗阻，引起异位妊娠等并发症，严重影响女性生育力。李国芸等纳入 167 例 PID 患者，沙眼衣原体总体阳性率为 32.9%；其中沙眼衣原体阳性在输卵管性不孕患者中占 40.91%，在输卵管妊娠患者中占 40.38%，在慢性盆腔痛及盆腔炎性疾病反复发作的患者中占 34.69%。国内多项研究得出的盆腔炎性疾病或盆腔炎性疾病后遗症患者宫颈分泌物的沙眼衣原体的阳性率在 10% ～ 40% 左右，与国外水平基本相当。淋病奈瑟菌常引起泌尿生殖道的化脓性感染，从而导致 PID 的发生。淋病奈瑟菌因其特性容易反复感染，原因有二：其一，它具有普遍易感性；其二，感染后引起较为缓和的免疫应答。这些特性造成淋病奈瑟菌感染后，临床症状不明显，感染具有隐匿性，其感染后可引起子宫颈炎、子宫内膜炎、输卵管炎，进一步可导致输卵管结构发生改变，甚至造成输卵管阻塞。淋病奈瑟菌因症状不典型常容易导致治疗不及时，加之容易反复感染，反复刺激，因此更容易导致 PID，增加不孕症及异位妊娠的风险。泌尿生殖道本身可以是多重病原体的寄生场所，支原体也是其中的一种。支原体具有多种形态，常见的可引起 PID 的类型主要有解脲支原体、人型支原体及生殖道支原体。

（二）内源性病原体

来自原寄居于阴道内的微生物群，包括需氧菌及厌氧菌感染，但以需氧菌感染及厌氧菌感染混合感染多见。主要的需氧菌及兼性厌氧菌有金黄色葡萄球菌、溶血性链球菌、大肠埃希菌；厌氧菌有脆弱类杆菌、消化球菌、消化链球菌，厌氧菌感染的特点是容易形成盆腔脓肿，感染性血栓静脉炎，脓液有粪臭并有气泡，70% ～ 80% 盆腔脓肿可培养出厌氧菌。罗琼等纳入盆腔炎合并盆腔积液患者 454 例，对其进行盆腔积液的菌群培养鉴定，其中细菌阳性者占 84.3%，厌氧菌阳性者占 57.04%，需氧菌阳性者占 27.31%，所有患者中单一感染者占 37.44%，混合感染者占 11.45%，因而在 PID 反复发作时，应当考虑合并厌氧菌混合感染可能，另外也应当考虑阴道内环境紊乱可能。盆腔炎性疾病后遗症的感染途径主要由病原体经阴道、宫颈的上行感染引起，其他途径尚有经淋巴系统的蔓延、盆腔脏器感染的直接蔓延及经血液循环的传播。

三、高危因素

PID 常为多种微生物的混合感染所致，其中部分是女性生殖道的正常微生物群，多在机体疾病、免疫力降低等情况下致病，其高危因素涵盖人口学、社会学、性文化和性行为、保健措施以及其他个人行为等方面，分列如下：

（一）年龄及地区

据资料调查研究显示：PID 在年轻性活动活跃人群中发病率高，国外有资料显示 15 ～ 19 岁妇女的 PID 发病率是 25 ～ 29 岁妇女的 3 倍，20 ～ 24 岁女性的 PID 发病率是 25 ～ 29 岁妇女的两倍，我国则以 30 岁左右为最多见。年轻者发病率高不仅因为此时是性活跃时期，还因性伴侣不稳定。现代研究发现，年轻女性容易发生 PID 与性生活频繁、宫颈黏液机械防御功能差及宫颈柱状上皮移位有关。PID 在世界各地的发病率因地区差异性很大，国内 PID 患病者亦有增加趋势，但尚无此方面确切的统计数字。

（二）个人史及生活史

性生活，尤其是不洁性行为是引起 PID 的高危因素，包括初夜年龄、多个性伴侣、性交频繁，另外月经期性交、经期使用不洁卫生用品或经常进行阴道冲洗等均可增加 PID 患病风险，据资料调查发现有多个性伴侣者患 PID 的概率是固定伴侣者的 6 倍，另有研究发现吸烟也是 PID 的高危因素。

（三）宫腔手术操作

各类需伸入器械进入宫腔的操作，如人工流产，放、取环术、子宫输卵管造影术等均可伤及生殖道黏膜，引起下生殖道内源性病原体上行感染而发病。

（四）下生殖道感染

常见的有衣原体、淋病奈瑟菌、支原体感染，细菌性阴道病或外阴阴道酵母菌性阴道病等上行感染，均可诱发盆腔炎性疾病的发生。盆腔炎性疾病后遗症发生后可进一步造成盆腔的广泛粘连、输卵管损伤等后遗症，并且容易因再次感染而造成反复的急性发作。

（五）邻近器官的直接蔓延

子宫及输卵管处于盆腔的大环境之下，腹腔及盆腔的感染均可能通过直接蔓延的方式导致子宫及输卵管等的感染，最常见为阑尾炎继发右侧输卵管炎。

四、临床表现

盆腔炎性疾病后遗症可因炎症轻重及范围大小而有不同的临床表现，轻者无症状轻微，常见症状为下腹痛、阴道分泌物增多。腹痛为持续性，活动或性交后加重。若病情严重可出现发热甚至高热、寒战、头痛、食欲缺乏。月经期发病可出现月经量增多、经期延长。若有腹膜炎，可出现消化系统症状如恶心、呕吐、腹胀、腹泻等，伴有泌尿系统感染可有尿急、尿频、尿痛症状。若有脓肿形成，可有下腹包块及局部压迫刺激症状；包块位于子宫前方可出现膀胱刺激症状，如排尿困难、尿频、尿急，若引起膀胱炎还可有尿痛等；包块位于子宫后方可有直肠刺激症状，出现腹泻、里急后重感和排便困难。若有输卵管炎的症状及体征，并同时有右上腹疼痛者，应怀疑有肝周围炎。

患者体征差异较大，轻者无明显异常症状，或妇科检查仅发现子宫颈举痛或宫体压痛。严重病例呈急性病容，体温升高，心率加快，下腹部有压痛、反跳痛及肌紧张，甚至出现腹减弱或消失。妇科检查：阴道可见脓性臭味分泌物；子宫颈充血、水肿，将子宫颈表面分泌物拭净，若见脓性分泌物从子宫颈口流出，说明子宫颈管黏膜或宫腔有急性炎症。子宫颈举痛；宫体稍大，有压痛，活动受限；子宫两侧压痛明显，若为单纯输卵管炎，可触及增粗的输卵管，压痛明显；若为输卵管积脓或输卵管卵巢脓肿，可触及包块且压痛明显，不活动；宫旁结缔组织炎时，可扣及宫旁一侧或者两侧片状增厚，或两侧宫韧带高度水肿、增粗，压痛明显；若有盆腔脓肿形成且位置较低时，则后穹隆触痛明显，可在子宫直肠陷窝处触及包块，并可有波动感，三合诊检查更有利于了解盆腔脓肿的情况及邻近器官的关系。

五、诊断标准

西医诊断标准：参照《临床诊疗指南》（中华医学会编著人民卫生出版社，2007 年 1 月第 1 版）、《妇产科学》（乐杰主编，人民卫生出版社，2008 年 1 月第 7 版）。

根据病史、症状、体征及实验室检查可做出初步诊断。由于盆腔炎性疾病后遗症的临床表现差异较大，临床诊断准确性不高（与腹腔镜相比，阳性预测值为 65% ～ 90%）。理想的盆腔炎性疾病后遗症诊断标准，既要敏感性高，能发现轻微病例；又要特异性强，避免非炎症患者应用抗生素。但目前尚无单一的病史、体征或实验室检查，既敏感又特异。由于临床正确诊断盆腔炎性疾病后遗症比较困难，而延误诊断又导致盆腔炎性疾病后遗症的发生。2015 年美国疾病预防和控制中心（Center for Disease Control and Prevention，CDC）推荐的盆腔炎性疾病后遗症的诊断标准，旨在对年轻女性出现腹痛或有异常阴道分泌物或不规则阴道流血者，提高对盆腔炎性疾病后遗症的认识，对可疑患者做进一步评价，及时治疗，减少后遗症的发生。

（一）最低诊断标准

提示在性活跃的年轻女性或者具有性传播疾病的高危人群，若出现下腹痛，并可排除其他引起下腹痛的原因，妇科检查符合最低诊断标准，即可给予经验性抗生素治疗。

（二）附加标准

可增加最低诊断标准的特异性，多数盆腔炎性疾病后遗症患者在其子宫颈黏液性分泌物，或阴道分泌物 0.9% 氯化钠溶液湿片中见到大量白细胞，若子宫颈分泌物正常并且阴道分泌物镜下见不到白细胞，则盆腔炎性疾病后遗症的诊断需慎重，应考虑其他引起腹痛的疾病。阴道分泌物检查还可同时发现是否合并阴道感染，如细菌性阴道病及滴虫阴道炎等。

（三）特异标准

基本可诊断盆腔炎性疾病后遗症，但由于除超声检查及磁共振检查外，均为有创检查，特异标准仅适用于一些有选择的病例。腹腔镜诊断盆腔炎性疾病后遗症标准包括：①输卵管表面明显充血；②输卵管壁水肿；③输卵管伞端或浆膜面有脓性渗出物。腹腔镜诊断输卵管炎准确率高，并能直接采取感染部位的分泌物做细菌培养，但临床应用有一定局限性，如对轻度输卵管炎的诊断准确性较低、对单位存在的子宫内膜炎无诊断价值，因此并非所有怀疑盆腔炎性疾病的患者均需腹腔镜检查。在做出盆腔炎性疾病的诊断后，需进一步明确病原体。子宫颈管分泌物及后穹隆穿刺液的涂片、培养养及核酸扩增检测病原体，虽不如通过剖腹探查或腹腔镜直接采取感染部位的分泌物做培养及药敏准确，但临床较实用，对明确病原体有帮助。涂片可做革兰染色，可以根据细菌形态为及时选用抗生素提供线索，培养阳性率高，并可做药敏试验。除病原体检查外，还可根据病史（如是否为性传播疾病高危人群）、临床症状及体征特点初步判断病原体。

六、治疗方法

临床上部分PID患者细菌培养的取材部位是行后穹隆穿刺或开腹手术时取脓汁进行培养，结果无细菌生长。因为脓汁内主要成分为变性、坏死的白细胞及坏死组织碎片，而较少有细菌存活，这可能是细菌培养阳性率较低的原因之一。在取标本的时候应提高这方面认识，最好能够在脓汁旁囊壁上的新鲜组织上取标本，能提高细菌培养的阳性率。国内部分资料显示，只有68.3%的患者使用了敏感抗生素，31.7%患者使用了致病菌已耐药的抗生素。而且各医疗机构使用的抗生素品种繁杂，在调查的7家全国三级甲等医院3年对于SPID的药物治疗中涉及的抗生素就达百种以上。

PID与SPID的发作次数与严重程度相关，所以降低盆腔炎性疾病的发作次数可以降低盆腔炎性疾病后遗症的发生率，治疗和预防PID的发生可以有效地预防SPID的发生及减轻SPID的严重程度。目前对于PID尚无特殊有效治疗方法，因此对盆腔炎性疾病后遗症及时有效的治疗居于首要位置。

主要为抗生素药物治疗，必要时手术治疗。抗生素治疗可清除病原体，改善症状及体征，减少后遗症。经恰当的抗生素积极治疗，绝大多数盆腔炎性疾病能彻底治愈。抗生素的治疗原则：经验性、广谱、及时和个体化。初始治疗往往根据病史、临床表现以及当地的流行病学推断病原体，给予经验性抗生素治疗。由于盆腔炎性疾病的病原体多为淋病奈瑟菌、衣原体以及需氧菌、厌氧菌的混合感染，需氧菌及厌氧菌又有革兰阴性及革兰阳性之分，故抗生素的选择应涵盖以上病原体，选择广谱抗生素或联合用药。根据药敏试验选用抗生素较合理，但通常需在获得实验室结果后才能给予，在盆腔炎性疾病诊断48小时内及时用药可明显降低后遗症的发生，具体选用的方案根据医院的条件、患者的病情及接受程度、药物有效性及性价比等综合考虑选择个体化治疗方案。

（一）门诊治疗

若患者一般状况好，症状轻，能耐受口服抗生素，并有随访条件，可在门诊给予非静脉应用（口服或肌内注射）抗生素，常用给药方案：①头孢曲松钠250mg，单次肌内注射，或头孢西丁钠2g，单次肌内注射，同时口服丙黄舒口服，然后改为多西环素100mg，每天2次，连用14天，或选用其他第三代头孢菌素与甲硝唑合用。②氧氟沙星400mg，每天2～3次，连用14天，或莫西沙星

400mg，每天 1 次，连用 14 天。

（二）住院治疗

若患者一般情况差，病情严重，伴有发热、恶心、呕吐，或有盆腔腹膜炎，或输卵管卵巢脓肿，或门诊治疗无效，或不能耐受口服抗生素，或诊断不清均应住院，给予以抗生素药物治疗为主的综合治疗。

1. 支持疗法

卧床休息，半卧位有利于脓液积聚于直肠子宫陷凹而使炎症局限。给予高热量、高蛋白、高维生素流食或半流食，补充液体，注意纠正电解质紊乱及酸碱失衡。高热时采用物理降温。尽量避免不必要的妇科检查以免引起炎症扩散，有腹胀者应行胃肠减压。

2. 抗生素治疗

应根据细菌培养及药敏实验选择抗生素，给药途径以静脉滴注收效快，常用的抗生素配伍如下。

（1）第二代头孢菌素或相当于第二代头孢菌素的药物及第三代头孢菌素或相当于第三代头和菌素的药物：如头孢西丁钠 2g，静脉滴注，每 6 小时 1 次；或头孢替安 2g，静脉滴注，每 12 小时 1 次；加多西环素 100mg，每 12 小时 1 次，静脉或口服。其他可选用头孢呋辛纳、头孢唑肟钠、头孢曲松钠、头孢噻肟钠。临床症状改善至少 24 小时后转为口服药物治疗，多西环素 100mg，每 12 小时 1 次，连用 14 天。对不能耐受多西环素者，可用阿奇霉素替代，每次 500mg，每天 1 次，连用 3 天。对输卵管卵巢脓肿的患者，可加用克林霉素或甲硝唑，从而更有效的对抗厌氧菌。

（2）克林霉素与氨基苷类药物联合方案：克林霉素 900mg，每 8 小时 1 次，静脉滴注；庆大霉素先给予负荷量（2mg/kg），然后给予维持量（1.5mg/kg），每 8 小时 1 次，静脉滴注。临床症状、体征改善后继续静脉应用 24 ～ 48 小时，克林霉素改为口服，每次 450mg，每天 4 次，连用 14 天。

（3）喹诺酮类药物与甲硝唑联合方案：第三代喹诺酮类药物对革兰阴性菌及革兰阳性菌均有抗菌作用。常用的有环丙沙星 100 ～ 200mg，每天 2 次，静脉滴注；氧氟沙星 400mg，静脉滴注，每 12 小时 1 次；或左氧氟沙星 500mg 静脉滴注，每天 1 次。甲硝唑 500mg，静脉滴注，每 8 小时 1 次。

（4）青霉素类与四环素类药物联合方案：氨苄西林 / 舒巴坦 3g，静脉滴注，每 6 小时 1 次，派拉西林钠是一种新的半合成的青霉素，对多数需氧菌及厌氧菌均有效。每天 4 ～ 12g，分 3 ～ 4 次静脉注射或静脉滴注。加多西环素 100mg，每天 2 次，连服 14 天。

若存在淋病奈瑟菌地区流行和个人危险因素低、有良好的随访条件、头孢菌素不能应用（对头孢菌素类药物过敏）等，可考虑应用喹诺酮类药物，但在开始治疗前，必须进行淋病奈瑟菌的检测。

3. 手术治疗

主要用于抗生素控制不满意的输卵管卵巢脓肿或盆腔脓肿。

手术指征有：

（1）脓肿经药物治疗无效：输卵管卵巢脓肿或盆腔脓肿经药物治疗 48 ～ 72 小时，体温持续不降，患者中毒症状加重或包块增大者，应及时手术，以免发生脓肿破裂。

（2）脓肿持续存在：经药物治疗病情有好转，继续控制炎症数日（2 ～ 3 周），包块仍未消失但已局限化，可手术治疗。

（3）脓肿破裂：突然腹痛加剧，寒战、高热、恶心、呕吐、腹胀，检查腹部拒按或有中毒性休克表现，应怀疑脓肿破裂。若脓肿破裂未及时诊治，死亡率高。因此，一旦怀疑脓肿破裂，需立即在抗生素治疗的同时行手术治疗。

手术可根据情况选择经腹手术或腹腔镜手术，也可行超声或 CT 引导下的穿刺引流。手术范围应根据病变范围、患者年龄、一般状态等全面考虑。原则以切除病灶为主。年轻妇女应尽量保留卵巢功能，以采用保守性手术为主；年龄大、双侧附件受累或附件脓肿屡次发作者，可行全子宫及双附件切除术；对极度衰弱危重患者的手术范围须按具体情况决定，可在超声或 CT 引导下采用经皮引流技术。若盆腔脓肿位置低、突向阴道后穹隆时，可经阴道切开排出，同时注入抗生素。

4. 其他药物治疗

盆腔炎性疾病的治疗范围较为局限，治疗目的主要在于改善 PID，临床常用药物有透明质酸钠或 α－糜蛋白酶，作用均为改善炎症及粘连。另可行利多卡因封闭治疗，通过阻断疼痛刺激，改善局部营养，从而减轻慢性盆腔痛。加子珍纳入慢性盆腔炎患者 60 例，使用 α－糜蛋白酶联合抗生素治疗的方法，统计痊愈率 90%，有效率 100%。由于抗生素对缓解 SPE 的组织粘连或增生效果较差，因此临床采用局部治疗法，有利于松解粘连、缓解疼痛，从而治疗 SPID。

5. 物理治疗

在盆腔炎性疾病期，通过物理治疗改善盆腔局部血液循环，从而改善局部代谢，帮助炎症消退吸收，从而减少粘连及瘢痕形成，减少并发症。临床常用物理治疗方法有：超短波疗法、微波疗法、激光疗法、中波直流电离子透入疗法、紫外线疗法、石蜡疗法等。一般可有效缩短 SPID 的治疗周期，减轻患者痛苦。

七、随访

对于抗生素治疗的患者，应在 72 小时内随诊，明确有无临床情况的改善。若抗生素治疗有效，在治疗后的 72 小时内患者的临床表现应有改善，如体温下降，腹部压痛、反跳痛减轻，子宫颈举痛、子宫压痛、附件区压痛减轻。若此期间症状无改善，需进一步检查，重新进行评价，必要时腹腔镜或手术探查。无论其性伴侣接受治疗与否，建议沙眼衣原体和淋病奈瑟菌感染者治疗后 3 个月复查上述病原体。若 3 个月时未复查，应于治疗后 1 年内任意 1 次就诊时复查。

第二节　盆腔炎性疾病后遗症中医诊疗方法

一、定义

盆腔炎性疾病后遗症，中医古籍无此病名，根据其临床特点，散见于“带下病”“妇人腹痛”“癥瘕”“不孕”等病证中。1983 年《中国医学百科全书·中医妇科学》已将“盆腔炎”作为中医病名编入，为中、西医通用病名，《中医妇科学》第七版教材中医诊断已采用此病名。盆腔炎现西医又称盆腔炎性疾病后遗症，主要包括子宫内膜炎、输卵管炎、输卵管卵巢脓肿和盆腔腹膜炎。盆腔炎急性期因病势急，病情较重，必须中西医结合治疗以迅速控制病情。而中医药对盆腔炎反复发作、慢性盆腔疼痛（相当于以往所称的慢性盆腔炎）的治疗具有明显优势和特色，在防止病情复发、缓解患者疼痛，缩小或消散炎性包块等方面取得了较好的疗效，因此该诊疗方案主要是针对盆腔炎反复发作、慢性盆腔疼痛的中医综合治疗。

二、病因

肝郁气滞，寒湿凝滞，湿热瘀结，肝郁脾虚为冲任阻滞，胞脉失畅的常见原因。肝气内伤，气行不畅，血行瘀阻结于胞宫，可见肝郁气滞之象；寒湿之邪侵袭冲任、胞宫，与气血相结，血行不畅，则见寒湿凝滞之象；湿热之余邪与气血抟结于冲任胞宫，经行、劳累耗伤气血，正气虚衰，可见湿热瘀结之象；脾虚之人，情志不畅，肝气郁滞，木旺乘土，运化失司，聚湿成痰，留滞与冲任、胞宫发为本病。

三、临床表现

临床表现：多数患者有急性盆腔炎病史。

主症：小腹疼痛，腰骶胀痛，带下异常，带下量多、色黄、味臭。

次症：神疲乏力，低热起伏，月经不调，经行腹痛加重，胸胁乳房胀痛，形寒肢冷，小便黄，大便干燥，或大便溏泄，舌象异常，如舌质红或暗红，边尖瘀点或瘀斑，脉沉弦或弦涩。

体征：子宫活动受限（粘连固定）或压痛；一侧或双侧输卵管成索状增粗或 / 和子宫一侧或双侧片状增厚、压痛；一侧或双侧宫骶韧带增粗、触痛；一侧或双侧附件包块、压痛。

上述体征至少同时具备下列三项：下腹压痛伴或不伴反跳痛，宫颈举痛、宫体压痛，附件区（索状增粗或片状增厚或包块）压痛。

四、诊断标准

（一）疾病诊断

中医诊断标准：参照全国高等中医药院校规划教材《中医妇科学》（张玉珍主编，中国中医药出版社，2002 年 9 月第 7 版）。

本病临床症状包括下腹疼痛，腰骶部酸胀疼痛，常在劳累、性交、经期加重，可伴月经不调、白带增多、低热、疲乏，或不孕。根据盆腔慢性炎症体征，结合 B 超检查、血常规、血沉，阴道分泌物常规检查，即可诊断。

（1）症状：下腹疼痛、腰骶部酸胀疼痛。常在劳累、性交、经期加重。可伴月经不调、白带增多、低热、疲乏，或不孕。

（2）体征：子宫常呈后位，活动受限或粘连固定，子宫肌炎时，子宫可有压痛，若为输卵管炎，则在子宫一侧或两侧触及条索状增粗输卵管，并有压痛，若为输卵管积水或输卵管卵巢囊肿，则在盆腔一侧或两侧触及囊性肿物，活动多受限，可有压痛，若为盆腔结缔组织炎时，子宫一侧或两侧有片状增厚、压痛，或有子宫骶韧带增粗、变硬、触痛。

上述体征至少需同时具备下列两项，子宫活动受限（粘连固定）或压痛，一侧附件区压痛。

（3）实验室检查：

①妇科超声检查：可探及附件炎性包块、输卵管积液或增粗，或子宫直肠凹陷积液。

②血常规、血沉检查可有白细胞总数增高或中性粒细胞增高，或血沉加快。

③阴道分泌物检查可有阴道清洁度异常。

④宫颈管分泌物检测可发现衣原体、支原体、淋球菌等病原菌。

（二）证候诊断

（1）湿热瘀结证

主症：①下腹胀痛或刺痛，痛处固定。②腰骶胀痛。③带下量多色黄质稠或气臭。

次症：①经期腹痛加重。②经期延长或月经量多。③口腻或纳呆。④小便黄。⑤大便溏而不爽或大便干结。

舌脉：舌质红或暗红，或见边尖瘀点或瘀斑，苔黄腻或白腻，脉弦滑或弦数。

以上主症具备两项或以上，次症两项或以上，结合舌脉，即可辨为本证。

（2）气滞血瘀证

主症：①下腹胀痛或刺痛。②情志抑郁或烦躁。③带下量多色黄或白质稠。

次症：①月经先后不定，量多或少。②经色紫暗有块或排出不畅。③经前乳房胀痛。④情志不畅则腹痛加重。⑤脘腹胀满。

舌脉：舌质暗红，或有瘀斑瘀点，苔白或黄，脉弦。

以上主症具备两项或以上，次症两项或以上，结合舌脉，即可辨为本证。

（3）寒湿瘀滞证

主症：①下腹冷痛或刺痛。②腰骶冷痛。③带下量多，色白质稀。

次症：①形寒肢冷。②经期腹痛加重，得温则减。③月经量少或月经错后。④经色紫黯或夹血块。⑤大便溏泄。

舌脉：舌质黯或有瘀点，苔白腻，脉沉迟或沉涩。

以上主症具备两项或以上，次症两项或以上，结合舌脉，即可辨为本证。

（4）肾虚血瘀证

主症：①下腹绵绵作痛或刺痛。②腰骶酸痛。③带下量多，色白质清稀。

次症：①遇劳累下腹或腰骶酸痛加重。②头晕耳鸣。③经量多或少。④经血黯淡或夹血块。⑤夜尿频多。

舌脉：舌质黯淡或有瘀点瘀斑，苔白或腻，脉沉涩。

以上主症具备两项或以上，次症两项或以上，结合舌脉，即可辨为本证。

（5）气虚血瘀证：

主症：①下腹疼痛或坠痛缠绵日久。②痛连腰骶经行加重。③带下量多，色白质稀。

次症：①经期延长或月经量多。②经血淡黯或夹血块。③精神萎靡。④体倦乏力。⑤食少纳呆。

舌脉：舌淡黯，或有瘀点瘀斑，苔白，脉弦细或沉涩无力。

以上主症具备两项或以上，次症两项或以上，结合舌脉，即可辨为本证。

五、治疗方法

（一）口服药物

首先按照慢性盆腔炎的辨证分型给予理法方药。

（二）中医特色疗法

运用精纯中药方剂，将“服、敷、灌”有机结合，疏肝理气、化瘀止痛，加速盆腔血液循环，修复受损细胞，从而消除炎症。另外，参考其他医家的研究成果，积极运用中医适宜技术和现代技术，采用推拿法、刺络拔罐法、中药离子渗透法治疗慢性盆腔炎。

1. 隔药灸脐法

隔药灸脐法是通过艾灸和药物的刺激作用以激发脐处（即神阙穴）气血运行，疏通经络，调节人体阴阳与脏腑功能，是防病治病的一种外治疗法。张晓星等人采用隔药灸脐法治疗盆腔炎性疾病后遗症患者 30 例，随机分为治疗组和对照组，每组各 15 例，治疗组用隔药灸脐法，对照组用隔淀粉灸脐法。与治疗前比较，2 组局部体征总评分以及单项体征评分如子宫活动受限或压痛、左侧附件区压痛，均具有统计学意义（$P<0.05$）；与对照组比较，治疗组局部体征总评分、宫体压痛评分有统计学意义（$P<0.05$）。研究结果表明，隔药灸脐法和隔淀粉灸脐法均能改善患者的局部体征，但隔药灸脐法对于 SPID 患者局部体征总体的改善及宫体压痛的改善优于隔淀粉灸脐法，临床疗效显著。

2. 消癥散外敷加 TDP 神灯

千年健 60g，川断 120g，追地风 60g，川椒 60g，五加皮 120g，白芷 120g，桑寄生 120g，艾叶 500g，透骨草 250g，羌活 60g，独活 60g，赤芍 120g，归尾 120g，血竭 60g，乳香 60g，没药 60g。

3. 红藤煎保留灌肠

红藤 30g，败酱草 30g，鸭跖草 30g，桃仁 10g，蒲公英 30g，紫花地丁 30g，三棱 10g，莪术 10g。

4. 推拿法

手法选用一指禅法、鱼际揉法、推法、点法、擦法等，穴位选取关元、中极、归来、肾俞、血海、膈俞、三阴交、阴陵泉、八髎等。

5. 刺络拔罐法

关元、气海、血海、膈俞等穴位，先刺络，后拔罐。

6. 中药离子渗透法

用当归、白花蛇舌草、蒲公英、败酱草、川椒、乳香、没药、香附、丹参、赤芍、血竭（后入）、红花、桂枝，水煎浓缩以浸湿纱布置于病变处或事先选好的穴位上，通过离子导入机导入治疗。

7. 物理治疗

（1）蜡泥疗法：蜡泥溶化后掺入浓缩中药汁（羌活 10g，独活 10g，川芎 10g，红花 10g，附子 15g，肉桂 10g），稍冷后，缓缓铺于下腹部及腰骶部，每次 30 分钟，隔日 1 次，10 次为 1 个疗程。

（2）热水坐浴：一般用中药坐浴（羌活 30g，独活 30g，红花 20g，桃仁 20g，陈皮 15g，车前草 15g），水温约为 40℃，每日 1 次，每次 10 ～ 20 分钟，5 ～ 10 次为 1 个疗程。

（3）中药熏蒸：根据每个人的体质特点，辨证施治不同的中药配方，以中药蒸汽为载体渗入体内，改善人体微循环，在热力、蒸汽和药物的共同作用下，从而起到疏通腠理、祛风除湿、疏通经络、活血化瘀等功效。

（4）温和灸：将艾条点燃后悬置在关元穴上，进行温熨，借灸火的热力达到调和阴阳，补益气血，疏通经络、调和营卫、平衡阴阳。

在中医疗法中，运用针灸治疗本病遵循活血化瘀、温化寒湿的原则，单用或与中药合用均能取效，临床上人们常常与中药治疗相结合，治疗效果更佳。钱赟等用针药联合治疗盆腔炎性疾病后遗症患者180例，随机分为3组进行疗效对比，针药组60例用改良盆炎方（红藤、蒲公英、紫花地丁、黄连、制香附、鳖甲、桑枝、浙贝母、白扁豆等）联合针灸（太冲、合谷、三阴交、阴陵泉平补平泻，双侧子宫穴、关元等穴艾灸＋温针，并于百会穴行头皮针）和中药灌肠治疗；中药组60例口服改良盆炎方；西药组静点氧氟沙星，口服甲硝唑片。3组的总有效率分别为96.7%、91.7%、61.7%。李婷等用综合疗法治疗盆腔炎性疾病后遗症30例，治疗方法为：中药口服（蒲公英、败酱草、紫花地丁、黄芩、野菊花、附片、三棱、莪术等）＋中药灌肠＋针灸治疗（中极、关元、归来、三阴交、足三里、肾俞）＋离子导入。结果：显效30例，总有效率100%。余洁芳等将90例盆腔炎性疾病后遗症患者分为2组，患者均采用头孢西丁静点，治疗组在对照组的基础上给予中药热敷（小茴香250g，香附100g）配合中药保留灌肠治疗，治疗组总有效率95.56%，对照组总有效率73.33%，两组差异有显著意义（$P<0.01$）。另外，配合盆腔治疗仪系统，在一定温度范围内杀死病原体、病毒及炎性细胞，快速安全消除炎症。治疗方法无副作用、无痛苦、患者感觉良好，愿意接受。

第三节　盆腔炎性疾病后遗症维吾尔医诊疗经验

一、定义

维吾尔医古籍文献未记载慢性盆腔炎性疾病，但该疾病临床表现类似于欧斯如提台米斯，病因多由在各种体内外不良因素的影响下，气质失调、体液质失衡产生阻滞累及子宫所致，导致女性生殖器、子宫附件及内生殖器周围结缔组织发炎，以下腹部坠痛，下腹及腰骶部痛，白带增多为主要临床表现的器质性病变，在西医中称之为“慢性盆腔炎性疾病”。

二、病因

①免疫功能下降。②急性盆腔炎如未得到彻底治疗，病程迁延而发生慢性盆腔炎。③由沙眼衣原体感染所致。④部分慢性盆腔炎为急性盆腔炎遗留的病理改变。⑤流产后以及妇科手术后引起下生殖道内源性菌群的病原体上行感染。⑥与性生活及年龄有关。⑦下生殖道感染。⑧性卫生不良。

三、临床表现

（一）慢性盆腔痛

慢性炎症形成的瘢痕粘连以及盆腔充血，常引起下腹部坠胀、疼痛及腰骶部酸痛，常在劳累、长时间站立、性交后及月经前后加剧，严重者影响工作。

（二）不孕及异位妊娠

输卵管粘连阻塞可致不孕和异位妊娠。急性盆腔炎后不孕发生率为20%～30%，并随着病情的发展，不孕率呈现上升趋势。

（三）月经异常

子宫内膜炎常有有白带增多、月经紊乱、经血量多、痛经，性感不快，盆腔瘀血可致经量增多，卵巢功能损害时可致月经失调。

（四）全身症状

多不明显，有时仅低热，易疲倦。由于病程较长，部分患者可出现神经衰弱症状，如精神不振、周身不适、失眠等，当患者抵抗力差时，易有急性或亚急性发作。

四、诊断标准

（一）临床表现

下腹部坠痛，下腹及腰骶部痛，白带增多，不孕，月经紊乱等。

（二）妇科检查

妇科检查可见阴道内脓性分泌物，宫颈举痛呈阳性，宫体大小正常压痛呈阳性，双侧附件增粗增厚，压痛呈阳性。

（三）辅助检查

B超提示盆腔积液，盆腔内可见包块或囊肿；血常规示白细胞计数升高，血沉加快；也可CT或MR进一步确诊。

五、体液质分型

（一）涩味黏液质型慢性盆腔炎

体型偏胖，肤色白皙，皮肤弹性可，体温降低，手摸感觉较凉、眼部发白无神，巩膜有淡青，舌相对较大，舌质白，舌头周围有牙龈，舌苔为淡青，晨起时口黏、口涩，脉粗、缓、弱，尿量少但次数多，尿色发白、偶有便秘，睡眠可，但多梦，疲惫。

（二）异常沉液质型慢性盆腔炎

体型偏瘦，肤色稍暗，面部稍黑无光，皮肤粗糙，体温较低，手摸感觉较凉、眼部发青深陷，晨起时口味苦涩，青或灰色舌苔，舌干，严重失调者舌面全部为黑色舌苔，尿量多，小便次数少尿色发白，静置易形成沉淀，失眠，多梦及噩梦，脉细、缓。

（三）腐败血液质型慢性盆腔炎

体型中等，肤色红润，面部潮红，皮肤光滑弹性好，体温较高，手摸感觉湿热，眼部发红，晨起时口味偏甜，舌苔黄，舌体偏大，舌尖有红色小点，脉粗呈波浪状、波动有力，尿量多，尿量对较多，尿色赤黄，睡眠可。

（四）酸味黏液质型慢性盆腔炎

体型中等或偏胖，肤色白皙，皮肤弹性可，手摸感觉湿热，眼部虹膜发黄，晨起时口味偏苦、舌苔黄，舌体偏大，脉细、促，尿量对较多，尿色黄，睡眠可。

六、治疗方法

（一）辨证选择调节异常体液、口服汤剂和成药

1. 涩味黏液质型

调节异常涩味黏液质型体液（成熟、清除疗法），消炎消肿，活血化瘀，通阻止痛，增强主器官功能，增强自然力，控制复发。

（1）成熟剂

成熟剂加减：铁线蕨、玫瑰花、牛舌草、甘草、香青兰、薰衣草、小茴香、地锦草、甘草根、大叶破布木果、无核葡萄干、无花果干、新疆园枣、刺糖、玫瑰花膏等药材煎煮成汤剂。每次 100mL，每日 3 次，13 ～ 30 天，饭后趁热口服。

（2）清除剂

当出现异常体液质成熟的症状变化时，给予涩味黏液质清除剂加减。用菟丝草、地锦草、赤芍、甘草根、玫瑰花、番泻叶、铁线蕨、菊苣根、牛舌草、巴旦杏油、兔丝草、无核葡萄干、玫瑰花、无花果干、刺糖等药材煎煮成汤剂。每次 100mL，每日 3 次，连服 3 ～ 5 天。

（3）成药

根据病情需要，可任选择以下药。曲比亲糖浆、马乌理乌苏里糖浆、吾西巴糖浆，每次 100mL，每日 3 次，口服；人参蜜膏，每次 10g，每日 3 次，口服；阿依古海尔蜜膏，每次 10g，每日 3 次，口服。

2. 异常脾液质型

调节异常沉液质型体液（成熟、清除疗法），消炎消肿，活血化瘀，通阻止痛，增强主器官功能，增强自然力，控制复发。

（1）成熟剂

成熟剂加减：破布木果、薰衣草、小茴香、牛舌草、甘草根、地锦草、铁线蕨、新疆园枣、刺糖等药材煎煮成汤剂。每次 100mL，每日 3 次，口服 8 ～ 10 天，饭后趁热服用。

（2）清除剂

当出现异常体液质成熟的症状变化时，给予异常沉液质的清除剂。清除剂加减：菟丝草、清泻山扁豆、刺糖、菟丝草、诃子、西青果、玫瑰花、甘草根、小茴香、薰衣草、水龙骨、地锦草、牛舌草、天山堇菜花、破布木果、番泻叶、睡莲花，铁线蕨、巴旦仁、葡萄干、玫瑰糖浆等药材煎煮成汤剂。每次 100mL，每日 3 次，口服 3 ～ 5 天。饭后趁热服。

（3）成药

根据病情需要，可任选择以下药。复方曲比亲露，每次 100mL，每日 3 次，口服；依提热菲力曲比亲蜜膏，每次 3 片，每日 3 次，口服；人参蜜膏，每次 10g，每日 3 次，口服；阿依古海尔蜜膏，每次 10g，每日 3 次，口服。

3. 腐败血液质型慢性盆腔炎

维成药：夏塔热蒸露，吾西巴糖浆；人参蜜膏，每次 10g，每日 3 次，口服；阿依古海尔蜜膏，每次 10g，每日 3 次，口服。

4. 酸味黏液质型

调节异常沉液质型体液（成熟、清除疗法），消炎消肿，活血化瘀，通阻止痛，增强主器官功能，增强自然力，控制复发。

（1）成熟剂

成熟剂加减：铁线蕨、玫瑰花、地锦草、天山堇菜，莲花、洋茴香、菊苣子、甘草根，无花果，无核葡萄干，红枣、菊苣根，玫瑰花糖膏等用水煎煮成汤剂。每次 100mL，每日 3 次，饭后趁热服用 8 ～ 10 天。

（2）清除剂

当出现异常体液质成熟的症状时，给予酸味味黏液质的清除剂。清除剂加减：小茴香、甘草根、铁线蕨、无花果干等药材用水煎煮成汤剂。每次 100mL，每日 3 次，饭后趁热服用 2 ～ 3 天。

（3）成药

根据病情需要，可任选择一种药，疗程为 10 ～ 15 天。秀合拉蒸露、吾西巴糖浆，每次 100mL，每日 3 次，口服；人参蜜膏，每次 10g，每日 3 次，口服；阿依古海尔蜜膏，每次 10g，每日 3 次，口服。

（二）特色疗法

（1）直肠吾可纳疗法。

（2）盆底治疗。

（3）腰下腹部敷药疗法。

（4）WBO 治疗。

（5）全身药浴治疗。

（6）体外短波治疗。

（7）艾灸疗法。

（8）特地硬治疗。

（9）火疗。

（10）热奄包治疗。

（11）腰下腹部治疗。

（12）下腹部艾灸治疗。

（13）腰下腹部科玛特治疗。

（三）疗效评价

1. 疗效判定标准

治愈：经 B 超检查或妇科检查，盆腔消失，临床症状消失。

显效：经妇科检查，B 超检查盆腔积液减小一半以上，临床症状部分或全部消失。

有效：经妇科检查，B 超检查盆腔积液减少 1/3 以上，临床症状部分消失或减轻。

无效：经妇科检查，B 超检查盆腔积液和治疗前无改变，自觉症状减轻或无改变。

2. 疗效指数

疗效指数 N=（治疗前积分 – 治疗后积分）/ 治疗前积分 ×100%

注：计算公式（参照尼莫地平法）

痊愈：临床症状及体征基本消失，N ≥ 90%；

显效：临床症状及体征明显改善，N ≥ 70%；

有效：临床症状及体征有所缓解，30% ≤ N < 69%；

无效：临床症状及体征无明显改善或仅有少部分改善，N < 30%。

第四节　名医对盆腔炎的临床实践与学术思想

买买提艾力·阿木提老师将维医体液质理论结合自身 60 多年的临床经验，根据新疆尤其是南疆地域、气候、饮食、生活习惯等特点，针对慢性盆腔炎的诊治及预防提出以下三方面的学术思想。

维吾尔医学最基本而重要的学说之一是体液质学说（Hilit talimati），体液质学说是指认识人体所有的四种体液并运用于生理病理现象的学说，维吾尔医认为体液是在火、水、土、气等自然界四大物质和人体气质的影响下，以摄取各种的饮食为基础，通过肝脏的正常功能所产生的胆液质、血液质、黏液质、沉液质等四种体液，体液在生命活动中，不断地消耗和补充，保持相对平衡状态，最终保持生命的正常延续。体液在各自的数量和质量上保持相对的平衡，表明人体处于正常生理状态，而这一平衡的失调，则表明人体的病理状态。

维吾尔医慢性盆腔炎的治疗原则为调节体内异常体液质以及清除体内异常致病气质，给予改善局部组织血液循环，促进局部代谢活动，抗炎消肿的治疗，同时给予补益支配器官，提高机体免疫力的内外配合治疗的措施。成熟剂是指除了异常血液质外，对其他三种异常体液成熟，使其具备排出体外的条件，为人体补充液体的配方药。清除剂是指将被成熟的异常体液质排出体外的配方药，清除剂成分中除了有调剂异常体液的药物之外，还具有较强的分解、溶化功能的泄泻药。各种体液质的成熟剂、清除剂的成分有所不同，所以治疗慢性盆腔炎时给予准确及足量的成熟剂、清除剂是非常重要的。患者的辨证诊断及辨证分析是核心，这方面我们要着重注意，细心判断，给予最准确的成熟剂以及清除剂，同时给予成熟剂、清除剂的病程中密切观察患者病情、舌苔、脉搏、眼白、体温等一系列问题。治疗此病时给予准确的成熟剂、清除剂可以明显提高慢性盆腔炎的痊愈率，有助于临床上推广。但成熟剂清除剂的一个缺点为比较难喝，有对胃肠道的刺激性大，有些成熟剂比如异常沉液质成熟剂需要口服 15 ～ 45 天左右，异常体液质成熟时间长，所以我们在这方面应进一步研究。给予相应的成熟剂清除剂基础上给予消炎、清血、开窍类药，其中清浊曲比亲艾拉蜜膏的疗效显著。

目前，治疗慢性盆腔炎有许多方式，包括现代医学以抗生素为主的药物治疗、手术治疗、物理治疗等；维吾尔医也是中华民族医学的重要组成部分，诊治很有特色，疗效比较显著。维医认为盆腔炎性积液是在各种内外因素的影响下体内体液平衡失调而导致形状改变性疾病。其中以异常黏液质体液致病比较多见。名医经验方清浊曲比亲艾拉蜜膏通过清利湿热、活血化瘀的原则治疗盆腔炎性疾病后遗症，祛寒除湿，提高周围组织营养摄取，抗菌抗炎，提高机体对致病物的敏感性和防御功能，在增强免疫力的同时，加快局部代谢产物的排泄，促进积液及炎性致病因子的吸收和消退来治疗此病，达到了消除局部病灶的目的。不仅副作用小，而且临床疗效肯定，尤其是对盆腔炎性疾病后遗症引起的盆腔粘连、慢性盆腔痛及输卵管炎性不孕的治疗，是西医抗生素望尘莫及的；故维吾尔医药口服为盆腔炎性疾病后遗症的治疗不仅提高了治疗效果，还验证了名医经验方清浊曲比亲艾拉蜜膏的可行性，为临床有效治疗女性盆腔积液及推广应用提供了基础条件和依据。

清浊曲比亲艾拉蜜膏被认为在慢性盆腔炎治疗过程中对患者体内异常体液质进行调节，并消除患者体内的致病因素，并使盆腔局部组织的血液循环得到改善，通过加快局部代谢速度，能够达到消肿止痛抗炎的效果。清浊曲比亲蜜膏中成熟剂主要是指异常状态的血液质外，能够促进异常液体成熟，并能够将其排出体外，使正常体液得以补充。清除剂主要是指在成熟状态中将异常体液排出体外的一种配方药剂，能够加速异常体液，从患者体内排出。

对于未能口服药的患者给予外用特色疗法治疗，如腰骶及下腹部包扎治疗、火疗、直肠欧克乃疗法等。与维吾尔草药包扎治疗以及灌肠治疗相互配合，能够对盆腔炎的治疗效果起到促进作用，并具有较高的安全性。

综上所述，维吾尔医特色治疗用于慢性盆腔炎效果良好，能够缩短盆腔炎患者的恢复时间，并能够避免患者发生药物不良反应，具有较高的安全性，值得推广。

第五节　名医诊疗盆腔炎的经验与思路

导师买买提艾力·阿木提根据自己经验传授曾经在维医临床以痛经（欧斯如提台米斯）、白带增多（赛拉尼热衣米）等两种病症合并的病名讲解该病，按现代维西医结合思路来分析刚好吻合西医所使用的“慢性盆腔炎”。导师认为该疾病可以预防和保健，建议各族妇女同胞们以预防为主远离疾病。

导师买买提艾力·阿木提总结维吾尔医“治未病”思想和经验，治未病是指预防医学的观点，“治未病”的思想实际上包含着“未病先防”“即病防变”“瘥后防复”三个方面的含义。未病先防是指在疾病发生之前，注重保养身体，顾护正气，提高机体免疫功能，起到预防疾病的作用。

慢性盆腔炎的预防保健以调整气质、平衡体液为治则，以燥湿祛寒、强筋补肌、滋补调摄 为主。先应用相应的成熟剂和利尿剂清除致病体液，居家可用大枣 7g，白蜀葵花、天山堇菜、葡萄干各 15g，牛舌草、玫瑰花、龙葵各 9g，乌梅 30g。用温火煎汤，过滤去渣，加红糖 30g，热维改尼古丽油 30mL 冲洗阴部。热维改尼古丽油 30mL 加西红花 1g 涂于无菌纱布上放入阴道中；亦可宜用地腊、长角豆、没食子、阿拉伯树胶汁、天竺黄、槟榔、焦白矾粉、柽柳实、赤石脂、洋乳香各 12g，研成细粉，用罗勒汁或艾热克古拉比蒸露制成软膏涂于纱布上，放入阴道中。燥湿祛寒，宜用盒果滕根皮、药西瓜果、牵牛子、洋乳香等煎汤灌入阴道；强筋补肌，方用热维改尼赞白克油、洋乳香等灌入阴道。用白蜀葵汁、天山堇菜各 90g 用适量水煎汤，待凉后灌入阴道或亦可坐药；然后宜用葫芦巴、洋甘菊、野苜蓿各 5g，无花果、番茄叶各 10g，清泻山扁豆 15g 煎汤，过滤加巴旦杏油 10mL 灌入阴道，上述方法根据自己情况可以选用。

（艾合太尔克孜·木沙）

第十章　卵巢囊肿

第一节　卵巢囊肿西医诊疗方法

卵巢在解剖上与盆腔侧壁相接，位于子宫底的后外侧，属于女性的生殖器官。卵巢作为女性机体的性腺，其主要生理功能是参与女性激素的分泌和调节（产生卵泡以及类固醇激素）以及排出成熟的卵子。

卵巢是女性肿瘤的好发部位，卵巢囊肿作为严重威胁妇女生命的妇科疾病，是指卵巢的囊性改变，其在广义上属于卵巢肿瘤的一种，卵巢囊肿（Ovarian Cysts）通常是指良性卵巢肿瘤中的浆液性囊腺瘤和性囊腺瘤，是妇科最常见的良性肿瘤，据报道占卵巢瘤样病变的27.9%。一般为良性，绝经后则多为恶性。

卵巢囊肿多见于20～50岁之间女性，尤其是多发于生育期女性，发病率占生育期女性的15%。其特点为病情较缓慢，临床症状不明显。因此疾病早期多无明显症状，随着囊肿增大，可表现为小腹不适、坠胀、疼痛、白带异常、月经紊乱，伴或不伴性交疼痛，甚出现心悸、尿频等压迫性症状，是目前困扰广大女性身心健康和生活质量的社会热点话题，也是临床上需要解决的一个难题。一般需要通过妇科检查才能发现，妇科检查时，在小腹部单侧或双侧触及肿块呈球形，表面光滑。对于长期未愈者，还可能会发生继发感染，严重者会发生卵巢囊肿蒂扭转、破裂、继发感染等病变，危及生命，后期会对女性身心健康造成一定影响。彭雪梅研究发现，卵巢囊肿对女性生育功能有一定的影响，囊肿大小大于3cm患者不孕症发生比例较囊肿大小小于3cm患者。（图10–1）

一、卵巢肿瘤分类

良性卵巢囊肿占卵巢肿瘤的75%，多数呈囊性，表面光滑，边界清楚，可活动。简单直观地说，“卵巢囊肿”就是指卵巢内部或表面生成肿块。肿块内的物质通常是液体，有时也可能是固体，或是液体与固体的混合。1973年世界卫生组织（WHO）参考1964年国际妇产科联盟（FI—GO）以组织学做分类，制定了国际统一的卵巢肿瘤组分类方法，将肿瘤分为九大类，依次为：①上皮性肿瘤；②性索间质肿瘤；③生殖细胞肿瘤；④脂质（类脂质）细胞瘤；⑤性腺母细胞瘤；⑥非卵巢特异性软组织肿瘤；⑦未分类肿瘤；⑧继发性（转移性）肿瘤；⑨肿瘤瘤样病变。（图10–2）

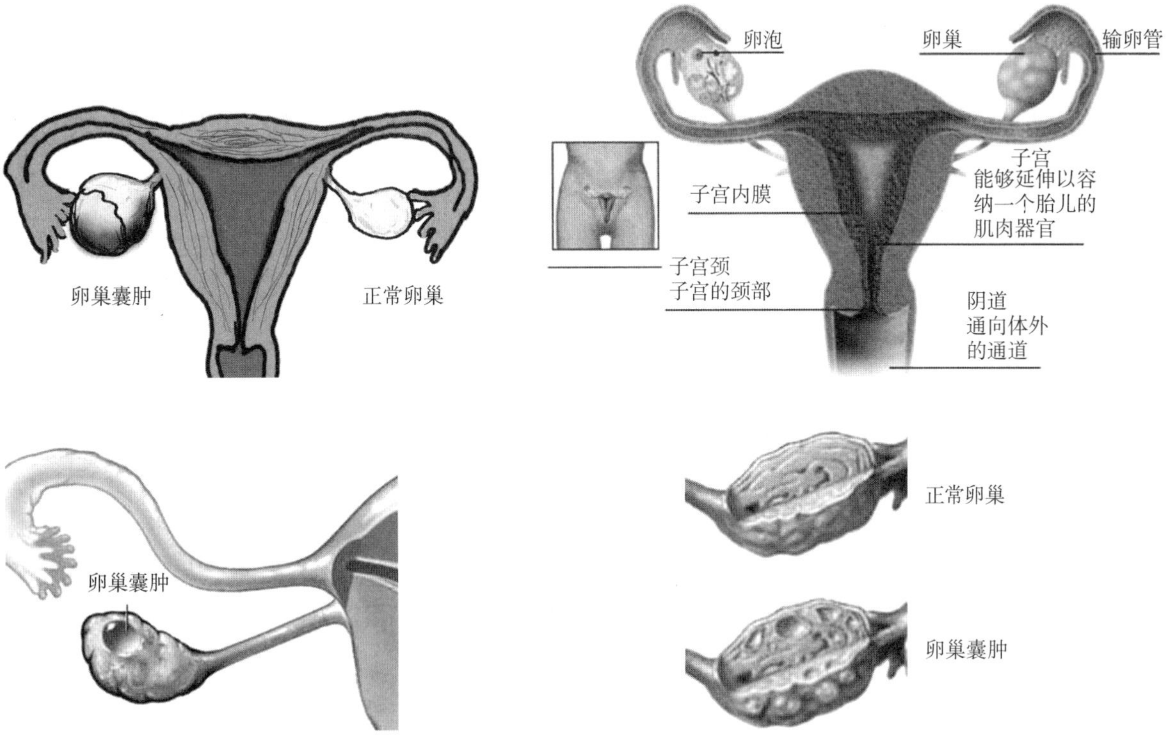

图 10–1　正常卵巢与卵巢囊肿

（一）上皮性肿瘤

最常见，占卵巢肿瘤的 50% ～ 70%，其中以浆液性肿瘤最多见。

（1）浆液性囊腺瘤约占卵巢良性肿瘤的 25%，常见于 30 ～ 40 岁患者，以单侧为多。外观呈灰白色，表面光滑，多为单房性，囊壁较薄，囊内含淡黄色清亮透明的液体，有部分病例可见内壁有乳头状突起，群簇成团或弥漫散，称乳头状浆液性囊腺瘤。乳头可突出囊壁，在囊肿表面蔓延生长，甚至侵及邻近器官，如伴有腹水者，则多已发生恶变，其次为黏液性肿瘤。

（2）黏液性囊腺瘤约占卵巢肿瘤的 15% ～ 25%，最常见于 30 ～ 50% 岁，多为单侧。肿瘤表面光滑，为蓝白色，呈多房性，囊内含藕粉样黏液，偶见囊壁内有乳头状突起，称乳头状黏液性囊腺瘤，右囊壁破裂，瘤细胞可种植于腹膜及内脏表面，产生大量黏液，称腹膜黏液瘤。

多为单侧以其为组织学及细胞学特点，它们有良性、交界性（低度潜在恶性瘤）及恶性之分，上皮腺瘤占卵巢恶性肿瘤的 90%。

（二）性索间质肿瘤

占卵巢肿瘤的 6%，此类肿瘤能分泌激素并出现相应症状，又称功能性卵巢肿瘤，主要有颗粒细胞瘤、卵泡膜细胞瘤及纤维瘤。其中颗粒和卵泡膜细胞瘤因能分泌雌激素，在女孩可引起性早熟，生育年龄可出现月经紊乱，老年妇女可发生绝经后出血。约 15% 伴发子宫内膜癌，而睾丸母细胞瘤多能分泌雄激素，患者出现男性化表现。

（三）生殖细胞肿瘤

来源于胚胎时期的生殖细胞，占卵巢肿瘤约 25%，在生殖细胞肿瘤中，良性有成熟型囊性畸胎瘤，又称囊性畸胎瘤或皮样囊肿。占卵巢肿瘤约 10% ～ 20%，占畸胎瘤的 97%，大多发生在生育年龄。肿瘤多为成人手拳大小，直径多小于 10cm，单侧居多，约 25% 为双侧，外观为圆形或椭圆形，呈黄白色，表面光滑，囊壁较厚，切面多为单房，囊内常含皮脂物质及毛发，亦可见牙齿、骨、软骨及神经组织，偶见甲状腺组织。恶性有内胚囊瘤、未成熟畸胎瘤及无性细胞瘤等。

（四）继发性（转移性）肿瘤

卵巢是恶性肿瘤常见的转移部位，约 5% ～ 10% 的卵巢肿瘤是转移性的，最常见的是来自消化道，乳腺和生殖道的转移癌。转移癌常侵犯双侧卵巢，侵犯单侧卵巢者仅 10%。库肯勃氏瘤（Krukenbery tumor）是一种特殊类型的转移性腺癌，原发部位为胃肠道。肿瘤为双侧性，中等大小，一般保持卵巢原状。肿瘤与周围器官无粘连。切面实性，胶质样，镜下见典型的能产生黏液的印戒细胞。

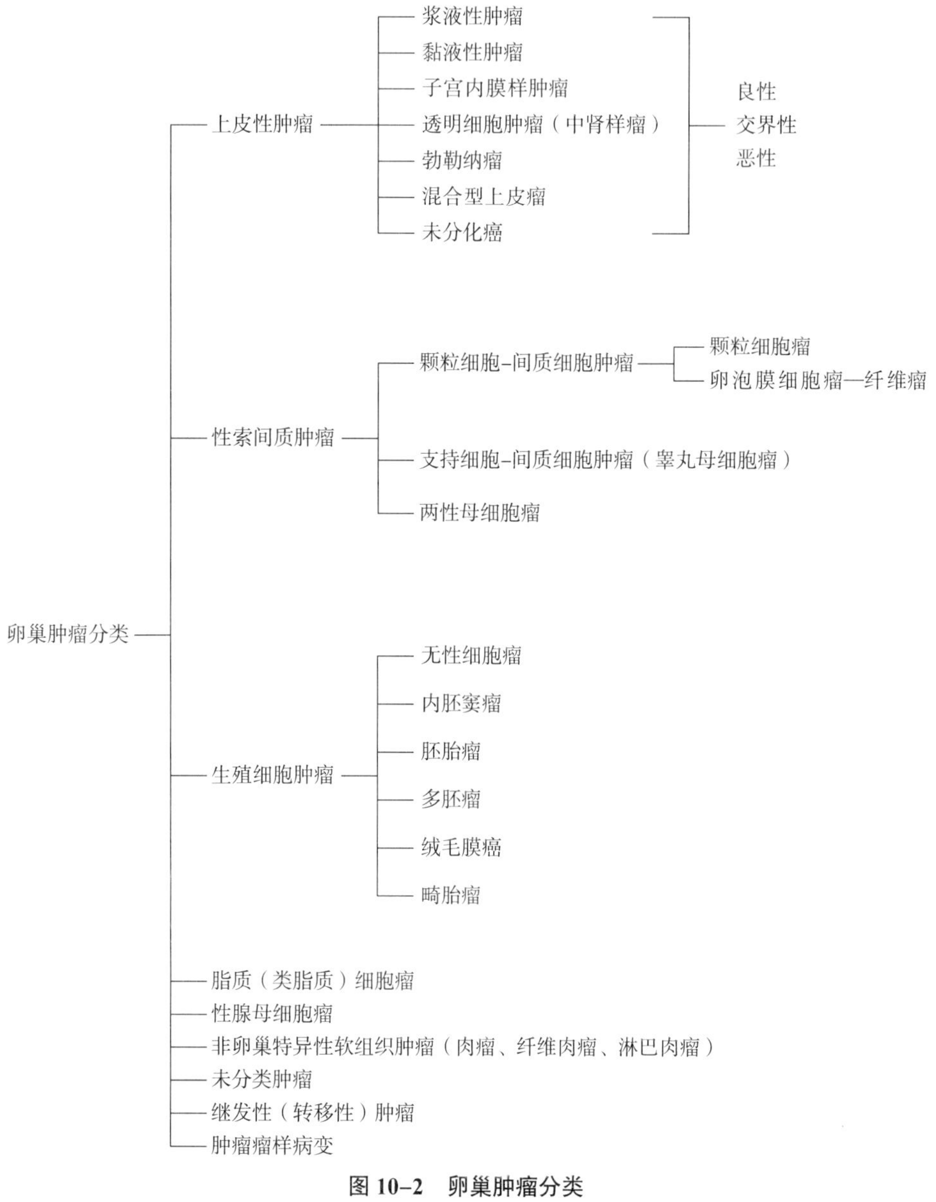

图 10–2　卵巢肿瘤分类

二、病因

卵巢是女性的生殖腺，受下丘脑－垂体－性腺轴和卵巢自分泌、旁分泌的复杂调控，以帮助完成其排卵和内分泌的功能。若卵巢轴的功能受到内外环境等不利因素的影响，如精神高度紧张、身心过度疲劳、环境气温骤变以及遗传因素等种因素，则很可能影响狂卵巢轴任一环节而出现暂时或长期无排卵，发育受阻的卵泡则形成潴留囊肿，从而产生卵泡囊肿。

目前西医对卵巢囊肿的病因仍不十分清楚，大多学者认为其发病可能与饮食结构不合理，环境因素、内分泌失调、盆腔感染术后复发、病毒、遗传因素、炎症和机体变化等因素有关。卵巢的主要功能为排卵和分泌女性激素，正常情况下有周期性生理及组织结构的变化，由于卵巢的组织结构复杂，原始细胞多，在某些情况下容易受到内外因素刺激而发生异常变化，从生理状态转化为病理状态，产生各种功能失调性肿瘤。下面我们简单地探讨一下病因。

（一）长期的饮食结构不合理

饮食结构的失调、高胆固醇饮食、饮酒等使体质过度酸化，机体免疫功能降低，而发展成为卵巢功能或组织异常，有报道接触石棉及滑石粉者卵巢癌的发病率高。

（二）环境因素和生活方式

随着经济的迅速发展，空气、土壤、水资源的污染，粮食、果蔬质量下降，食用肉高含量的禽类激素、抗生素等，在一定程度上也会诱发卵巢囊肿的发生。此外，吸烟、环境污染、电离辐射等原因致体内蓄积一定量毒素，影响激素分泌或使机能下降。酞酸酯类化学物（PAEs）为塑料生产过程中使用的增塑剂，研究发现卵巢囊肿与血清 PAEs 水平存在一定相关性。

随着生活节奏加快，越来越多女性参与社会生产，其生活方式、社会地位的转变，压力的增大，长期的熬夜、吸烟、酗酒等原因导致越来越多的女性处于亚健康状态，使卵巢囊肿发病率逐年上升。

（三）内分泌因素

卵巢囊肿在育龄期女性中发病率较高，由于女性生殖器官的排卵、分泌激素、内分泌平衡等均与卵巢关系密切，故卵巢囊肿的发病与内分泌变化关系密切。

卵巢是分泌性激素和排卵的靶器官，正常的排卵周期仅有一个卵泡发育成熟，其余卵泡均在成熟的过程中萎缩闭锁，成熟卵泡不排卵而持续增长或闭锁卵泡退化不全，粒层细胞仍分泌液体而形成卵巢囊肿。现代医学研究表明，雄激素通过旁分泌作用于雄激素受体阳性细胞，刺激细胞内和间质中一种促有粉丝分裂的细胞素——间质细胞衍化因子的产生，从而促进卵巢癌的发生和发展。Risch 于 1998 年提出“雄激素假说”表示过量雄激素可刺激卵巢上皮增殖，此而增加患卵巢癌的风险。Sheach 等研究发现，雄激素可促进表达 AR 的卵巢癌细胞 OVCAR-3 增殖，且显著上调该细胞 GTP 酶的表达，从而促进卵巢癌细胞的增殖及迁移。另外，张宇飞提出卵巢癌于甲状腺功能减退有相关性，甲状腺激素水平减退可能是引起卵巢肿瘤的发生的一个原因。

临床观察发现，幼女由于中枢病变引起的性早熟，GnRH 可以刺激 LH、FSH 大量分泌从而促进卵泡的快速发育，若 LH 相对分泌过少时则会出现排卵障碍，囊肿随之形成。临床调查研究发现卵巢囊肿患者体内的 FSH 水平明显高于正常对照组，而 LH、E2、P 明显低于正常对照组，T 与正常对照组差别不明显。有研究通过对牛注射促肾上腺皮质激素，抑制 LH，引发排卵受阻，从而来诱发卵泡囊肿，说明相对低 LH 会引发卵巢囊肿的发生。姜贺伦等通过对 100 例卵巢囊肿患者研究，发现治疗前 E2 及 P 水平普遍升高，经治疗后，两者水平较治疗前均下降并接近正常水平。彭心通过芥子油注射法卵巢囊肿大鼠模型发现，模型组大鼠血清 E2 及 P 水平明显高于正常组，LH 明显下降。姜广红等通过子宫内膜异位卵巢法造模（卵巢囊肿模型），其模型组大鼠体内 E2、P、T、FHS、LH 均升高。可见卵巢囊肿的发生与内分泌激素的异常分泌有密不可分的复杂交错的关系，非单一激素升高或降低所诱发的，与下丘脑－垂体－卵巢轴和其他激素协同所致。张月宁研究结果显示卵巢囊肿患者血清促卵泡激素（FSH）水平显著高于对照组（$P < 0.01$），有非常显著性差异。而雌激素黄体生成素（LH）和黄体酮（P）水平均显著低于对照组（$P < 0.01$），有非常显著性差异。雌二醇（E2）、睾酮（T）水平均显著低于对照组（$P < 0.05$），这与学者的研究结果相吻合。

这些研究充分说明卵巢囊肿的发生及改变跟内分泌关系密切。

（四）盆腔污染因素

“盆腔污染”学说认为，妇女盆腔组织通过输卵管与外界相通，外界环境中的致癌物质可通过输卵管污染盆腔，刺激卵巢上皮增生，诱发肿瘤。如盆腔炎久不愈，输卵管管壁增厚，渗出炎性物质，使输卵管伞端粘连时，可影响及卵巢，使卵巢表面包膜硬化，卵子不能排出，可并发卵巢囊肿，严重时可造成输卵管与卵巢穿通，形成囊肿。盆腔内器官，如阴道炎、子宫内膜炎、输卵管炎、卵巢炎或子宫肌瘤等治疗不及时或反复发生，诱发卵巢囊肿的形成。通过对 72 例卵巢囊肿患者的观察，发现 26 位患者伴有慢性盆腔炎反复发作且比例高达 36.11%。

（五）术后复发

子宫腺肌症患者行子宫切除术后，致卵巢供血不足，内分泌功能失调，卵泡过度生长形成囊肿；盆腔炎术后，卵巢周围发生粘连、包裹，影响卵细胞排出从而引发疾病。

（六）病毒

目前认为，妇女在儿童期患流行性腮腺炎，对成年后卵巢肿瘤的发病有保护作用。有学者提出，青春期感染风疹病毒可增加卵巢肿瘤的发病率。

（七）遗传因素

据统计，20% ～ 25% 的卵巢肿瘤患者有家族史。

（八）炎症和机体变化

卵巢、泌尿系统、子宫及附件等部位炎性积液的蓄积、积脓等会引起囊肿，同时，子宫内膜异位会危及卵巢，在卵巢内形成巧克力囊肿。

机体内环境改变是卵巢囊肿发病的一个重要因素。生活习性、饮食及心理压力等会引起机体内部过度酸化，机体功能、抵抗力和免疫力下降导致卵巢和内分泌失调，引起卵巢组织的异常增生从而造成囊肿发生，严重时甚至会引发癌变。

三、常见的转移性卵巢肿瘤

（一）胃癌和肠转移到卵巢

胃肠道的癌细胞通过腹膜后淋巴系周围的淋巴结转移至卵巢，此种转移性卵巢肿瘤多见于绝经期妇女。

（二）乳腺转移到卵巢

乳腺上的癌细胞通过胸膜深腱膜淋巴管道往下走，从腹部到肾脏周围淋巴，然后经腹主动脉两侧和沿盆腔淋巴结转移到卵巢或直接蔓延进胸膜和横隔最终通过腹膜到达卵巢。

（三）生殖器官的癌细胞转移到卵巢

多见于子宫体癌，与对侧的卵巢癌转移到另一侧或者外阴癌，阴道癌也有可能转移卵巢。

四、临床症状

卵巢良性囊肿早起囊肿较小，多无症状，常在妇科检查时偶然发现。囊肿增至中等大时，感腹胀或腹部扪及肿块，边界清楚。妇科检查在子宫一侧或双侧触及球形肿块，多为囊性，表面光滑、活动与子宫无粘连。若囊肿上大充满盆、腹腔即出现压迫症状，如尿频、便秘、气急、心悸等。腹部膨隆、包块活动度差，即诊呈实音，无移动性浊音。

五、卵巢囊肿的并发症

（一）蒂扭转

蒂扭转为常见的妇科急腹症。约 10% 卵巢囊肿并发症蒂扭转。蒂扭转好发于瘤蒂长、中等大小，活动度大活动度良好，重心偏于一侧的肿瘤，常见于囊性成熟性畸胎瘤，体位突然改变时，或妊娠期、产褥期子宫大小、位置改变时蒂扭转易发生。

卵巢囊肿瘤蒂由骨盆漏斗韧带、卵巢固有韧带和输卵管组成。发生急性扭转后静脉回流受阻，瘤内极度充血或血管破裂瘤内出血，致使瘤体迅速增大，后因动脉血流受阻，肿瘤发生坏死变为紫黑色，可破裂和感染。其典型症状是突发性一侧下腹痛，伴恶心、呕吐甚至休克，系腹膜牵引绞窄引起。妇科检查可触及压痛明显、张力较大的肿块，伴有肌紧张。有时扭转可自行复位，腹痛随之缓解。偶见慢性扭转，症状不明显，于手术时意外发现。蒂扭转一经确诊，宜尽快手术切除。

（二）破裂

破裂约 3% 卵巢囊肿会发生破裂，破裂有自发性和外伤性两种。自发性破裂常因肿瘤生长过速所致，多为肿瘤浸润性生长穿破囊壁；外伤性破裂常因腹部受重击，分娩、性交、妇科检查及穿刺等引起。其症状轻重取决于破裂口大小、流入腹腔囊液的性质和数量。小囊肿或单纯浆液性囊腺瘤破裂时，患者仅感轻度腹痛；大囊肿或成熟畸胎瘤破裂后，常致剧烈腹痛伴恶心呕吐，有时导致腹腔内出血、腹膜炎及休克。妇科检查时可发现腹部压痛、腹肌紧张，可有腹水征，原有肿块摸不到或扪及缩小而低张力的肿块。疑有肿瘤破裂立即剖腹探查，术中应尽量洗净囊液，并涂片行细胞学检查，清洗腹腔及盆腔，切除标本应行仔细的肉眼观察，尤需注意破口边缘有无恶变并送病理学检查。

（三）感染

感染较少见，多因肿瘤扭转或破裂后引起，也可来自邻近器官感染灶如阑脓肿扩散。临床表现为发热、腹痛、肿块及腹部压痛、反跳痛、腹肌紧张及白细胞升高等。治疗应先用抗生素抗感染，后行手术切除肿瘤。若短期内感染不能控制，应立刻手术治疗。

（四）恶变

卵巢良性肿瘤可发生恶变，恶变早起无症状，不易发现。若发现囊肿生长迅速，尤其为双侧，应疑恶变。因此，确诊为卵巢肿瘤者应尽早手术。

六、诊断

卵巢囊肿虽无特异性症状，常与体检时发现，但根据患者的年龄、病史及局部体征等特点可初步确定是否为卵巢囊肿，并对良性、恶性做出估计。

（一）影像学检查

1. B 超诊断

超声诊断有低放射性、低创伤性、诊断价值高的优点，成为卵巢囊肿诊断中最可靠、最广泛使用的影像学检查方法。B 型超声检测肿块部位、大小、形态，提示肿瘤形状囊性或实性，囊内有无乳头以及鉴别卵巢肿瘤、腹水和结核性包囊性积液。B 型超声检查的临床诊断符合率 90%，但至今小于 1cm 的实性肿瘤不易测出。超声可多切面观察肿物及肿物周围组织的关系，可动态观察，检查肿物的生长与变化；然而，声像图仅能反映正常与病变的某些形态和特征，在判断其病理性质时，还是需要结合病史、临床特征及辅助检查才能确诊。

2. 腹部平片

若为卵巢畸胎瘤，可显示牙齿及骨质，囊壁为密度增高的钙化灶，囊腔呈放射透明阴影。

3. CT 诊断

随着科学技术的发展，被广泛地应用到了卵巢囊肿的诊断当中。可清晰显示肿块，良性肿瘤最多呈均匀性吸收，囊壁薄、光滑；恶性肿瘤轮廓不规则，向周围浸润或伴腹水；CT 还可以显示有无肝、肺结核及腹膜后淋巴结转移。李海燕经研究证实密度分辨力高，病变细节显示清晰，具有良好的组织对比及详细的断层解剖，对良性肿瘤钙化、脂肪显示清晰，对成熟畸胎瘤有特异性诊断；对显示恶性肿瘤子宫旁组织和盆腔侧壁浸润等方面较优越，对恶性肿瘤的液化、坏死等定性很有帮助，能够很好地指导临床治疗，与此同时，对于肥胖患者，此为首选。王均总结检查中出现卵巢囊实性肿块，有不规则实性成分，增强扫描时出现增粗迂曲的肿瘤血管等征象时高度怀疑恶性肿瘤，CT 对卵巢肿瘤的诊断具有良好的应用价值，其准确率达 80.4%。马迪认为对卵巢脾瘤的发现率 95.5%，为对良性肿瘤诊断正确率 94.1%，恶性肿瘤为 40%，有助于提高诊断的准确性。

4. MRI 诊断

核磁共振检查技术较为先进，其成像特点为：参数多，信息量大，可多方位成像，对软组织有高分辨力，它的应用是医学影像学的巨大进步。吴珊珊等通过对例患者进行观察，总结出对畸胎瘤、卵巢囊肿、卵巢子宫内膜异位囊肿、囊腺瘤等病变可以做出定性诊断，有良好的组织对比分辨率，并且能够准确显示卵巢肿块的形态、大小和侵及范围，有助于定性诊断和区分肿瘤的良恶性。MRI 增强扫描能更清晰地显示肿块囊实性、分隔厚而不均、囊壁厚而不均、肿块坏死、菜花状或结节状突起等卵巢恶性肿块所特有的征象，对卵巢癌定性诊断及分期具有较高的准确性、敏感性、特异性并能提高肿瘤腹腔内种植病灶的敏感性和准确性。

（二）肿瘤标志物

目前尚无任何一种肿瘤标志物为某一独特肿瘤专有，各种类型卵巢肿瘤可具有相对特殊标志物，可用于辅助诊断及病情监测。① CA125：CA125 水平的高低与病情缓解或恶化相一致，可用于病情监测，敏感性高。② AFP：对卵巢囊肿内胚窦瘤有特异性价值，对未成熟畸胎瘤、混合性无性细胞瘤中含卵黄囊成分者有协助诊断意义。③ HCG：对于原发性卵巢绒癌有特异性价值。④性激素：颗粒细胞瘤、卵泡膜细胞流产雌激素水平较高。浆液性、黏液性或勃勒纳瘤有时也可分泌一定量的雌激素。

（三）细胞学检查

阴道脱落细胞涂片找癌细胞诊断恶性肿瘤的阳性率不高，价值不大。腹水或腹腔冲洗液找到癌细胞对 I 期患者进一步确定分期及选择治疗方法有意义，若有胸水应做细胞学检查确定有无胸腔转移。

（四）腹腔镜检查

可直接观察肿块状况，对盆腔、腹腔及横膈部位进行窥视，并在可疑部位进行多点活检，抽取腹腔液进行细胞学检查。

七、鉴别诊断

（一）卵巢囊性肿瘤和恶性肿瘤的鉴别（表 10-1）

表 10-1　卵巢囊性肿瘤和恶性肿瘤的鉴别

鉴别内容	良性肿瘤	恶性肿瘤
病史	病程长、生长缓慢	病程短，迅速增大
包块部位及性质	多单侧，囊性，光滑，可活动	多双侧，实性或囊实性，不规则，固定，后穹窿实性结节或包块
腹水征	无	常有腹水，可能查到恶性细胞
一般情况	无	可有消瘦、恶病质
B 型超声	为液性暗区，边界清晰，有间隔光带	液性暗区内有杂乱光团，光点，界限不清
CA125（＞ 50 岁）	＜ 35U/mL	35U/mL

因50岁以下患者常有盆腔炎、子宫内膜异位症等可使CA125升高的疾病，故临床CA125参考价值不大。大于50岁患者中，若有卵巢包块伴CA125升高，则恶性者可能性大，有鉴别诊断意义。

（二）卵巢良性肿瘤的鉴别诊断

1. 卵巢瘤样病变

滤泡囊肿和黄体囊肿最常见。多为单侧，直径小于5cm，壁薄，暂行观察或口服避孕药，2～3个月内自行消失，若持续存在或长大，应考虑为卵巢肿瘤。

2. 输卵管卵巢囊肿

为炎性囊性积液，常有不孕或盆腔感染史，两侧附件区条形囊性包块，边界交清，活动受限。

3. 子宫肌瘤

浆膜下肌瘤或肌瘤囊性易与卵巢实体瘤或囊肿混淆。肌瘤常为多发性，与子宫相连，检查时肿瘤随宫体及宫颈移动。探针检查子宫大小及方向，B型超声检查可协助鉴别。

4. 妊娠子宫

妊娠早期或中期时，子宫增大变软，峡部更软，三合诊时宫体误认为卵巢肿瘤。但妊娠妇女停经史，做HCG测定或超声检查即可鉴别。

5. 腹水

大量腹水应与巨大卵巢囊肿鉴别，腹水常有肝病、心脏病史，平卧时腹部两侧突出如蛙腹，叩击腹部中间鼓音，两侧浊音，移动性浊音阳性；B型超声检查不见不规则液性暗区，液平面随体位改变，其间有肠曲光团浮动，无占位性病变。巨大囊肿平时卧床腹部中间隆起，叩击浊音，腹部两侧鼓音，无移动性浊音，边界清楚；B型超声检查见圆球形液性暗区，边界整齐光滑，液平面部随体位移动。

（三）卵巢恶性肿瘤的鉴别

1. 子宫内膜异位症

子宫内膜异位症形成的粘连性肿块及直肠子宫凹陷结节于卵巢恶性肿瘤很难鉴别。前者常有进行性痛经、月经多，经前不规则阴道出血等。B型超声检查、腹腔镜检查是有效的辅助诊断方法，必要时应剖腹探查确诊。

2. 结核性腹膜炎

常合并腹水，盆腹腔内粘连性肿块形成，但多发于年轻、不孕妇女，伴月经稀少或闭锁，多有结合病史，有消瘦，乏力、低热、盗汗、食欲缺乏等全身症状。妇科检查肿块位置较高，形状不规则，界限不清，不活动，叩诊时鼓音和浊音分界不清。X线片检查、B型超声检查胃肠检查多可协助诊断，必要时行剖腹探查取病理组织检查确诊。

3. 生殖道以外的肿

需与腹膜后肿瘤、直肠癌、乙状结肠癌等鉴别。腹膜后肿瘤固定不动，位置低者是子宫、直肠或输尿管移位。大肠癌多有相应的消化道症状。B型超声检查、钡剂灌肠、乙状结肠镜检等有助于鉴别。

4. 转移性卵巢肿瘤

与卵巢原发恶性肿不易鉴别。对于双侧性、中等大，肾形、活动的实性肿块，应疑为转移性卵巢肿瘤。若患者有消化道症状应作胃镜检查，有消化道癌、乳癌病史者，更要考虑转移性卵巢肿瘤诊断，但多数病例无原发性肿瘤病史，应做剖腹探查。

5. 慢性盆腔炎

有流产或产褥感染病史，有发热、下腹痛，妇科检查附件区有包块及组织增厚、压痛、片状物达盆壁。用抗生素治疗后症状缓解，包块缩小。若治疗后症状、体征无改善，或包块增大，应考虑为盆腔或卵巢恶性肿瘤可能，B 型超声检查有助于鉴别。

八、现代医学对卵巢囊肿的治疗

一经发现卵巢囊肿，应行手术。手术目的在于①明确诊断，②切除囊肿，③恶性肿瘤进行手术—病理分期。术中不能明确诊断者，应将良性肿瘤送病理学检查，进行确诊。手术可通过腹腔将和（或）剖腹进行，卵巢良性肿瘤采用腹腔镜手术，卵巢恶性肿瘤则多使用剖腹手术。术后应根据卵巢囊肿的性质、组织学类型、手术—病理分期等因素来决定是否进行辅助治疗。

目前普遍认为对于直径小于的 5cm 的卵巢囊肿，可给予保守治疗；直径大于 5cm 者一般采取手术治疗。若无证据提示卵巢囊肿为恶性肿瘤时，无论采用何种手术方式，卵巢囊肿都按照以下原则处理：年轻患者采取囊肿剥除术或患侧附件切除术，围绝经期患者采用附件切除术或全子宫附件切除术 + 附件切除术。术中应完整切除囊肿，尽量避免囊内容物污染腹腔。若囊肿过大，则可保护好周围组织后先穿刺放液，缩小瘤体后剥除或切除。术中切下标本剖视检查有无乳头等恶性征象，必要时术中送冰冻切片行病理检查，再决定手术范围是否需要扩大。最新临床研究有以下方法供参考。

（一）药物治疗

对于小于 5cm 囊肿，一般采用药物保守治疗，定期超声复查检测囊肿大小，患有卵巢囊肿的女童可采用口服达那唑或肌肉注射达菲林治疗。

（二）开腹手术方式

开腹手术是比较传统的治疗方法，患者需进行全麻，在腹部正中取横切口或纵切口，逐层开腹，探查腹腔情况后，根据患者具体情况决定手术范围。该手术去除病灶较彻底，术后复发概率低，但是其缺点为创伤较大、出血多、术后恢复时间长。

（三）腹腔镜手术

近年来，随着腹腔镜技术的日趋成熟，腹腔镜手术已经成为妇科手术的首选方式，具有创伤小、恢复快、住院时间短、术中出血少、有效去除病灶、保留器官功能、肛门排气快、腹壁瘢痕小、术后并发症少等优点。一般多运用于直径大于 5cm 小于 12cm 的囊肿，但也有巨大卵巢囊肿（囊肿直径大于 12cm）采用腹腔镜手术的报道。

被称为“现代腹腔镜之父”的法国医师 Raoul Palmer 于 1947 年报道了 250 例诊断性腹腔镜的操作，总结并制定了腹腔镜的操作常规，建立了技术指南。1950 年，他采用腹腔镜行输卵管结扎术开创了妇科腹腔镜手术的先河。1980 年 Semm 报道了第一例附件切除手术；上个世纪 80 年代末，妇科腹腔镜手术范围迅速扩大，种类增多，在腹腔镜下施行了卵巢畸胎瘤、卵巢囊肿手术。国内从 20 世纪 90 年代开始，腹腔镜手术已经成为卵巢良性成熟畸胎瘤、单纯囊肿、上皮性囊肿及卵巢冠囊肿等良性卵巢肿瘤的首选手术方式，基本手术方法都是镜下剔除术。围绝经期妇女的良性卵巢肿瘤可在腹腔镜下行单侧附件切除或子宫及双附件切除。因此，仔细的手术前评价、正确选择患者、准确的术中判断和谨慎的手术可以减少腹腔镜手术中没有预计到的卵巢癌危险。

（四）超声引导穿刺治疗

超声引导穿刺治疗是近年来开展的新型手术。可根据囊肿的大小、位置选择不同穿刺途径，在超声引导下使针尖抵达囊肿中心位置，然后将穿刺针固定并拔出针芯，靠近囊肿后壁将囊肿液抽出送检，术中注意避开子宫及盆腔大血管。囊肿液抽净后用相当于囊液量的生理盐水反复冲洗，然后注入相当于囊液量的无水乙醇并停留分钟，将囊内液体抽出后，放入针芯将穿刺针取出。无水乙醇能够促使细胞脱水从而使之变性、凝固、坏死，破坏其分泌功能，从而使囊肿内液体停止增加，囊壁粘连、闭合，囊肿缩小、消失。向江明用平阳霉素代替无水乙醇进行治疗卵巢囊肿，平阳霉素有抗代谢作用，可以引起化学性炎性变和纤维化，从而达到使囊肿闭合的作用。李玉对聚维酮碘液介入治疗卵巢囊肿进行了临床分析，认为其疗效比无水乙醇更佳，因其无灼热、疼痛的特点，更易为患者所接收。

（五）经阴道卵巢囊肿剥除术

手术条件符合者，可行经阴道卵巢囊肿剥除术。王凌云总结该术式的适应证如下：阴道形态正常，弹性良好；无反复发作的阴道炎、盆腔炎病史；排除恶性肿瘤可能；囊肿直径小于10cm；囊肿活动度好，与周围组织无粘连。张翠枝认为经阴道卵巢囊肿剥除术是微创手术，具有安全可靠、不良反应小的特点，与传统手术比较具有如下优点：术中肠道干扰小、出血少、术后疼痛少、恢复快、术后发病率低。刘靖认为经阴道手术操作不需要将肠管和大网膜拨开即可暴露囊肿，手术部位局限在盆腔最低部位，手术路径简单，不污染腹腔，避免了术后腹膜炎、盆腔粘连、肿瘤复发的机会。

现代医学以超声检查和放射影像学检查为主，辅助血清学、免疫学等鉴别卵巢囊肿，随着医学的进步，根据不同的囊肿类别，选择的治疗方法也不尽相同。腹腔镜手术及介入治疗是目前治疗卵巢囊肿的主要方式方法，但是手术后卵巢囊肿的复发率以及手术过程中电凝对卵巢储备功能的降低，加上影像学对小于 2 cm 的囊肿缺乏诊断还有西医对小于 5 cm 的卵巢囊肿缺乏治疗手段，故中医（维吾尔医）中药在治疗较小囊肿上发挥了自己的优势，起到重要的作用。

第二节　卵巢囊肿中医诊疗方法

中医认为女子以肝为先天，肝以疏泄为要，卵巢囊肿因女性经期或产后失于调理，七情所伤，脏腑功能失调，或因脾肾阳气不足，水湿运化无力，从而导致脾湿、瘀血阻滞胞宫经络，经久不散则聚为“积聚”“癥瘕”类，即今之谓“卵巢囊肿”。

一、中医学对卵巢囊肿病名和病因病机的认识

古代中医无“卵巢囊肿”病名的记载，但是通过对病家的症状描述，当属古代医书中所述“肠

覃”“疝瘤”“积聚”“废癖”等范畴内。

肠覃首见于《灵枢·水胀》，“肠覃何如？岐伯曰：寒气客于肠外，与卫气相搏，气不得荣，因有所系，癖而内着，恶气乃起，瘜肉乃生。其始生也，大如鸡卵，稍以益大，至其成，如怀子之状，久者离岁，按之则坚，推之则移，月事以时下，此其候也”，文中记载的“肠覃”由寒气收引凝滞而成，可小如鸡蛋，可大如妊娠，可致月经紊乱。

《金匮要略·妇人妊娠病脉证并治》记载“妇人素有瘤病，经断未及三月，而得漏下不止，胎动在脐上，为癥痼害也”。另外，在《备急千金要方》中也有“月水不通，结成癥瘕如石，腹大骨立”的描述。《三因极一病证方论》中“多因经脉失于将理，产褥不善调护，七情内伤，外感六淫，阴阳劳逸，饮食生冷，遂致营卫不输，新陈干忤，随经败浊，淋露凝滞，为癥为瘕”，文中述“癥瘕”由长期发展而成，月经紊乱，坚硬如石，由外感内伤交互影响导致。

《景岳全书》中记载：“积聚之病，凡饮食、血气、风寒之属，皆能致之，但曰积曰聚，当详辨之。盖积者，积垒之谓，由渐而成者也；聚者，聚散之谓，作正不常者也。由此言之，是坚硬不移者，本有形也，故有形者曰积；或聚或散者，本无形也，故无形者曰聚。诸有形者，或饮食之滞，或以脓血之留，凡汁沫凝聚，旋成块者，皆聚之类，其病多在血分，血有形而静。诸无形者，或胀或不胀，或痛或不痛，凡随触随发，时来时往者，皆聚之类，其病多在气分，气无形而动也。”《校注妇人良方》云“妇人腹中瘀血者，由月经闭积或产后余血未尽，或风寒滞瘀，久而不消，则为积聚癥瘕矣”，文中记载“积聚”为实邪聚集而成，分为可散如气、可聚为石两种。

《太平圣惠方·卷四十九》记载“夫痃癖者，本因邪冷之气积聚而生也。痃者，在腹内近脐左右，各有一条筋脉急痛，大者如臂，次者如指，因气而成，如弦之状，名曰痃气也；癖者，侧在两肋间，有时而僻，故曰癖。夫痃之与癖，名号虽殊，针石汤丸主疗无别。此皆阴阳不和，经络否隔，饮食停滞，不得宣疏，邪冷之气，搏结不散，故曰痃癖”，文中“痃癖”可见腹中急痛，由阴阳不和所致。

通过对古代文献的相关记载分析，卵巢囊肿多描述为“肠覃”“癥瘕”“积聚”“痃癖”类，其多为阴阳失调，瘀血、恶气、痰湿聚于腹部，小可如鸡蛋，也可大似怀孕，质地柔软或坚硬，移动度较好，可致疼痛。

《诸病源候论·八瘕候》有对于妇女癥瘕病因病机的论述，其中言“若经血未尽而合阴阳，即令妇人血脉挛急，小腹重急、支满……恶血不除，月水不时，或月前或月后，因生积聚，如怀胎状”。可以看出此时对于妇女月经以及中病的理论发展到较为成熟的阶段。现代医家认为，气血津液失调是卵巢囊肿的病机关键，本虚标实是发生机制，肝血不足、肝郁脾虚为本，气滞血癖、痰疲互结为标。多数医家认为气治血瘀、痰疲互结是卵巢囊肿的主要病机。陈金荣认为气血津液失调是卵巢囊肿的病机关键。肖承悰认为卵巢囊肿以肝郁脾虚、肝血不足为本，气滞血瘀、痰瘀互结为标，邪阻冲任，日久而成有形之囊肿。王云铭认为癥瘕的发病特点多为素体虚弱，或经产感邪，或脏腑功能失调，迫及冲任，冲任气血失调，阻滞而发。王秋静等认为本病以气虚痰瘀互阻为主，兼见湿热或寒凝。蔡小荪认为癥块的形成，与气、血、痰、湿密切相关，如各种原因致气机不利，则成气滞；血行不畅，则成血瘀；津行受阻，则成痰凝湿阻。妇科癥瘕，其病机为血行不畅，血积不通，以致瘀血阻塞胞宫内或胞络外，致冲任失调，长年累月愈积愈多，遂凝聚成癥瘕，属于痰湿和血瘀阻滞。瘀湿之邪留结胞宫，属于有形之邪，故小腹疼痛拒按；瘀块留滞，冲任受阻，故致月经不行而经闭产后恶露不尽，亦为瘀阻而血不归经之候。刘敏如等认为气滞血瘀为其主要病理特点，刘泽强认为此病由寒湿内阻，瘀血寒湿互结，凝滞于附件而成，治疗上以活血化瘀与温化寒湿相结合。苗凌娜认为卵巢囊肿为气血失调所致，证属湿热较多，治宜清热利湿，软坚散结，行气活血。方中重用昆布、浙贝母、醋鳖甲、生牡蛎等化痰软坚散结。孙凤江指出本病为本虚标实之证，根本在于气、血、水运化失调，由此而致痰瘀互结形成有形之囊肿，治疗上常用软坚散结消囊之法。左献泽等将其分为血瘀痰结、血虚寒凝两型进行辨证论治。郝宁则分为肝郁气滞，湿热蕴结；脾虚湿盛，痰湿凝结；湿热毒邪内盛，瘀血内阻三型辨证治疗。张顺利则认为肝郁气滞，肾虚寒凝，经脉闭阻，气血运行不畅，瘀阻为其发病机理。李丹等认为其发病多由气血瘀阻，痰湿内盛，痰湿瘀血互结而致。

由此可见，多数医家认为卵巢囊肿是血瘀、气滞、湿阻、痰凝、热毒而引起。

二、中医辨证分型

祖国医学认为，本病的形成多与正气虚弱，血气失调，或经期产后内伤生冷；或外受风寒，或恚怒伤肝，气逆而血留；或忧思伤脾，气虚而血滞；或积劳积弱，气弱而不行有关。常以气滞血癖，痰湿内阻等因素结聚而成，且正气虚弱为形成本病的主要病机，一旦形成，邪气愈甚，正气愈伤，故后期则形成正气虚，邪气实，虚实错杂之病机。所以认为卵巢囊肿的发生多是由七情损伤、房事过劳，或经期、产后六淫外侵致使气机阻滞、脏腑失和、阴阳失衡而引起。

《中医妇产科学》（人卫版）将其分型为气滞血瘀型、气血虚弱型、肾虚湿盛型、脾虚痰湿型、湿热邪毒型、寒湿凝滞型，由于病因大多错综复杂，治法也多相互兼用，常用的治法有养血健脾、疏肝理气、活血化瘀、温阳利水、清热利湿、化痰软坚等，但在临床实践中，众多医家对于本医的分型界定较为模糊，用药各有特色，故将一些典型的治疗报道分述如下。

（一）气滞血瘀型

由于忿怒伤肝，肝气郁结或经期产后正气虚弱，余血败精内留，均可以致瘀血内阻，瘀结日久结于少腹发为癥瘕。

治法：行气活血、化瘀消癥。

吴金娥等以活血化瘀、行气散结为主，用桂枝茯苓丸加味（桂枝、茯苓、赤芍、白芍、牡丹皮、桃仁、青皮、小茴香、川楝子、昆布、海藻、苍术、蒲公英、杜仲、巴戟天、柴胡、郁金等），随证加减，治疗卵巢囊肿 50 例。20 天为 1 个疗程，经两个疗程后，治愈 47 例，显效 2 例，总有效率 98%。章淑红认为卵巢囊肿为肝郁气滞、瘀血阻滞胞宫所致，治以行气活血、散结化瘀，组方桂枝茯苓丸加味（桂枝、牡丹皮、桃红藤、皂角刺、柴胡、郁金、甘草、茯苓、薏苡仁等），随证加减。治疗卵巢囊肿 28 例，经 6 个月疗程，痊愈 12 例，显效 10 例，好转 6 例，总有效率为 96.4%。胡启梅认为本病多瘀血与湿相挟致病，治疗宜活血祛瘀、化痰利湿，临床治愈 25 例，总有效率达 96.4%。贾绍月认为“瘀”是本病的主要病理改变，提出活血化瘀、软坚散结为治疗大法，自拟二甲红藤败酱煎合桂枝茯苓丸［炮山甲 10g（先煎），醋鳖甲 15g（先煎），红藤 15g，败酱草 15g，桂枝 15g，茯苓 15g，牡丹皮 12g，桃仁 12g，生甘草 6g］。治疗本病 30 例患者，服药最长 30 天，最短 18 天，总有效率为 100%，无复发病例。

（二）气血虚弱型

经期产后失血过多或脾胃虚弱，气血化源不足，气虚推动无力，血行缓慢致气虚血瘀结成包块或兼脾胃功能失调，水湿不化聚而为痰，痰凝血瘀结为癥瘕。

治法：补益气血、化瘀散结。

肖承悰认为卵巢囊肿以肝郁脾虚、肝血不足为本，气滞血瘀、痰瘀互结为标，邪阻冲任，日久而成有形之囊肿。主张养血健脾、化瘀消痰的治疗法则，祛邪与扶正并重，治标与治本相兼。在当归芍药散的基础上加减，治疗组卵巢囊肿 72 例患者，痊愈 27 例，显效 18 例，总有效为 87.5%，与对照组的有效率 73.33% 相比，疗效显著。王玲等中医辨证认为此病属气虚血瘀，治宜益气活血化积，以桂枝茯苓丸加味，治疗 52 例妇科癥瘕患者，疗程 4 个月，痊愈 41 例，好转 9 例，总有效率为 96.2%。

（三）肾虚湿盛型

由于先天禀赋不足，或后天房劳多产，久病及肾，肾阳虚衰，气化无权，水湿不化，导致水湿停滞，聚而成痰，阻滞胞络，痰瘀交阻，积而成块。

治法：温补肾阳、化水散结。

高淑梅认为癥瘕病证属于肾虚脾弱，加之肝失条达，乘克脾土，气聚湿阻，冲任瘀滞，治宜通阳化湿、活血消瘀兼益肾调脾。宓伟毅从肾阳虚衰、痰瘀互结的本虚标实论治，用二刺汤（刺蒺藜、皂刺、桂枝、肉苁蓉、海藻等）治疗卵巢囊肿 98 例，总有效率为 90.7%。许雯强调人体正气亏虚是积聚发病的重要原因，故扶正祛邪是治疗积聚的重要原则，以温阳利水法治疗卵巢囊肿 30 例，自拟“囊肿消”（组成生黄芪、怀山药、鹿角片、熟附片、车前子等），治愈 2 例，好转 3 例，治愈率为 83.3%，有效率为 93%。徐美炎补肾调周清利法治疗单纯性卵巢囊肿 73 例，治愈 55 例，占总数 75.34%；显效 8 例，占总数 10.96%；有效 2 例，占总数 2.74%；无效 6 例，占总数 8.22%；总有效率为 89.04%。

（四）脾虚痰湿型

素体脾虚或思虑伤脾，脾失健运，水湿不化，湿聚成痰，痰滞胞络，积而成块，或痰湿与血瘀结为癥瘕。

治法：健脾祛湿、利水散结。

高影丽以温肾通阳、燥湿健脾、化气行水法，取《金匮要略》中温阳化饮的代表方苓桂术甘汤加减治疗卵巢浆液性、黏液性囊肿，收效显著。刘昭坤等治疗卵巢囊肿 98 例，采用温化痰湿、活血消癥法，方用桂枝茯苓丸加味（桂枝、茯苓、桃仁、白芍、牡丹皮、香附、泽兰等），随证加减。共治卵巢囊肿 98 例，痊愈 71 例，显效 19 例，有效 6 例，总有效率为 97.96%。

（五）湿热邪毒型

脾失健运，湿浊蕴遏，久而化热，失与热合，瘀结下腹，或湿毒秽浊之邪，乘产后体虚或经期血室正开内犯与血相搏结于下腹而成癥块，若邪毒日久耗伤正气，正气虚衰，邪毒炽盛，发为正虚邪实之候。

治法：清热解毒、软坚散结。

钱晓琴认为卵巢囊肿证属气滞瘀阻，湿热蕴滞胞络，瘀血凝滞日久，积而成块。宜活血化瘀、清热利湿、缓消癥块，以桂枝茯苓丸加味（桂枝、茯苓、牡丹皮、桃仁、赤芍、山慈菇、生牡蛎、三棱、莪术、延胡索、水蛭粉、甘草）服药3个月，并随证加入补肾、益气、健脾等药物，治疗34例，痊愈16例，好转12例，总有效率为82.35%。朱可奇选用三妙汤加味（黄柏、苍术、牛膝、黄连、车前子、鸡内金、制大黄等）治疗湿热下注型的卵巢囊肿72例，8周为1个疗程，结果痊愈56例，有效14例，总有效率97.2%。田桂荣认为此病多因外感湿热之邪气及情志内伤，以致气滞血郁久化热，治以活血化瘀、清热利湿、化痰软坚，用清热利湿消癥汤（土藻、鱼腥草、泽泻等）随证加减，共治卵巢囊肿68例，痊愈53例，无效4例，总有效率为94.1%。吴瑕用化瘀利湿法治疗卵巢囊肿，治疗组54例中痊愈33例，占61.1%；显效10例，占18.5%；有效3例，占5.5%；总有效率为90.6%。他认为卵巢囊肿在中医辨证上当属“湿”的范畴。根据液性肿瘤为中医阴邪，在该病的治疗原则上应活血化瘀，温阳利湿。

（六）寒湿凝滞型

经期产后，血室正开，若感风寒之邪，与血相抟结于少腹，积而成块。《医宗金鉴·妇科心法要诀》所曰“妇人产后经行之时，脏气虚，或被风冷相干，或饮食生冷，以致内与血相抟结，遂成血癖瘀”正指此而言。

治法：燥湿豁痰、化瘀消癥。

李玉龙认为此病气治血瘀，胞脉受阻，湿困下焦，治宜活血化瘀、消积祛湿，药用桂枝茯苓丸加味（桂枝、茯苓、桃仁、白芍、牡丹皮、五灵脂、延胡索、甘草），随证加减，疗程40天。共治卵巢囊肿32例，痊愈32例，好转2例，总有效率为90.63%。许金珠从卵巢囊肿有囊性包块、囊内积液、按之不坚、推之能移等特点，认为属中医癥瘕里的痰湿型，自拟化囊汤（茯苓、皂角刺、穿山甲、昆布等）加减，治疗卵巢囊肿80例，总有效率为93.8%。李宏东以温经散寒、行气活血为治疗原则，用少腹逐瘀汤加减治疗卵巢囊肿65例，经治疗1～2个月后，痊愈53例，好转9例，总有效率为95.4%。

三、中医治疗

卵巢囊肿作为妇科常见多发病，病势缠绵、病程迁延，在治疗过程中病情常常易于变化，因此单一内科治疗常难取捷效。因此本病治疗应提倡多种疗法结合，做到辨病与辨证相结合，扶正与祛邪相结合，内治与外治相结合，中医治疗与西医治疗相结合，使其各自发挥治疗特色与优势，从而获得最佳最快的治疗效果。正如《内经》所说：“圣人杂合以治，各得其所宜。”卵巢囊肿的“杂合以治”包括内治法、外治法、穴位中药离子导入、针灸治疗、综合疗法、中西医结合疗法等多种方法的结合。

（一）内治法

多数医家采用中药口服治疗卵巢囊肿，根据对病因病机认识的各有侧重，在选方用药上亦有不同。部分医家选用古方、成方为基本方，在临床上随证加减，亦有医家根据临床辨证施治，自拟方剂治疗卵巢囊肿，均取得了较为满意的效果。下面简单介绍中医常用药物。

1. 桂枝茯苓丸

桂枝茯苓丸是临床治疗癥瘕的经方，在卵巢囊肿的治疗应用颇为广泛。钱晓琴用桂枝茯苓丸加水蛭粉（吞服）5g 治疗卵巢囊肿 34 例，28 例有效。张亚平用桂枝茯苓丸加味（桂枝、茯苓、牡丹皮、赤芍、桃仁、三棱、莪术等）治疗 66 例卵巢囊肿，痊愈 48 例，治愈率为 72.7%，总有效率为 83.3%。

2. 少腹逐瘀汤

少腹逐瘀汤有活血祛瘀、温经止痛的功效，被广泛应用于各科。在治疗妇科癥瘕中，少腹逐瘀汤也有很好的疗效。张晔认为少腹逐瘀汤中的药物组成在现代药理学上认为其使卵巢增厚的包膜软化，改善微循环，纠正局部组织纤维化，促使病灶消散。以少腹逐瘀汤加减治疗卵巢囊肿 102 例，有效率为 98%，李裕利用少腹逐瘀汤治疗卵巢囊肿取得显著疗效。

3. 桃红四物汤

桃红四物汤具有养血活血而化瘀的功效。对以血瘀为主的卵巢囊肿可以应用。李宪玲用桃红四物汤加减治疗卵巢囊肿 52 例，总有效率为 90.4%。

4. 当归芍药散

当归芍药散出自张仲景《金匮要略》，用于治疗妊娠腹痛，近年来在卵巢囊肿的治疗上亦有显著的疗效。当归芍药散有行气活血利水作用，对于气血水同病的卵巢囊肿疗效显著。吕桂香等用桂枝茯苓丸、当归芍药散和薏苡附子败酱散治疗卵巢囊肿 48 例，总有效 89.6%。刘涛等用当归芍药散加减治疗 20 例卵巢囊肿，治愈 11 例，占 55%；显效 6 例，占 30%；无效 3 例，占 15%，总有效率为 85%。

（二）外治法

中医药外治法常用治疗手段，如中药灌肠、外敷、熏蒸和针灸等，有助于提高局部药物浓度及疗效，弥补了内治法的不足。①中药保留灌肠，此法起源于《伤寒论》中的“导法”，如“蜜煎导法”。王金权等用王氏化癥灌肠液治疗 100 例患者，明显改善 53 例，部分改善 42 例，无改善 5 例，总改善率 95%。②中药外敷与熏蒸结合，使药力能直达病所，提高疗效。林华用 TDP 照射联合中药外敷法，治疗 40 例患者，总有效率为 97%。郭淑红对采用中药熏蒸小腹法治疗 49 例患者，连续 10 天，总有效率为 89.8%。③针灸疗法，胡文海等认为本病与寒邪内袭关系密切，故采用“寒者热之”的治疗法则，施火针针刺水道、归来等穴以温通经络，深度 3cm 以内，并配以桂枝茯苓丸口服，治疗患者 38 例，总有效率为 81.6%。另有研究表明温针灸加中药治疗卵巢囊肿，针刺穴位以子宫、气海、三阴交、太溪、太冲等穴位为主，治愈率为 53.8%，有效率为 88.4%。

四、中西医结合治疗

（一）中医结合西药治疗

中医结合西药治疗卵巢囊肿在临床中的效果已得到肯定，其能有效缓解患者病情，改善预后，具有积极的临床指导意义。中医治疗卵巢囊肿是以整体理论进行辨证论治，选定基础方剂后，根据患者的具体病证加减治疗。中医对卵巢囊肿的辨证加减治疗原则主要为：偏寒患者加炮姜、鹿角胶、肉桂等，偏气虚者加白术、党参、黄芪等，偏血虚者加阿胶、当归、熟地等，偏痰湿者加土茯苓、苍术、云茯苓等，偏血瘀者加泽兰、地鳖虫、水蛭等，偏气郁者加橘核、郁金、香附等；偏郁热者加大黄、牡丹皮等，偏痛重者加没药、元胡等，偏肾虚腰痛者加枸杞、杜仲等。王曙成以夏枯草、薏苡仁各20g，赤芍、海藻各12g，白芥子、三棱、桃仁各10g，胆南星6g为基础方剂，根据患者的具体症状进行加减治疗，具有活血化瘀、理气止痛、软坚散结等功效，对不同囊肿类型均有较好的治疗效果。吴桂芳采用加味血府逐瘀汤和三苯氧胺联合治疗卵巢囊肿，结果显示联合治疗的有效率显著高于单纯西药治疗，囊肿直径明显减小。潘复云采用桂枝茯苓丸联合头孢曲松、甲硝唑对96例卵巢囊肿患者进行分组治疗，结果显示治疗组的总有效率显著高于对照组，表明桂枝茯苓丸联合头孢曲松、甲硝唑治疗卵巢囊肿疗效确切。牛国英选用自拟方剂在水煎后取其药渣捣碎，用白酒调和，再将其放入布袋，用武火蒸熟，于两侧少腹外敷，并结合药敏试验选取抗生素静脉滴注治疗，结果显示治愈率高。以上研究表明，合理运用中西医结合疗法可以提高卵巢囊肿的治疗效果，但在中医药治疗前需要排除癌变、恶病质患者，再结合西医治疗，方能达到理想的治疗效果。对具有手术指征的患者，需及时采用手术方式治疗。

（二）中医结合手术治疗

手术治疗是西医治疗的一种方法，需完善术前准备，包括患者全身症状和情况、麻醉方案选择、器械及相关药物、急救措施、手术方式、操作和范围等。并根据患者的年龄和肿瘤性质、生长情况和部位、是否粘连、恶性转移等选择手术方案，部分卵巢囊肿患者因事先不能确定肿块性质需活检后再行手术治疗。虽然手术治疗方法有多种，但手术对机体损伤较大，故考虑到术后恢复、并发症等因素患者对手术治疗选择率低。而联合治疗方法较单纯手术治疗更容易让患者接受，且疗效更理想。手术前后给予患者中医药治疗，不仅能有效改善患者常规症状、缩小肿瘤体积；且术后中医药治疗还能提高患者免疫力，保证手术治疗效果。章霞在超声引导介入治疗中配合使用琥珀散加减内服和直肠给药治疗，结果显示患者的囊肿均消失且未见复发。白红艳等采用随机法观察微创介入联合中药治疗60例多房性巨大卵巢囊肿患者（治疗组30例、对照组30例）的疗效，结果显示治疗组的治愈率为76.6%，有效率为100%，$P < 0.05$），表明综合疗法治疗多房性巨大卵巢囊肿疗效显著。韩清平等采用去氧孕烯炔雌醇联合自拟中药调肝补肾祛瘀方治疗腹腔镜手术后卵巢子宫内膜囊肿复发，结果显示其术后妊娠率明显高于仅口服去氧孕烯炔雌醇和仅口服中药调肝补肾祛瘀方的患者；而术后妊娠时间明显短于另外两组患者，不良反应发生率明显低于另外两组患者（$P < 0.01$）。这表明去氧孕烯炔雌醇联合自拟中药调肝补肾祛瘀方治疗腹腔镜手术后卵巢子宫内膜囊肿效果良好。艾洪亮等对168例卵巢囊肿患者在待手术期间用囊肿颗粒进行治疗，服药2个疗程后患者的总有效率高达94.04%，表明中药在卵巢囊肿患者手术治疗中具有较高的使用价值。

第三节　卵巢囊肿维吾尔医诊疗方法

一、维吾尔医对卵巢囊肿的认识

卵巢囊肿在维医学根据主要临床症状和体征，被归属为“盆腔包块”范畴。卵巢囊肿的主要症状和体征有下腹结块、伴胀或满、肢节酸痛、月经紊乱、不孕，随着肿块增大可有尿频、尿急、排尿困等。维医名为“卵巢瘤病”，维医认为卵巢囊肿是在饮食、环境等各种内外因素的影响下，体内体液质失衡，支配器官（心、脑、肝）功能减弱，自然力降低而导致的形状改变类疾病。

二、维吾尔医对卵巢囊肿的病因病机的认识

维医认为疾病是指在内外因素的影响下，体内的气质与体液质失去平衡而导致的内环境的紊乱与生命活动的受损现象。因此，维医认为卵巢囊肿的致病因素是石膏样黏液质和烧焦脾液质，其中烧焦脾液质引起恶性病变，也有学者提出卵巢囊肿的主要致病因素是涩味黏液质。

（一）石膏样黏液质卵巢囊肿

正常黏液质因过多的热度失去水分和流动性而变稠，形成石膏样，气质为干寒，浓度较高，体内形成这种异常黏液质时还引起血液质变稠，影响血液的正常循环。这种异常黏液质比重大，具有沉淀性，凝聚性和阻塞性，容易在血管内沉淀也为血液成分内一些具有沉淀性的沉淀物而提供有利条件，因此沉淀的物质堆积在一起使血管壁增厚弹性降低，这种情况在微血管内多见。除此之外，异常黏液质通过血液循环到达身体各处的器官和组织，作为间质物储存在器官和组织间隙，限制卵巢的物质交流活动，影响组织和组织吸取需要的营养物质和氧气，影响它们的发育，生长和其他生理活动。另一方面，受阻物质交流的排泄物通过血液循环排泄体外，堆积在组织间隙和面膜层内。如果这种情况长期持续，则刺激卵巢组织影响正常生理功能，因而反复发生炎症、形状改变，最终形成囊肿。

（二）涩味黏液质卵巢囊肿

这种异常黏液质是黏液质中混入燃烧的脾液质而形成的异常黏液质，质地较稠，味涩，属性为干寒性。体内形成这类异常黏液质，使正常黏液质的功能受损，血液质成分中的一些物质的沉淀为血管内形成阻塞提供有利条件。由于这些物质在卵巢组织内滞留，影响卵巢正常生理功能，反复刺激卵巢各种组织而引起炎症和囊肿。

（三）各种卵巢疾病导致卵巢囊肿

慢性卵巢炎可导致卵巢囊肿，长期未治愈的慢性卵巢炎症可导致局都代谢紊乱从而减弱局部各种力的正常工作，最终形成卵巢囊肿。

（四）恶性卵巢肿瘤的发病原因

1. 脾液质的烧焦而导致卵巢囊肿恶性改变

在强烈的热性下，脾液质中最精粹、最轻部分变稠，燃烧而形成异常脾液质，具有沉淀性。所以体内形成这种异常脾液质时，强烈影响机体各处的正常血液循环和物质交流活动。即这种异常脾液质的沉淀性和黏稠度很高，可减弱血流速度，为血液成分中易沉淀的物质为血管壁沉淀提供有利条件。因为卵巢的血流速度比其他部位的慢，沉淀和引起梗阻的机会比较多，这些物质的长期存在严重损害卵巢功能，限制卵巢细胞正常分离生育，生长和其他的生理活动；另一方面，影响物质交流活动中形成的一些排泄物通过血液循环排出体外，引起在组织间隙和黏膜层沉淀。除此之外，通过血液循环到达机体各处的器官、组织作为间质物在组织和组织间隙内储存，重复刺激局部健康的组织从而引起异

常变化或者局部的反复刺激进而发生卵巢囊肿的恶变。

2. 卵巢良性肿瘤的变质形成恶性肿瘤

少数的良性卵巢囊肿演变成恶性卵巢肿瘤。

3. 其他器官的恶性肿瘤转移到卵巢导致卵巢肿瘤

体内其他器官如：胃、肠道、乳腺、气管、胰腺、肾脏和生殖器等的原发性恶性肿瘤转移到卵巢，在卵巢形成转移性肿瘤。如果这种肿瘤被误诊为卵巢原发性肿瘤，不注重治疗原发的病原灶，最终出现恶性结果。

三、临床症状

（一）下腹块

疾病早期，囊肿较小居于盆腔，不易触及，囊肿增大时可从腹部摸到肿块，有囊肿的部位叩出实音，无移动性浊音。石膏样黏液质患者，脉粗、硬、缓；烧焦脾液质患者，脉细、缓、弱。

（二）下腹部疼痛

良性囊肿增大时，腹部有肿胀及不适感。卵巢囊肿破裂或蒂扭转时，腹部疼痛剧烈。恶性肿瘤出现囊肿出血、坏死、破裂、感染而引起部剧烈疼痛。肿瘤浸润腹壁、盆腔结缔组织、神经时，疼痛放射大腿、外生殖器、肛门处。

（三）出现压迫症状

体积大的囊肿填满整个盆腔时出现压迫症状，如尿频、尿急、大便困难等；巨大的卵巢瘤合并腹水时出现纵膈上升，限制活动，呼吸困难，心悸等压迫性症状，影响下腔静脉回流时引起腹壁双下肢出现水肿。

此外，会出现月经失调，白带增多，不孕等症状。

四、诊断标准

结合病史和体征：患者曾有慢性卵巢炎，下腹部出现包块，疼痛，有压迫性不适感，月经紊乱，石膏样黏液质型者脉硬，烧焦脾液质型者脉细缓弱等症状。

妇科检查：能触及下腹部包块，随着卵巢囊肿的逐渐增大，包块也逐渐明显，叩诊时肠管移位到囊肿的另一侧出现鼓音，有囊肿的部位出现浊音。如卵巢囊肿增大有活动度，但未出现腹水症状，两侧同时进行检查时能查出子宫体外有肿块，此时要注意肿瘤的性质、大小、活动度，和子宫的关系。

辅助检查：消化道造影时肿块位于肠道外侧，此外可进行 B 型超声检查、肿瘤标志物检测、腹腔镜检查、细胞学检查、影像学检查等。

五、治疗

（一）治疗原则

异常体液质导致的囊肿，要进行调节气质治疗；控制囊肿增大，发现恶变时及时控制癌细胞扩散，给予消瘤消炎治疗。

（二）治疗方法

1. 精神疗法

给患者详细解释发病机制、基本病情、并发症、预防措施和相应的饮食原则，让患者树立能治愈的信念，鼓励患者继续治疗，注意休息，避免过度劳累。

2. 饮食疗法

服用易消化，营养价值高的食物，如鸡肉（土鸡）、鸽子、香蕉、石榴、巴丹仁等。

3. 药物治疗

恢复体液质平衡，调整气质。

（1）烧焦脾液质型者

成熟剂方：阿纳其根、骆驼蓬子、补骨脂各 10g，香青兰、铁线蕨、薰衣草、牛舌草、水龙骨、小茴香、地锦草各 15g，破布木果 20g，葡萄干、红枣各 30g，刺糖 60g。

用法用量：每次 100mL，每日 3 次，15 ～ 30 天，餐后服用。

清除剂方：阿纳其根、骆驼篷子、补骨脂各 10g，香青兰、铁线蕨、薰衣草、牛舌草、水龙骨、小茴香、地锦草各 15g，破布木果 20g，葡萄干、红枣各 30g，刺糖 60g。

用法用量：每次 100mL，每日 2 次，3 ～ 5 天，空腹服用。

（2）石膏样黏液质型者

成熟剂方：地锦草、欧菝葜根、土茯苓、铁线蕨、玫瑰花、牛舌草、香青兰、薰衣草、小茴香各 10g，去皮甘草根、破布木果、去核葡萄干各 20g，无花果干、红枣各 30g，刺糖、玫瑰花糖膏各 60g。

用法用量：每次 100mL，每日 3 次，9 ～ 12 天，餐后服用。

清除剂方：地锦草、土茯苓、欧菝葜根、铁线蕨、玫瑰花、牛舌草、香青兰、薰衣草、小香各 10g，番泻叶、菟丝草各 15g，去皮甘草根、破布木果、去核葡萄干各 20g，无花果干、红枣、黄诃子皮、西青果、余甘子、卡布尔诃子皮各 30g，清泄山扁豆 45g，刺糖、玫瑰花糖膏各 60g，巴旦木油 15mL。

用法用量：每次 80mL，每日 1 次，3 ～ 5 天，空腹服用。

（3）涩味黏液质型者

成熟剂方：由地锦草、小茴香（谷茴香）、甘草根、薰衣草、香青兰、牛舌草、铁线蕨、刺糖、破布木果、玫瑰花、红枣、无核葡萄干、无花果干、玫瑰花膏等药物配成汤剂（可加减）。

用法用量：每次 100mL，15 ～ 30 天，每日 2 次，餐后服用。

清除剂方：由薰衣草（灵香草）、牛舌草、刺糖（骆驼刺糖）、巴旦仁油、菟丝草、甘草根、小茴香、地锦草、香青兰、铁线蕨、破布木果、番泻叶、玫瑰花、无核葡萄干、无花果干、玫瑰花膏等药物配成汤剂（可加减）。

用法用量：每次80mL，每日1次，3～5天，空腹服用。

（4）消瘤消炎治疗

以控制癌瘤生长，预防感染为目的给予：白花蛇消瘤丸，每日2次，一次5～7丸，餐后服用；水银丸，每日2次，一次5～7粒，餐后服用；螃蟹壳片，每日2次，一次5～7片，餐后服用；复方全蜗蜜膏，每日2次，一次10g，餐后服用。

（5）滋补治疗

以滋补全身及支配器官为目的给予：复方白及蜜膏，每日2次，一次10g，餐后服用；强身蜜膏，每日2次，5～10g，餐后服用；滋身蛋黄蜜膏，每日2次，一次10g，餐后服用；龙涎香消食膏，每日2次，一次5～10g，餐后服用；孜然消食膏，每日2次，一次5～10g，餐后服用。

4. 进行手术治疗

对于良性卵巢肿瘤进行切除肿瘤手术。

对于恶性卵巢肿瘤，进行切除肿瘤的同时切除卵巢、输卵管、子宫合并全切术，术前术后进行放疗及化疗。

第四节　名医对卵巢囊肿的临床实践与学术思想

一、名中医对卵巢囊肿的病因认识

买买提艾力·阿木提认为卵巢囊肿的致病因素是涩味黏液质和异常脾液质，其中异常脾液质指的是燃烧脾液质。

买买提艾力·阿木提对于燃烧脾液质在体内产生疾病机制有着自己独特的看法，他认为燃烧脾液质影响体内哪一个部分都会引起相应的疾病，如这种异常脾液质影响脑组织和神经，引起胡言乱语、抑郁症、精神分裂、糊涂、反应迟钝等各种精神疾病；影响骨骼和关节，引起局部的骨骼和软骨的异常增生，导致骨瘤、软骨增生等；在肝脏、肺、子宫、卵巢等器官也会引起不同程度的肿瘤。燃烧脾液质是强烈的热性下脾液质最精粹，最轻部分变稠，燃烧而形成的异常脾液质变稠，具有沉淀性。所以体内形成这种异常脾液质时强烈损伤机体各处的正常血液循环和物质交流活动。即这种异常脾液质的沉淀性和稠度很高，提高了血液黏度，减弱了血流速度，为血液成分中易沉淀的物质在血管壁沉淀提供有利条件。这个情况在毛细血管、冠状动脉和静脉比较明显，由于这些部位的血流速度比其他部位慢，沉淀和引起梗阻的机会比较多，使沉淀的异常脾液质和血液成分内的其他沉淀性物质逐渐堆积、凝聚，导致血管壁增厚，降低弹性引起梗阻、血栓等情况。由于这些物质沉淀和梗阻部位的组织，使组织的物质交流活动受影响，一方通过血管从血液中吸取自身需要的营养物质和氧气功能受影响，限制正常的生理活动；另一方面影响物质交流活动中形成的一些排泄物通过血液循环排出体外，引起在组织间隙和黏膜层沉淀。除此之外通过血液循环到达机体各处的器官、组织，作为间质物在组织和组织间隙内储存，重复刺激局部健康的组织引起异常变化或者引起局部的炎肿、变质和坏死等病变紊乱力和精气的循环。所以体内形成这种异常脾液质时，这种情况长期存在可使以上病变进一步发展引起气质失调性疾病和形状改变性疾病。

燃烧体液质可引起肿瘤是因为体内燃烧体液质的形成让精气和驱力减弱，自然力的调节和平衡作用紊乱，生长驱力功能紊乱，使体内正常的组织分离和生长规律紊乱。正在这时燃烧体液与组织结合，损伤组织，一些组织死亡，一些组织则形成自身的防御功能，发生基因变化以抵抗破坏性物质的破坏，违反正常的规律进行分离和生长，出现跟原有组织在组成部分和性质方面不同的肿瘤组织，这些肿瘤组织在不同的器官上便引起不同程度的肿瘤。

肿瘤由形成肿瘤的体液、燃烧程度、体内的单位量、发病力的强弱，最重要的是燃烧后有无腐败可以分为良性肿瘤和恶性肿瘤两大类。根据对肿瘤长期观察和研究，可以看出正常体液质烧焦后形成的烧焦血液质和烧焦胆液质所引起的肿瘤以良性肿瘤为主。虽然正常体液质烧焦后形成的上述异常脾液质具有沉淀、干燥、收敛作用比较典型，但是损伤正常组织及紊乱组织交流的功能没那么强，所以组织和组织受这些体液的侵蚀时，组织基因结构的变化和组织的分离生长也相对慢，多引起腺体瘤、脂肪瘤、黑色素瘤、肌肉瘤、软骨瘤等的良性肿瘤，这种肿瘤不发生转移但肿瘤组织的变化都是不可逆性的，因此用脾液质的成熟剂、清除剂进行系统性治疗。用强效清除血液的药可以有效控制恶性肿瘤组织的生长速度，但当燃烧腐败的体液量多且已经发展到肿瘤的第二、第三期时，则不支持药物治疗。如果做切除术，可能会使局部的或转移到周围组织的肿瘤组织快速大量分离和转移，影响支配器官，威胁患者生命。

二、名医诊疗卵巢囊肿诊治学术经验思想

名医买买提艾力·阿木提认为卵巢囊肿主要以涩味黏液质和燃烧脾液质所致，因此在治疗上特别注重维医辨证分型，其次注重卵巢生理周期性变化，要求患者月经干净第三天进行检查确诊后根据患者辨证分型给予相应的成熟剂和清除剂。成熟剂在准备过程中特别注重草药的选择，应根据患者情况加消炎、软坚散结的药进行调整。选择药物的时候特别注重药物的加工环境是否干净，药物新鲜与否等，还要求必须严格根据处方原有的药物来制成，尽量不用替代药品。除此之外，名医根据患者辨证分型在服用成熟剂时以消炎、软坚散结为主，给予患者复方曲比亲蒸露和马吾力乌苏力糖浆，这两种药主要成分都是根和籽，如菊苣根、小茴香根、小茴香、青菜根、刺山柑根皮、青香芽、龙葵果、野苜蓿、地锦草、蜀葵子、胡罗巴、洋甘菊、菝葜根、土茯苓、西红花、铁线蕨、菊苣籽、水莲花等，维医学认为药物的根和籽都是有消炎、利尿、软坚散结作用，对于消炎消肿效果好。名医提倡的外治法包括孜马地疗法、熏蒸治疗和外敷治疗，孜马地疗法的主要药物以孜马地洋甘菊为主。

名医注重囊肿发生时间，如果时间较短以炎性包块为主时给予复方曲比亲蒸露联合提高患者全身免疫力的强力玛得土力阿亚特蜜膏；如果囊肿发生时间较长，因脾液质引起的就给予衣特尔非力古都地，其主要成分是小羊的腮腺。

在预防疾病和饮食方面，患者忌辛辣、刺激性强、消化困难的食物。给予易消化，营养成分丰富的饮食。如果癌扩散至消化系统或者患者出现恶病质，继发急性感染时不能给予成熟剂、清除剂。嘱咐患者定期检查，如生殖器发现疾病要积极治疗，预防恶性循环。

第五节　名医对卵巢囊肿诊疗方法新的探究思路

卵巢囊肿为广义上的妇科肿瘤，发病机制尚不明确，卵巢囊肿虽然早期临床表现较不明显，但随着囊肿逐渐增大，会给患者带来不同程度的腹痛、呼吸困难、排尿困难等症状，甚至会影响卵巢功能，如促黄体激素分泌不足、排卵障碍，从而引起不孕。目前诊断多需要结合影像学方法，对于易于混淆的疾病，需要医生丰富经验，如发生较危险的卵巢囊肿蒂扭转，需及时做出判断，故应提升诊断水平，丰富诊断方法。

妇科卵巢肿瘤治疗一直以手术为主，传统的方法有良性卵巢肿瘤经腹卵巢囊肿剥除术、附件切除术、子宫切除术及双附件切除术，恶性卵巢肿瘤分期行开腹手术和进行满意的肿瘤细胞减灭术。传统开腹手术切口大、出血多、住院时间长、恢复慢。近20年来，腹腔镜手术已广泛应用于妇科良性卵巢肿瘤的治疗，许多学者对腹腔镜下妇科恶性肿瘤的手术分期、广泛全子宫切除及盆腔淋巴结清扫也进行了临床研究，证明应用腹腔镜手术行盆腔和腹主动脉旁淋巴结切除能达到开腹手术的效果，并显示出其创伤小、出血少、恢复快等优点。

在临床上几乎所有的卵巢良性肿瘤治疗均能在腹腔镜下进行切除。良性的卵巢肿瘤可分为赘生性和非赘生性，赘生性肿瘤包括常见的上皮性的浆液性与黏液性的囊腺瘤、生殖细胞肿瘤的成熟畸胎瘤、性索间质肿瘤的纤维瘤；非赘生性肿瘤包括卵巢冠囊肿、子宫内膜异位囊肿、单纯囊肿及炎性肿块等。根据患者的年龄、卵巢肿瘤的大小，初步诊断卵巢肿瘤的性质，各种检查排除恶变者，在腹腔镜下行卵巢囊肿剥除术、附件切除术、全子宫双附件切除术。腹腔镜下用附件切除术式处理卵巢囊肿，术中囊肿破裂的发生率与经腹手术没有区别。

虽然腹腔镜手术已经成为卵巢良性囊性肿瘤的首选手术方法，基本的术式是镜下剔除术，手术时使用的工具是电凝，但腹腔镜下使用单极、双极对卵巢功能有一定的影响。卵巢囊肿治疗方法较多，腹腔镜手术相对于其他几种治疗方式而言具有创伤小、副作用少和手术费用较低廉等优势。但大量临床研究报道，行腹腔镜卵巢囊肿剥除术后，手术侧与对侧卵巢相比初级卵泡数目明显减少，从而影响排卵和生育功能。

近年来，中西医在对卵巢囊肿治疗方面的研究也取得了较大进展。中医认为卵巢囊肿根据其发病特征及临床表现，当属祖国医学“肠覃”“癥瘕”“积聚”等范畴。首先，在中医治疗卵巢囊肿中，内治法一直是历代医家最为重视的部分。无论是用经方治疗还是用验方治疗。内治法都在卵巢囊肿的治疗中发挥了重要的作用。常用的经验方包括桂枝茯苓丸、桃红四物汤、少腹逐瘀汤、当归芍药散、苓桂术甘汤、三妙汤等。当然现代医家在卵巢囊肿的治疗上也形成了自己的治疗理论体系，并有了新的有效药物组成，这些验方在卵巢囊肿的治疗中也发挥着重要的作用，并且有显著的疗效。其次，中医药外治法常用治疗手段，如中药灌肠、外敷、熏蒸和针灸等，有助于提高局部药物浓度及疗效，弥补了内治法的不足，提高了整体的疗效，另有学者用内外结合法等均取得满意的疗效。中医药治疗卵巢囊肿是一种无创治疗方法，能免除患者手术痛苦，且无明显毒副作用。随着科学技术发展，中医药防治卵巢囊肿的方法越来越丰富，其疗效亦较为明显。但中医药对卵巢囊肿的基础研究仍较薄弱，因此，结合传统与现代科技手段积极进行研究具有重要意义，为今后指导临床打下基础。

买买提艾力·阿木提导师对卵巢囊肿患者多年的临床经验认为临床治疗该病，首先对患者进行心理疏导和饮食疗法，其次调节患者体内异常体液并清除已成熟堆积的异常体液，再次给予马吾力乌苏力糖浆或者复方曲比亲蒸露。对于良性肿瘤已手术的患者，买买提艾力·阿木提还是提倡自己的治疗方法，清除体内异常体液后建议患者 1 ～ 3 个月服用衣特尔非力古都地，是为了抑制恶变发生和再次复发。对于恶性肿瘤患者建议长期服用异常脾液质成熟剂，原因是异常脾液质成熟剂是有提高全身免疫力，抑制肿瘤转移和发生恶变的作用。囊肿大于 5cm 的患者建议维西医结合治疗，如建议患者 15 天服用成熟剂，3 天服用清除剂之后做手术治疗，术后为避免复发嘱患者服用衣特尔非力古都地，每日 2 次，每次 10g，服用 30 天以恢复卵巢功能，促进卵巢排卵功能，帮助患者尽快恢复生育能力；给予自己多年验方阿依古海尔蜜膏，每日 3 次，每次 10g。若患者囊肿大于 5cm 但拒绝手术治疗的患者，建议 90 天服用成熟剂中间每隔 15 天服用清除剂一次，服用成熟剂第 30 天开始建议患者跟成熟剂一起服用衣特尔非力古都地每次 10g，服用 30 天，再次复查。对于恶性肿瘤患者建议西医治疗，每次化疗完成后服用养心达瓦依米西克蜜膏以提高全身免疫力，及第二次化疗开始之前服用 10 天成熟剂。导师认为癌细胞是体内各种体液或者脾液质燃烧而引起的，因此服用成熟剂是有助于有效控制癌细胞继续增殖和转移到身体其他部位。

买买提艾力·阿木提对于卵巢囊肿用药均是验方，液体性药物一次性服用量相对较多，且蜜膏药物服用比较难，因此导师正在研究成熟剂、清除剂，如复方曲比亲蒸露、马吾力乌苏力糖浆的颗粒型制剂，以便于患者服用和提高药效，以及把衣特尔非力古都地和阿依古海尔蜜膏变成片剂或者胶囊，便于治疗和提高药效，从而提高治疗卵巢囊肿效果。

（阿尔孜古丽·阿布迪海力力）

第十一章　带状疱疹

第一节　带状疱疹的西医诊疗方法

一、定义

带状疱疹是潜伏于人体感觉神经节的水痘－带状疱疹病毒再激活后引起的皮肤黏膜感染性疾病。临床上以突然发生的、沿神经带状、单侧分布、密集成群的疱疹为特点，常伴有局部神经疼痛。

二、流行病学

（一）传染源

水痘和带状疱疹患者是传染源。带状疱疹患者的传染源作用不如水痘患者重要，易感者接触带状疱疹患者可引起水痘而不会发生带状疱疹。

（二）传播途径

易感者感染水痘－带状疱疹病毒后，先发生水痘，继后才可能出现带状疱疹，罕有初感染病毒后就直接发生本病。在水痘流行期间，未发现带状疱疹的发病率随之上升。因此，一般认为带状疱疹主要不是通过外源性感染，而是潜伏性感染的病毒再次激活所致。

（三）易感人群

人群普遍易感，带状疱疹痊愈后仍可复发。

三、临床表现

带状疱疹潜伏期长短不一且难以确定。发疹前数日沿病变神经节段的局部皮肤常有灼痒、疼痛、感觉异常或过敏等，部分患者有低热和全身不适，局部淋巴结可以肿痛。1～3日后沿着周围神经分布区域皮肤出现成簇的红色斑丘疹，继之迅速变为水疱，疱疹从米粒大至绿豆大不等，分批出现，数个水疱集成簇状，数簇连接成片，沿神经支配的皮肤呈带状排列，故名“带状疱疹”，伴有显著的神经痛是该病的突出特征。疱壁紧张发亮，疱液澄清，外周绕以红晕，各簇水疱群间皮肤正常；皮损沿某一周围神经呈带状排列，多发生在身体的一侧，一般不超过正中线，罕见有多神经或双侧受累发生。疱液 2 ～ 3 日后浑浊或变成脓性，1 周左右干涸，10 ～ 12 日结痂，2 ～ 3 周脱痂，疼痛消失，不留瘢痕。免疫功能严重受损者，病程可延长。带状疱疹可发生于任何感染神经分布区，但以脊神经胸段最常见，因此皮疹部位常见于胸部，约占 50%，其次为腰部、面部等。

水痘 – 带状疱疹病毒可侵犯三叉神经眼支，发生眼带状疱疹，病后常发展成角膜炎与巩膜睫状体炎，若发生角膜溃疡可致失明。上颌支受累时，悬雍垂和扁桃体可出现水疱；下颌支受累时，则在舌前、颊黏膜等处出现水疱。面听神经受病毒侵犯后，外耳道或鼓膜出现水疱并可有耳鸣、耳聋、眩晕、恶心、呕吐、眼球震颤及患侧面瘫、舌前 2/3 处味觉消失等症状，又称为耳带状疱疹，由此组成的面瘫、耳痛和外耳道疱疹三联症又称 Ramsay–Hunt 综合征。病毒侵犯脑神经，可出现面瘫、听力丧失、眩晕、咽喉麻痹等。50 岁以上带状疱疹患者易发生疱疹后神经痛，可持续数月。

本病轻者可不出现皮疹，仅有阶段性神经疼痛。重型常见于免疫功能缺损者或恶性肿瘤患者。还可发生播散性带状疱疹，表现为除皮肤损害外，伴有高热和毒血症，甚至发生带状疱疹肺炎和脑膜脑炎，病死率高。

四、诊断

患者有免疫功能低下和水痘患者接触史，典型患者可根据单侧性、呈带状排列的疱疹和伴有神经痛，诊断多无困难，非典型病例有赖于实验室检查。

五、治疗

带状疱疹系自限性疾病，治疗原则为止痛、抗病毒和预防继发感染等。

（一）对症治疗

患者应注意休息，患处给予保护，避免摩擦。应用炉甘石洗剂或 5%碳酸氢钠局部涂擦止痒，疱疹破裂者可涂抗生素软膏，防止继发细菌感染。疱疹局部可用阿昔洛韦乳剂涂抹，可缩短病程。神经疼痛剧烈者，给予口服镇痛药和神经根封闭等治疗。

（二）抗病毒治疗

抗病毒治疗的适应证包括：患者年龄大于 50 岁，体力虚弱；头面部疱疹，或躯干四肢严重疱疹；有免疫缺陷患者；出现严重的特异性皮炎或严重的湿疹等。可选用阿昔洛韦，400 ～ 800mg 口服，每 4 小时 1 次，疗程 7 ～ 10 日。阿糖腺苷每日 15mg/kg，静脉滴注，疗程 10 日。

六、预后

预后大多良好，免疫功能低下出现严重并发症者预后差。

第二节　中医治疗带状疱疹的方法

带状疱疹有自限性，治疗原则为抗病毒、抗炎止痛、缩短病程和预防感染。中医认为湿热内蕴、感受毒邪为本病病机特点，故利湿解毒止痛是内治的总法则。早期治疗当从清热利湿、解毒止痛着手；中期以泻火利湿、解毒止痛为主；后期则以行气活血、化瘀清解余毒为主，注意预防后遗神经痛的出现。后期因余毒未尽，气血瘀滞，不通则痛，治疗以扶正祛邪、缓急止痛为重点。中医的外治法对促进水疱的愈合、减轻疼痛、减少并发症均有较好的疗效。

一、一般处理

避免劳累，严重者需要卧床休息。清淡饮食，忌食辛辣肥甘之品。保持创面干燥清洁，预防感染。大疱或血疱者可适当抽取疱液，但不宜除去外疱壁以防继发细菌感染。

二、分型证治

（一）肝胆湿热证

症状：胁肋胀痛，口苦咽干，心烦易怒，皮疹焮红灼热，痛如针刺，疱壁紧张，簇集成群，小便短赤，大便干结，舌质红，苔黄或黄腻，脉弦数。

治法：清肝利胆，解毒止痛。

选方：龙胆泻肝汤（《兰室秘藏》）加减，药用龙胆草 9g，柴胡 10g，黄芩 15g，炒栀子 15g，板蓝根 20g，车前子（包）30g，生地黄 15g，泽泻 12g，木通 6g，当归 15g，枳壳 12g，延胡索 15g，川楝子 10g，甘草 6g。

加减：①发热烦躁者，加水牛角粉 30g，郁金 10g 等。②口苦咽干者，加麦冬、黄连、玄参、桔梗 10g 等。③疼痛明显者，加蜈蚣 3 条，蚤休 10g，以解毒活血、通络止痛等。④大便秘结者，加炒枳壳 10g，酒大黄（后下）6g，瓜壳 30g 等。⑤发于头面部者，加杭菊花 15g，荆芥 10g，桑叶 10g 等。

（二）脾湿内蕴证

症状：皮疹淡红，疱壁松弛，易于溃破，糜烂渗液，腹胀痞闷，纳差乏力，大便稀溏，舌质淡胖，苔白或白腻，脉沉缓而滑。

治法：健脾利湿，解毒止痛。

选方：四妙散（外科精要）加减，药用苍术15g，厚朴10g、黄柏10g，陈皮10g，薏苡仁30g，茯苓30g，土茯苓20g，白术10g，猪苓15g，滑石30g，板蓝根30g，延胡索12g，甘草6g。

加减：①糜烂渗出者，加紫草10g，银花20g，生地榆12g等。②腹胀便溏者，加大腹皮15g，炒枳壳10g，广木香6g等。③纳呆者，加神曲15g，炒麦芽15g，炒谷芽15g等。

（三）湿聚毒重证

症状：皮疹焮红灼热，痛如针刺，皮损以水疱为主，密集成群，疱体晶莹，疱壁饱满，内容液浑浊，基底泛红，或呈紫赤，数群水疱呈带状排列，长短宽窄不一，局部灼热疼痛，周围肿胀达20～30cm以上，甚至多处发生，多见于发病三四日后，甚至达一周或更久不能消散，形成脓痂，或见血疱、坏死，常伴中度发热，口干口苦，胸胁胀满，心烦易怒，大便不畅，小便黄赤，有时皮损附近淋巴结肿痛，舌质红，苔黄厚或腻，脉弦滑数（本证多见于带状疱疹发疹的高峰期）。

治法：清热除湿，泻火解毒。

选方：大青连翘汤，药用大青叶9g，连翘、银花、茯苓皮、马齿苋各15g，薏苡仁20g，丹参、贯众、柴胡、黄芩、延胡索各10g，甘草6g。

加减：①疼痛明显者，加蜈蚣3条，蚤休10g，以解毒通络、活血止痛。②心烦失眠者，加郁金10g，栀子10g，以清心解郁除烦。③舌苔厚腻，湿重者，加木瓜、土茯苓各15g。

（四）气滞血瘀证

症状：多见于遭受精神刺激、表情抑郁者，疱疹基底黯红，疱液浑浊为血水，疼痛剧烈难忍，或皮疹消退后仍刺痛不止，夜卧难眠，精神萎靡，舌质紫黯或有瘀斑，苔白，脉弦细。

治法：活血化瘀，通络止痛。

选方：柴胡疏肝散（《景岳全书》）加减，药用柴胡15g，枳壳15g，白芍15g，红花10g，当归15g，桃仁10g，赤芍12g，川芎10g，香附10g，郁金10g，甘草6g。

加减：①疼痛不止者，加蜈蚣2条、全蝎6g，乳香10g，没药10g等。②皮疹溃烂不敛者，加黄芪30g，白术15g，白蔹15g，党参30g，怀山药15g等。③头昏目眩者，加草决明20g，蔓荆子15g等。④瘙痒者，加百部20g，白鲜皮、苦参各10g。⑤皮疹发于上肢者，加片姜黄10g，桑枝10g；发于下肢者，加牛膝10g，木瓜10g；发于腰骶者，加炒杜仲10g，续断10g。

（五）气虚血瘀证

症状：多见于年老体弱者，疱疹基底黯红，疱液浑浊为血水，疼痛剧烈难忍，或皮疹消退后仍刺痛不止，夜卧难眠，食少，乏力，精神萎靡，舌质紫黯或有瘀斑，苔白，脉细弱。

治法：活血化瘀，通络止痛。

选方：托毒散，药用黄芪、丹参、蒲公英各30g，党参、当归、赤芍、茯苓、银花各15g，甘草、白芷、白术各10g，皂角刺、生晒参（另煎）各5g。

加减：①疼痛不止者，加蜈蚣2条，全蝎6g，乳香10g，没药10g等。②瘙痒者，加百部20g，白鲜皮、苦参各10g。

三、对症治疗

（一）疼痛

药用疱疹止痛灵。

药物组成：延胡索、丁香、王不留行、大青叶、栀子、黄芩、柴胡、车前子、当归各15g，磁石、板蓝根各50g，郁金25g，龙胆草、生甘草各20g，泽泻、木通、甘草各10g。

治疗方法：每日1剂，水煎服。

功效主治：清肝泻火、解毒止痛，主治带状疱疹后遗神经痛。

（二）针刺穴位治疗疼痛剧烈

取同侧皮损夹脊穴，配阳陵泉，平补平泻，能止痛。

（三）水疱簇群，渗液糜烂

取鲜百合汁涂于皮损处，每日3次，涂至水疱结痂为止。

（四）水疱未破

可用南通蛇药外搽。

（五）水瓶已破，渗液多

甘草30g，枯矾10g，马齿苋30g，黄连10g。水煎取汁，冷湿敷。

（六）水疱已破，疱液少

青黛散、黄灵丹、二味拔毒散麻油调敷。

（七）水疱干燥结痂

冰石散、黄连膏外涂。

穴位注射法：取内关、曲池、足三里、三阴交用当归注射液或黄芪注射液2mL，针刺得气后，每穴分别推注0.5mL，每日1次，5次为1个疗程。

五、中成药及验方

（一）药物治疗

1. 七厘散

处方来源：清代谢元庆《良方集腋》。

药物组成：血竭、乳香（制）、没药（制）、红花、儿茶、冰片、麝香、朱砂。

功能：化瘀消肿，止痛止血。

主治：跌打损伤、血瘀疼痛、外伤出血。

剂型规格：散剂，每瓶装1.5、3g。

用法用量：口服，每次1～1.5g，每日1～3次；外用，调敷患处。

注意事项：孕妇禁用。

2. 六神丸

处方来源：谢观《中国医药大辞典》雷氏六神丸方。

药物组成：人工牛黄、蟾酥（酒溶解）、珍珠粉、麝香、雄黄粉、百草霜。

功能：清热解毒，消肿止痛。

主治：由肺胃热盛引起的咽喉肿痛，烂喉丹痧，单双乳蛾，喉痹失音，水浆不下，口舌糜烂，腮项肿痛，痈疽疮疖，小儿急慢惊风，一切无名肿毒。

3. 南通蛇药方

功能：解毒祛湿，凉血止痛。

主治：带状疱疹，毒蛇咬伤。

4. 疔毒丸

处方来源：经验方。

药物组成：马钱子炭粉、麦麸皮炭粉。

功能：散血热，消痈肿，通络定痛。

主治：疖肿、丹毒、缠腰火丹。

5. 黄芪注射液

黄芪注射液 20mL 兑入 5% GS 500mL 中静脉滴注，每日 1 次，7 天为 1 个疗程，间隔 2 天，再行第 2 个疗程，共 2 ～ 3 个疗程，适用于带状疱疹初起，疼痛显著者。

（二）非药物治疗

风火证宜清泄风火，湿热证宜清热祛湿。

1. 针刺疗法

（1）风火证

取穴：局部围刺，支沟、曲泉、足窍阴（均用患侧）、内关、足临泣（用对侧）。

随证选穴：心烦者加阴郄、神门，后遗疼痛者加内关、阳辅，口苦者加阳陵泉。

操作方法：局部围刺用平刺法；足窍阴放血，其他穴位用泻法。留针 30 分钟，每日 1 次，5 次为 1 个疗程。

（2）湿热证

取穴：局部围刺，内庭、公孙、侠溪、合谷、曲池。

随症选穴：有热感者加大椎。

操作方法：局部围刺用平刺法，其他穴位皆用泻法。留针 30 ～ 60 分钟，每日 1 次，5 次为 1 个疗程。

2. 灸法

取穴：疱疹局部，足三里。

操作方法：疱疹局部用艾条回旋灸，从患部周围向中心逐渐缩小，以皮肤反复出现疼痒为度，皮疹由红变暗，由暗变结痂，宜大面积重灸，每日 1 ～ 2 次，用艾条灸足三里。

3. 耳针疗法

取穴：患处相应部位、肺、肝、神门、交感、内分泌、皮质下。

操作方法：行强刺激，或用电针刺激，留针 30 分钟，每日 1 次。或用耳穴压豆疗法。

第三节 带状疱疹的维吾尔医治疗方法

带状疱疹在维吾尔医被称为“奈木拉”（NAMLA）。维医经典著作《药用总库》中对此就有记载。历代名医在总结带状疱疹传统疗法的基础上不断创新，积累了丰富的经验。维吾尔医对带状疱疹的理论认识和治疗方法，具有自己的独到之处，并有显著的疗效。其中发病机理认为，因体内形成的异常血液质、异常胆液质的过盛，机体自然力（免疫力）下降，导致调节异常体液的紊乱而引起。维吾尔医学以通过临床实践，形成以病证相结合、辨证施治的原则，采用饮食忌口、成熟疗法、清除疗法、药物疗法及非药物疗法为一体的综合治疗，使机体功能恢复正常达到康复。

一、病因

维吾尔医认为带状疱疹的病因源于体内腐败血液质以及蓝色胆液质等。

二、临床表现

发生皮损的部位常常先有神经痛，痒感或皮肤感觉敏感，少数患者先有皮损而后有痛或痒感。病变皮肤出现簇集成群的绿豆大小水疱，也可发生丘疹，大疱或血疱，甚至坏死，沿一侧周围神经呈带状分布；有明显的神经痛，伴局部淋巴结肿大，各群中间皮肤正常。（图 11–1）

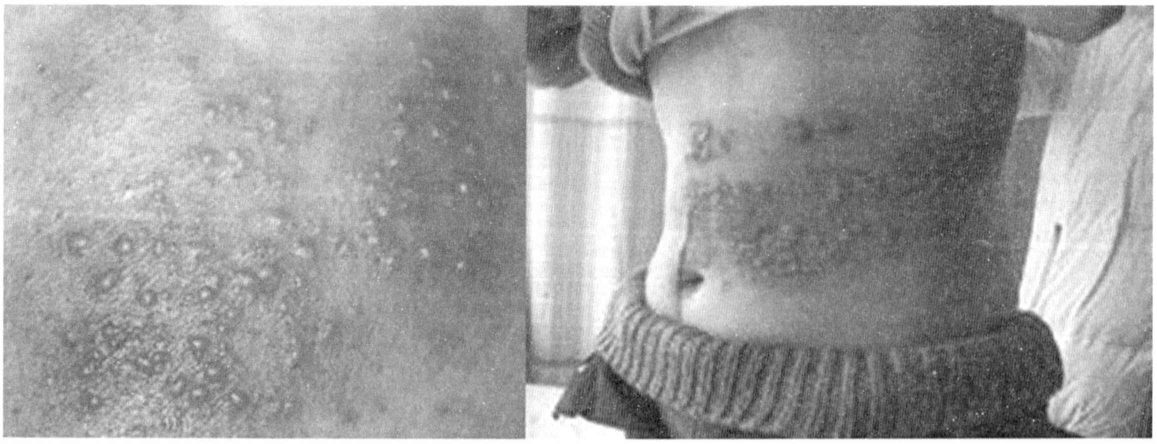

图 11–1　带状疱疹

三、辨证分型

（一）异常血液质型

脉象宽粗，疲倦嗜睡，反应迟缓，皮肤潮湿，自感内热，咽部充血，口感甜味，舌体宽厚，舌尖显红，苔薄灰白，尿量增多。患处烧痛，疱疹周围形成发红，表面光滑像珍珠一样，底面坚硬。

（二）异常胆液质型

脉象细快不齐，面色潮黄，急躁易怒，自感微热，喜冷饮食，口苦舌干，舌质偏红，苔红显黄，小便赤黄。皮肤粗糙、瘙痒、角化、皲裂、肤色暗淡无华。发病多在春季，皮损常与神经分布和精神因素有关。患处烧痛，疱疹周围形成淡红，表面光滑像珍珠一样，底面坚硬。

四、治疗方法

采用饮食忌口、成熟疗法、清除疗法、药物疗法及非药物疗法为一体的综合治疗方法。

（一）饮食忌口和饮食治疗的原则和目的

为了防止机体气质的进一步失衡，让患者食用湿寒性的食物，降低肝脏的热性，补充营养，为促进体液的成熟和调节异常气质创造内环境，从而充分发挥药效。

（二）成熟剂、清除剂调节气质

为了防治气质继续处于失衡状态和疾病的进一步发展，减少异常气的产生和异常体液的生成，治疗上主张除了血液质外首先应用相应异常体液的成熟剂和清除剂以成熟、清除异常体液质，纠正异常气质，促进正常体液质的生成，继而恢复各脏器的功能状态，从而恢复机体自然驱力。随着患者的睡眠和食欲的改善、大小便次数的增加，虽然仍感觉身体发热，但通过其体温正常、精神活泼、四肢有力以及皮损处发干病情得到控制、皮损缩小疼痛减轻等可判断气质的调节情况。体内异常体液质完全清除的表现更加明显，比如脉搏、舌和舌质、小便颜色和密度基本符合正常气质和正常体液表现。

（三）药物治疗

机体体液和气质恢复平衡后，使用湿寒性抗病毒、清热解毒作用的药物来治疗带状疱疹。常用的药物有胆液质成熟合剂、诃子合剂、清热卡森颗粒、抗病毒口服液、消炎迪那儿糖浆、清血胶囊、吾西伯汤药等口服药及橄榄油、玫瑰花油、乌蛇油等外用药，并且用地锦草、白葵花籽、白镯葵花、罗勒籽等煎汁冷敷。应用上述药物的主要目的是提高机体抗病毒的自然能力，溶解沉淀的异常体液质，活血化瘀。改善皮肤的微循环和营养状况，上述制剂根据带状疱疹辨证分型用药。

1. 异常血液质型

清热卡森颗粒、抗病毒口服液、清血胶囊、吾西伯汤药等药口服；橄榄油、乌蛇油等外用。

2. 异常胆液质型

胆液质成熟合剂、诃子合剂、、消炎迪那儿糖浆、清热卡森颗粒、抗病毒口服液、清血胶囊等药口服；橄榄油、玫瑰花油等外用。

（四）辅助治疗

消炎，控制感染，止疼，排毒为目的局部黄连洗剂熏洗，拔罐，拔血罐，点火针，偏振光，HeNe 激光，照红光，黑光，孜马德治疗，热奄包，TDP 等治疗。

五、带状疱疹的日常护理

（1）保持卧室安静、整洁，温湿度适宜，每日定时通风。每日 2 次空气消毒，用物专人专用。

（2）注意休息，保证充足的睡眠。注意口腔护理，餐前、餐后、睡前应漱口，晨晚间进行口腔护理。

（3）保持皮损处清洁干燥，贴身衣物应选择宽松、纯棉织品，避免抓挠、挤压和冷热刺激，以免继发感染。

（4）结痂未脱落前，禁搓澡、泡澡、蒸桑拿等；会阴部有结痂应避免性生活，以防止感染发生。

六、带状疱疹的饮食调理

（1）饮食宜清淡、易消化，多吃新鲜水果、蔬菜，多饮水。

（2）少食煎烤、油炸之品，忌鱼腥虾蟹、狗肉、羊肉等食物，忌酸涩收敛食物，如石榴、菠菜、豌豆，忌辛辣刺激食物。

（3）禁烟酒。

第四节　名医对带状疱疹的临床建议

导师买买提艾力·阿木提认为带状疱疹是在各种内外致病因素包括水痘－带状疱疹病毒下形成的异常体液通过血液循环沉着于患处，刺激而引起群集疱疹和神经痛为特征的皮肤病，有蚂蚁咬的感觉，故带状疱疹在古籍记载被称为“蚁咬疮”。

导师在诊治过程中根据维医理论基础以抗病毒治疗为主，不过导师认为该病毒不能被根除，如暂时用药控制，可能有病毒蓄积在体内器官之间而引起各种肿瘤性疾病，因此在治疗过程中除了抗病毒治疗外应辅助加抗癌药物。

导师买买提艾力·阿木提预防方面有如下建议。

锻炼身体，增强体质，预防病毒感染。定期体检，如发现有体质消耗性疾病，如恶性肿瘤、系统性红斑狼疮等，应积极及时治疗。劳逸结合，防止过度疲劳导致机体免疫力下降。

饮食调养：在患者病情好转能进食时，及时给予富有营养的容易消化吸收的饮食。同时注意饮食清淡，避免油腻和辛辣刺激性食物。

精神调养：注意保持精神愉快，注意休息，有利于疾病的康复。

注意事项：带状疱疹的发生，与患者的抗病能力降低密切相关。因此在治疗过程中，应注意应用中药扶正以增强抗病能力，同时应注意饮食调养和精神调养。带状疱疹的治疗应及时，尽早应用中以达到彻底治愈。因为带状疱疹如不及时彻底治愈，易反复复发，留下后遗症。

（古力米热·依米提）

第十二章　名医典型医案选录

一、高血压

医案1

肉某，女，62岁，维吾尔族，已婚，退休。

主诉：间断性头痛，头晕，乏力20年余，加重15天。

现病史：患者自诉20年来常出现间断性头痛，头晕，伴眼花，视力模糊，气急，心悸，胸闷，乏力。发病以来，神志清，精神欠佳，食欲可，睡眠差，便秘，小便正常，体重无明显变化。

辨证分析：患者神志清，精神欠佳，反应略迟钝，发育正常，营养中等，体型中等，肤色偏黑，弹性一般，皮下脂肪中等，触诊皮肤为湿寒，皮温略低，晨起口味涩，口唇轻度发绀。巩膜淡蓝，双眼睑无充血红肿，舌体宽而肥厚，舌质红，舌苔为淡白发青，周围有牙印，脉粗、慢、沉。大便软、成形、颜色黄，小便色清、量正常。患者原生密杂吉为湿寒，合立体为黏液质，致病的体液为涩味黏液质。

辅助检查：心电图示窦性心律，T波异常（高侧壁），动态血压检查示Ⅱ级高血压。

维医诊断：涩味黏液质性高血压病。

中医诊断：高血压病。

西医诊断：原发性高血压Ⅱ级。

治疗方法：

（一）治疗目的

首先进行致病体液质的成熟及清除的治疗，然后予以利尿、保持血管弹性、扩张血管等，血压稳定后以强心、增强体质、补脑、保肾为主要目的进行治疗。

（二）药物治疗

（1）成熟、清除治疗：成熟剂加利尿、扩管、强心、补脑药檀香、菊苣子、芹菜子、香青兰、黄华柳花、松萝、牛舌草、蚕丝、水龙果、薰衣草做合剂，每次内服50～100mL，每日2次，饭后趁热服用，7～9天。涩味黏液质成熟后出现一系列体液质成熟的症状变化时，即可给予涩味黏液质清除剂，每次内服70mL，每日2次，3～5天清除涩味黏液质。

（2）利尿、保持血管弹性、扩张血管：小茴香蒸露每次内服50～100mL，每日3次，饭后趁热服用；艾提热菲力开西尼孜散，每次5～10g，每日3次，饭前服用；艾夫特蒙合剂，每次50～100mL，每日3次，饭后趁热服用；醒脑止痛片，每次内服3～5片每日2次，饭前服用。

（3）巩固治疗：以增强体质、补脑、保肾给予麦尔瓦依提蜜膏、强心艾维西木口服液、止痛努加蜜膏等。

（三）特色治疗

为改善下肢血液循环，降压给予双侧下肢帕雪雅治疗；为缓解头痛，改善睡眠给予孜马地洋甘菊孜马地疗法。

复诊：患者通过以上一个疗程治疗后，头痛，头晕，眼花，视力模糊，气急，心悸，胸闷，乏力等症状明显好转，精神可，睡眠可，大便通畅，舌苔颜色变浅，患者自感身体轻松。

医案 2

洁某，女，74 岁，维吾尔族，已婚，农民。

主诉：间断性头痛，头晕，眼花，胸闷，乏力 20 年，加重 1 周。

现病史：患者自诉 20 年前食吃油腻、咸盐食物后开始出现间断性头痛，头晕，眼花，视物模糊，乏力，胸闷，无恶心呕吐等症状。患者神志清，精神欠佳，饮食可，睡眠差，大小便正常。

辨证分析：患者发育正常，营养中等，体型中等，皮下脂肪中等，皮肤粗糙、肤色暗淡无华，皮肤弹性可，舌相对较大，舌头周围无齿痕，舌质偏红，舌苔为青灰，晨起口味苦涩，尿量相对较多，小便色淡蓝，肢体发冷，失眠多梦，巩膜发青，皮肤干燥。脉象细、脉缓、沉脉。根据上述情况可考虑原气质为干寒，体液质为脾液质，致病的体液为脾液质增多型。

辅助检查：心电图检查示窦性心律，完全性右束支传导阻滞，动态血压检查示 1 级高血压。

维医诊断：脾液质增多性高血压病。

中医诊断：高血压病。

西医诊断：原发性高血压Ⅱ级。

治疗方法：

（一）治疗目的

首先进行致病体液质的成熟及清除的治疗，然后予以利尿、保持血管弹性、扩张血管等，血压稳定后以强心、增强体质、补脑、保肾为主要目的进行治疗。

（二）药物治疗

（1）成熟、清除治疗：成熟剂加利尿、扩管、强心、补脑药，檀香、菊苣子、香青兰、牛舌草、蚕丝、水龙果、玫瑰花、破布木果、薰衣草、铁线蕨、赤芍、罗望于、米莲花做合剂，每次内服 50 ～ 100mL，每日 2 次，饭后趁热服用，9 ～ 12 天。沉液质成熟后出现一系列体液质成熟的症状变化时，即可给予清除剂，每次内服 50 ～ 100mL，每日 2 次，3 ～ 5 天，清除异常体液质。

（2）利尿、保持血管弹性、扩张血管：小茴香蒸露每次内服 50 ～ 100mL，每日 3 次，饭后趁热服用；艾提热菲力卅西尼孜散，每次 5 ～ 10g，每日 3 次，饭前服用；安神巴迪然吉布亚蒸露，每次 50 ～ 100mL，每日 3 次，饭后服用；醒脑止痛片，每次内服 3 ～ 5 片，每日 2 次，饭前服用。

（3）巩固治疗：以增强体质、补脑、保肾给予麦尔瓦依提蜜膏、强心艾维西木口服液、止痛努加蜜膏等。

（三）特色治疗

为改善下肢血液循环，降压给予双侧下肢帕雪雅治疗；为缓解头痛，改善睡眠给予孜马地洋甘菊孜马地疗法。

复诊：患者通过以上一个疗程治疗后，头痛，头晕，眼花，视物模糊，乏力，胸闷等症状明显好转，精神可，睡眠可，舌苔颜色变浅，患者自感身体轻松。

医案3

麦某，男，58岁，维吾尔族，已婚，教师。

主诉：间断性头痛、头晕，眼花，乏力3月，加重15天。

现病史：患者自述3月前开始出现间断性头痛，头晕，眼花，视物模糊，乏力等症状。发病以来，神志清，精神欠佳，饮食可，睡眠可，大小便正常。

辨证分析：患者神志清，精神欠佳，反应略迟钝，发育正常，营养中等，体型中等，肤色偏黑，弹性一般，皮下脂肪中等，触诊皮肤为湿寒，皮温略低，晨起口味涩，口唇轻度发绀。巩膜淡蓝，双眼睑无充血红肿，舌体宽而肥厚，舌质红，舌苔为淡白发青，周围有牙印，脉粗、慢、沉。大便软、成形、颜色黄，小便色清、量正常。患者原生密杂吉为湿寒，合立体为黏液质，致病的体液为涩味黏液质。

辅助检查：心电图检查示窦性心律，动态血压检查示Ⅰ级高血压。

维医诊断：涩味黏液质性高血压病。

中医诊断：高血压病。

西医诊断：原发性高血压Ⅰ级。

治疗方法：

（一）治疗目的

首先进行致病体液质的成熟及清除的治疗，然后予以利尿、保持血管弹性、扩张血管等，血压稳定后以强心、增强体质、补脑、保肾为主要目的进行治疗。

（二）药物治疗

（1）成熟、清除治疗：成熟剂加利尿、扩管、强心、补脑药，檀香、菊苣子、青菜子、香青兰、黄华柳、从罗、牛舌草、蚕丝、水龙果、薰衣草做合剂，每次内服50～100mL，每日2次，饭后趁热服用，7～9天。涩味黏液质成熟后出现一系列体液质成熟的症状变化时，即可给予涩味黏液质清除剂，每次内服70mL，每日2次，3～5天清除涩味黏液质。

（2）利尿、保持血管弹性、扩张血管：小茴香蒸露每次内服50～100mL，每日3次，饭后趁热服用，安神巴迪然吉布亚蒸露50～100mL，每日3次，饭后服用，艾提热菲力开西尼孜散5～10g每日3次，饭前服用，艾夫特蒙合剂50～100mL，每日3次，饭后趁热服用，醒脑止痛片每次内服3～5片每日2次，饭前服用。

（3）巩固治疗：以增强体质、补脑、保肾给予麦尔瓦依提蜜膏、强心艾维西木口服液、止痛努加蜜膏等。

（三）特色治疗

为改善下肢血液循环，降压给予双侧下肢帕雪雅治疗；为缓解头痛，改善睡眠给予孜马地洋甘菊孜马地疗法。

复诊：患者通过以上一个疗程治疗后，头痛，头晕，眼花，视物模糊，乏力等症状明显好转，精神可，睡眠可，舌苔颜色变浅，患者自感身体轻松。

二、心力衰竭

医案 1

阿某，男，52 岁。

主诉：因活动后胸闷心悸 1 年，加重伴双下肢水肿 1 周。

现病史：胸闷气喘，心悸，偶有咳嗽，气促气短，乏力，尿少浮肿，睡眠多，面部发红，巩膜略红，舌质略红，舌尖有红色小点，脉粗，呈波浪状，搏动有力。

维医诊断：异常血液质型心力衰竭。

中医诊断：心力衰竭。

西医诊断：心力衰竭。

处方：

天山堇菜花 10g	小红枣 30g	破布木果 10g
睡莲花 10g	菊苣子 10g	牛舌草花 10g
莴苣子 10g	黄诃子 15g	玫瑰花 10g
小茴香 10g	蜀葵子 15g	

水煎服，每日 3 次，每次 100mL，饭后服用，连续服用 5 ～ 7 天。本病在维医中主要治法是以调整异常血液质体液，开通阻滞，利尿，改善血液循环，滋补心脏为主。在上述处方的基础上，可选口服下列维成药：参德力露剂或糖浆 50mL，每日 3 次；玫瑰花露 50mL，每日 3 次；宝心艾维西木口服液 10mL，每日 3 次；养心达瓦依米西克蜜膏 5g，每日 2 次。

复诊：服药 5 ～ 7 天后，患者症状明显减轻，咳嗽、气促气短、尿少浮肿症状消失，巩膜变淡，舌质略红、舌苔变淡，脉搏较前有力。

注意事项：服药期间鼓励患者戒烟、酒，忌辛辣、高脂、高蛋白、刺激性饮食，保证饮食清淡；出现异常血液质调节的表现后建议再次复诊。

医案 2

热某，女，65 岁。

主诉：因胸闷气短 5 年，加重伴端坐呼吸 3 天。

现病史：胸闷气短，心悸，运动气喘，咳嗽，咯稀白痰，肢冷尿少浮肿，嗜睡，面色苍白，眼球发白红，晨起口涩味，舌苔暗灰，周围牙印，舌体相对较大，脉搏空、慢、浮脉。

维医诊断：异常黏液质型心力衰竭。

中医诊断：心力衰竭。

西医诊断：心力衰竭。

处方：

地骨皮 15g	黄诃子 10g	无花果干 30g
茴香根皮 10g	小茴香 15g	香青兰 10g
洋茴香 10g	薰衣草 10g	菊苣子 10g

水煎服，每日 3 次，每次 100mL，饭后服用，连续服用 7 ～ 9 天。本病在维医中主要治法是以

调节异常黏液质（成熟疗法、清除疗法），补益支配器官为主。

复诊：患者出现异常黏液质成熟的表现后，为了清除异常体液质，可给予异常黏液质清除剂盒果藤根皮10g，番泻叶30g，青果10g，玫瑰花10g，菟丝草60g，清泄山扁豆60g，黄诃子10g，小茴香15g，菊苣子10g水煎服，每日3次，每次100mL，饭后服用，一般连续服用2～3天。在上述处方的基础上，可选口服下列维成药：益心巴迪然布亚颗粒12g，每日3次；松布里糖浆50mL，每日3次；养心达瓦依米西克蜜膏5g，每日2次；宝心维西木口服液10mL，每日3次；巴地梓露剂50mL，每日3次。

复诊：给予成熟剂和清除剂后患者症状明显减轻，咳嗽、咯稀白痰消失，睡眠正常，面部红润、晨起口无味、舌苔变淡，脉搏粗、较快、有力。注意事项：服药期间忌辛辣、高脂、高蛋白、刺激性饮食，保证饮食清淡。

医案3

麦某，男，57岁。

主诉：因胸闷气促3月余。

现病史：胸闷气喘、心悸且活动后加重，咳嗽，乏力，咯淡黄色痰，失眠，面部暗淡无光泽，眼球发黄或略黄，晨起口酸干，尿量少，呈黄色，便秘，舌干，易裂，脉细、快、搏动无规律。

维医诊断：异常胆液质型心力衰竭。

中医诊断：心力衰竭。

西医诊断：心力衰竭。

处方：

天山堇菜10g	牛舌草10g	香青兰10g
破布木果10g	玫瑰花10g	菊苣子10g
睡莲花10g	小红枣30g	小茴香10g

水煎服，每日3次，每次100mL，饭后服用，连续服用3～5天，本病在维医中主要治法是以调节异常胆液质（成熟疗法、清除疗法）补益支配器官为主。

复诊：患者出现异常黏液质成熟的表现后，为了清除异常体液质，可给予异常黏液质清除剂，天山堇菜10g，菟丝子60g，菊苣子10g，破布木果10g，清泄山扁豆60g，乌梅15g，小茴香10g。水煎服，每日3次，每次100mL，饭后服用，一般连续服用2天。另可选口服下列维成药，益心巴迪然吉布亚颗粒12g，每日3次，参德力露剂或糖浆50mL，每日3次，玫瑰花露剂50mL，每日3次，宝心艾维西木口服液10mL，每日3次，养心达瓦依密西克蜜膏5g，每日2次，卡森露剂50mL，每日3次。

复诊：给予成熟剂和清除剂后症状明显减轻，乏力，咯淡消失，睡眠较前好转，面部红润，巩膜变淡，晨起口酸干好转，二便正常，舌质正常，脉细、快、有规律。

注意事项：戒烟、酒，忌辛辣、高脂、高蛋白、刺激性饮食，保证饮食清淡。

医案4

帕某，男，60岁。

主诉：因反复浮肿6月，加重并气短2天。

现病史：胸闷气短，心悸，尿量少而次数多，尿色深，双下肢水肿，失眠，面色偏黑，眼球发青，晨起口苦味，便秘，舌体小，有青或灰色舌苔，舌干，脉细、慢、沉脉。

维吾尔医诊断：异常沉液质型心力衰竭。

中医诊断：心力衰竭。

西医诊断：心力衰竭。

处方：

薰衣草 10g	牛舌草 10g	三条筋 10g
蚕茧 30g	丁香罗勒 10g	香青兰 10g
玫瑰花 10g	小茴香 10g	菊苣子 10g

水煎服，每日 3 次，每次 100mL，饭后服用，连续服用 15 ～ 45 天。本病在维医中主要治法是以节异常脾液质（成熟疗法、清除疗法），补益支配器官为主。

复诊：患者出现异常沉液质成熟的表现后，为了清除异常体液质，可给予异常沉液质清除剂，香青兰 10g，番泻叶 60g，黄诃子 10g，青果 15g，菟丝草 30g，清泄山扁豆 60g，薰衣草 10g，地锦草 10g，玫瑰花 10g，小茴香 10g，菊苣子 10g 等，水煎服，每日 3 次，每次 100mL，饭后服用，一般连续服用 5 天。

在上述处方的基础上，可选口服下列维成药，乌斯提库都斯糖浆 50mL，每日 3 次，益心巴迪然布亚颗粒 12g，每日 3 次，健心合米尔高孜班蜜膏 10g，每日 3 次，养心达瓦依米西克蜜膏 5g，每日 2 次，宝心艾维西木口服液 10mL，每日 3 次，高孜斑露剂 50mL，每日 3 次。复诊给予成熟剂和清除剂后症状明显减轻，尿量正常，双下肢水肿减轻，睡眠有所好转，面色红润，巩膜变淡，大便通畅，舌体细，舌苔变淡，舌干好转，脉细、较快、有力。

注意事项：戒烟、酒，忌辛辣、高脂高蛋白、刺激性饮食，保证饮食清淡。

医案 5

阿某、男，70 岁。

主诉：胸闷心悸 3 年，加重伴反复咯痰 10 天。

现病史：胸闷，心悸，咳嗽，咯稀白痰，肢冷，尿少，嗜睡，面色苍白，眼球发白红，晨起口涩味，舌苔暗灰，周围牙印，舌相对较大，脉搏空、慢、浮脉。

维医诊断：异常黏液质型心力衰竭。

中医诊断：心力衰竭。

西医诊断：心力衰竭。

处方：

地骨皮 15g	黄诃子 10g	无花果干 30g
茴香根皮 10g	小茴香 15g	香青兰 10g
洋茴香 10g	薰衣草 10g	菊苣子 10g

水煎服，每日 3 次，每次 100mL，饭后服用，连续服用 7 ～ 9 天。本病在维医中主要治法是以调节异常黏液质（成熟疗法、清除疗法），补益支配器官为主。

复诊：患者出现异常黏液质成熟的表现后，为了清除异常体液质，可给予异常黏液质清除剂盒果藤根皮 10g，番泻叶 30g，青果 10g，玫瑰花 10g，菟丝草 60g，清泄山扁豆 60g，黄诃子 10g，小茴香 15g，菊苣子 10g。水煎服，每日 3 次，每次 100mL，饭后服用，一般连续服用 2 ～ 3 天。

在上述处方的基础上，可选口服下列维成药：益心巴迪然布亚颗粒 12g，每日 3 次；松布里糖浆

50mL，每日3次；养心达瓦依米西克蜜膏5g，每日2次；宝心维西木口服液10mL，每日3次；巴地样露剂50mL，每日3次。复诊：给予成熟剂和清除剂后患者症状明显减轻，咳嗽、咯稀白痰消失，睡眠正常，面部红润、晨起口无味、舌苔变淡，脉搏粗、较快、有力。

注意事项：服药期间忌辛辣，高脂、高蛋白、刺激性饮食，保证饮食清淡。

三、胃食管反流病

医案1

尤某，男，46岁，维吾尔族，已婚，农民。

主诉：反酸、烧心1年，加重伴吞咽困难2周。

现病史：患者自诉一年前出现反复性上腹部疼痛不适，消化不良，胃反酸，饭前胸骨后疼痛，饭后反酸加重。发病以来，神志清，精神差，食欲可，睡眠少多梦，大小便正常，体重无明显变化。

辨证分析：患者神志清，发育正常，体型中等，皮下脂肪发育正常，营养中等，皮肤粗糙、肤色暗淡无华，皮肤弹性可，舌相对较大，舌头周围无齿痕，舌质偏红，苔淡蓝，晨起口味苦涩，肢体发冷，眼球发青，皮肤干燥，脉象细、脉缓、沉脉，大小便通畅，少眠多梦。根据上述情况可考虑原气质为干寒性，体液质为脾液质，致病的体液为异常脾液质。

辅助检查：心电图示窦性心律，腹部B超示脂肪肝，胆囊切除，轻度胆总管炎，胃镜检查示食管黏膜损伤。

维医诊断：异常脾液质型胃食管反流病。

中医诊断：胃食管反流病。

西医诊断：胃食管反流病。

治疗方法：

（一）治疗目的

首先进行致病体液质的成熟及清除的治疗，然后以减轻反流，降低胃酸，抑制胃酸分泌，保护食管和胃黏膜，改善器官功能，提高免疫力为目的进行治疗。

（二）药物治疗

（1）成熟、清除治疗：成熟剂加减，由龙葵果、洋甘菊、样菝葜根、菝葜等消炎药煎煮成汤剂，每日3次，每次100mL，连服10～15天，饭后趁热服用。当出现异常体液质成熟的症状时，本剂再加入清除异常脾液质的药物配制成清除剂给予服用10～15天，每日3次，每次80mL，连服3～5天。

（2）抗炎消肿：洋甘菊花瓣、野苜蓿子各9g，亚麻籽6g，斯日坎吉本（适量葡萄醋+蜂蜜）25mL，葡萄汁25mL，将洋甘菊花瓣和野苜蓿子和亚麻籽浸在水里1小时，煮沸，加入斯日坎吉本和葡萄汁制成合剂服用，每日3次，每次30mL；复方龙葵果蒸露，每日3次，每次60mL，饭后服用。

（3）巩固治疗：以增强支配器官功能、免疫力、养心益脑给予消食阿米勒努西蜜膏、合米日买尔瓦依特蜜膏、爽心爱维心口服液等。

（三）特色治疗

为消炎、止痛，促进局部物质交换给予每日 1 次外用孜玛迪胃吉贴敷、蜡疗治疗；促进血液循环给予每日 1 次橄榄油特地民治疗；以洋甘菊籽、野苜蓿子、莳萝籽、亚麻籽、葫芦巴籽各 12g，煮沸，抱紧绷带贴在胸骨上。

复诊：患者通过以上一个疗程治疗后，反酸、消化不良、胸骨后疼痛等症状明显好转，舌苔颜色变浅，患者自感身体轻松。

医案 2

阿某，男，23 岁，维吾尔族，已婚，司机。

主诉：反酸，反胃，嗳气，胸骨后灼热 3 年，加重伴胸痛 1 周。

现病史：患者自诉 3 年前出现反复性上腹部疼痛不适，嗳气，胸骨后灼热，饭前胸骨后疼痛，饭后反酸加重。病情反复发作，精神差，食欲可，睡眠少多梦，大小便正常，无明显体重下降。

辨证分析：患者为青年男性，发育正常，营养中等，体型中等，皮下脂肪中等，皮肤粗糙、肤色暗淡无华，皮肤弹性可，舌相对较大，舌头周围有齿痕，舌质偏红，苔白显黄，晨起口苦舌干，尿量相对较多，小便赤黄，急躁易怒，自感微热，喜冷饮，脉象宽、重、快。根据上述情况考虑原气质为湿寒性，体液质为黏液质，致病的体液为咸味黏液质。

辅助检查：心电图示窦性心律，胃镜检查示食管黏膜损伤。

维医诊断：咸味黏液质型胃食管反流病。

中医诊断：胃食管反流病。

西医诊断：胃食管反流病。

治疗方法：

（一）治疗目的

首先进行致病体液质的成熟及清除的治疗，然后以减轻反流，降低胃酸，抑制胃酸分泌，保护食管和胃黏膜，改善器官功能，提高免疫力为目的进行治疗。

（二）药物治疗

（1）成熟、清除治疗：黏液质成熟剂的药物中加龙葵果、金盏花等消炎药配制成熟剂，每日 3 次，每次 80mL，饭后服用。服药 7 ～ 9 天后出现异常体液质成熟的症状时，本剂再加入清除咸味黏液质的药物配制成清除剂给予服用，每日 3 次、每次 80mL，服用 3 ～ 5 天，清除咸味黏液质。

（2）抗炎消肿：亚麻籽、葫芦巴、莳萝等各 10g，浸在温水中半小时，混合与适量的消炎迪娜尔糖浆饭后服用，每日 3 次，每次 30mL；五血白糖浆，每日 3 次，每次 60mL；清血五血白蜜膏，每日 2 次，每次 10g，饭后服用。

（3）巩固治疗：以增强支配器官功能、免疫力、养心益脑给予开胃加瓦日西阿米勒蜜膏、爽心爱维心口服液等。

（三）特色治疗

为消炎、止痛，促进局部物质交换给予每日 1 次外用孜玛迪胃吉贴敷、蜡疗治疗；促进血液循环给予每日 1 次橄榄油特地民治疗；以洋甘菊籽、野苜蓿子、莳萝籽、亚麻籽、葫芦巴籽各 12g，煮沸，抱紧绷带贴在胸骨上。

复诊一：患者通过以上一个疗程治疗后，精神好转，反酸，反食，反胃，嗳气症状较明显好转，大小便通畅，舌苔颜色变浅，胸骨后灼热，胸痛症状饭后加重，要求继续服药，服法不变，医嘱不变。

复诊二：精神颇佳，胸骨后灼热，胸痛症状明显好转，患者自感身体轻松。

医案3

吾某，男，44岁，维吾尔族，已婚，教师。

主诉：反酸、反食、反胃、嗳气、烧心6个月，加重伴有胸骨后灼热痛，吞咽困难2周。

现病史：患者自诉半年前出现反复性上腹部疼痛不适，消化不良，嗳气，反酸，胸骨后灼热，饭前胸骨后疼痛，饭后反酸加重、吞凉性食物疼痛更明显。发病以来，精神可，饮食可，睡眠多，小便次数多，量多，无明显体重变化。

辨证分析：患者为中年男性，发育正常，营养中等，体型中等，反应迟钝，皮下脂肪中等，触诊皮肤湿寒，舌相对较大，舌头周围有齿痕，舌质淡红，舌苔显青白，尿量相对较多，小便赤白，脉象粗、缓、沉，睡眠多，小便次数多、量多。根据上述情况考虑原气质为湿寒性，体液质为黏液质，致病的体液为石膏样黏液质。

辅助检查：心电图示窦性心律，胃镜检查示食管黏膜充血。

维医诊断：石膏样黏液质型胃食管反流病。

中医诊断：胃食管反流病。

西医诊断：胃食管反流病。

治疗方法：

（一）治疗目的

首先进行致病体液质的成熟及清除的治疗，然后以减轻反流，降低胃酸，抑制胃酸分泌，保护食管和胃黏膜，改善器官功能，提高免疫力为目的进行治疗。

（二）药物治疗

（1）成熟、清除治疗：石膏样黏液质成熟剂的药物中加龙葵果、洋拔葜根、洋甘菊等消炎药配制成成熟剂，每日3次，每次80mL，饭后服用。服药9～12天后出现异常体液质成熟的症状时，本剂再加入清除石膏样黏液质的药物配制成清除剂给予服用，每日3次，每次80mL，服用3～5天，清除石膏样黏液质。

（2）抗炎消肿：洋甘菊花瓣、野苜蓿子各9g，亚麻籽6g，斯日坎吉本（适量葡萄醋+蜂蜜）25mL，葡萄汁25mL，将洋甘菊花瓣和野苜蓿子和亚麻籽浸在水里1小时，煮沸，加入斯日坎吉本和葡萄汁制成合剂服用，每日3次，每次30mL；五血白糖浆，每日3次，每次60mL，饭后服用。

（3）巩固治疗：以增强支配器官功能、免疫力、养心益脑给予消食阿米勒努西蜜膏、依提尔菲力开比尔蜜膏、爽心爱维心口服液，均为饭后服用。

（三）特色治疗

为消炎、止痛，促进局部物质交换给予每日1次外用孜玛迪胃吉贴敷、蜡疗治疗；促进血液循环给予每日1次橄榄油特地民治疗；洋甘菊籽、野苜蓿子、莳萝籽、亚麻籽、葫芦巴籽各12g，煮沸，抱紧绷带贴在胸骨上；莳萝油、洋甘菊油、橄榄油涂在胸骨区；木香和马吾力艾赛力合剂（根汤）煮沸漱口。

复诊：患者通过以上一个疗程治疗后，反酸、反食、反胃、嗳气、胸骨后灼热、胸痛症状较明显好转，大小便通畅，舌苔颜色变浅，患者自感身体轻松。

医案 4

古某，女，50 岁，维吾尔族，已婚，教师。

主诉：反酸、烧心 1 年，加重伴吞咽困难 1 周。

现病史：患者自诉 1 年前出现反复性上腹部疼痛不适，消化不良，胃反酸，饭前胸骨后疼痛，饭后反酸加重。发病以来，精神差，平素饮食尚可、睡眠少多梦，大小便正常，无明显体重下降。

辨证分析：患者为中年女性，发育正常，营养中等，体型中等，皮下脂肪中等，皮肤粗糙、肤色暗淡无华，皮肤弹性可，舌相对较大，舌头周围无齿痕，舌质偏红，苔淡蓝，晨起口味苦涩，肢体发冷，多梦，眼球发青，皮肤干燥，脉象细、缓、沉。根据上述情况可考虑原气质为干寒性，体液质为脾液质，致病的体液质为异常脾液质。

辅助检查：心电图示窦性心律过缓，早期负极综合征；腹部 B 超示慢性胆囊炎；胃镜检查示食管黏膜充血。

维医诊断：异常脾液质型胃食管反流病。

中医诊断：胃食管反流病。

西医诊断：胃食管反流病。

治疗方法：

（一）治疗目的

首先进行致病体液质的成熟及清除的治疗，然后以减轻反流，降低胃酸，抑制胃酸分泌，保护食管和胃黏膜，改善器官功能，提高免疫力为目的进行治疗。

（二）药物治疗

（1）成熟、清除治疗：成熟剂加减，由龙葵果、洋甘菊、样菝葜根、菝葜等消炎药煎煮成汤剂，每日 3 次，每次 100mL，连服 10 ～ 15 天，饭后趁热服用。当出现异常体液质成熟的症状时，本剂再加入清除异常脾液质的药物配制成清除剂给予服用 10 ～ 15 天，每日 3 次，每次 80mL，连服 3 ～ 5 天。

（2）抗炎消肿：亚麻籽、葫芦巴、莳萝等各 10g，浸在温水中半小时，混合与适量的消炎迪娜尔糖浆饭后服用，每日 3 次，每次 30mL；复方龙葵果蒸露，每日 3 次，每次 60mL；菝葜露，每日 3 次，每次 60mL；清血五血白蜜膏，每日 2 次，每次 10g，饭后服用。

（3）巩固治疗：以增强支配器官功能、免疫力，养心益脑给予消食阿米勒努西蜜膏、爽心爱维心口服液等。

（三）特色治疗

为消炎、止痛，促进局部物质交换给予每日 1 次外用孜玛迪胃吉贴敷治疗；以洋甘菊籽、野苜蓿子、莳萝籽、亚麻籽、葫芦巴籽各 12g。煮沸，抱紧绷带贴在胸骨上；木香和马吾力艾赛力合剂（根汤）煮沸漱口。

复诊一：患者通过以上一个疗程治疗后，反酸、烧心症状明显好转。胸骨后疼痛症状与前相比，未发生明显进行性变化，要求继续服药，医嘱不变。

复诊二：由于外地出差，为连续服药，患者自诉断药期间不注意饮食，反酸、反食、反胃、嗳气、胸骨后灼热症状加剧，要求连续服药，上方继服，医嘱不变。

复诊三：患者精神颇佳，反酸、反食、反胃、嗳气、胸骨后灼热症状有所消失，胸痛症状较明显好转，舌苔颜色变浅，患者自感身体轻松。

医案 5

麦某，男，61 岁，维吾尔族，已婚，退休。

主诉：反酸、嗳气、烧心 12 年，加重伴吞咽困难 4 个月。

现病史：患者自诉 12 年前出现反复性上腹部疼痛不适，消化不良，胃反酸，烧心，饭前胸骨后疼痛，饭后反酸加重，精神差，平素饮食尚可，睡眠少多梦，大小便正常，无明显体重下降。

辨证分析：患者为老年男性，发育正常，营养中等，体型瘦，皮下脂肪中等，皮肤粗糙、肤色暗淡无华，皮肤弹性可，舌相对较大，舌头周围无齿痕，舌质偏红，苔淡蓝，晨起口味苦涩，肢体发冷，多梦，眼球发青，皮肤干燥，脉象细、缓、沉。根据上述情况可考虑原气质为干寒性，体液质为脾液质，致病的体液为异常脾液质。

辅助检查：心电图示窦性心律过缓，早期负极综合征；胃镜检查示食管黏膜损伤。

维医诊断：异常脾液质型胃食管反流病。

中医诊断：胃食管反流病。

西医诊断：胃食管反流病。

治疗方法：

（一）治疗目的

以减轻反流，降低胃酸，抑制胃酸分泌，保护食管和胃黏膜，以改善器官功能，提高免疫力为目的进行治疗。

（二）药物治疗

（1）抗炎消肿：洋甘菊花瓣、野苜蓿子各 9g，亚麻籽 6g，斯日坎吉本（适量葡萄醋 + 蜂蜜）25mL，葡萄汁 25mL。将洋甘菊花瓣和野苜蓿子和亚麻籽浸在水里 1 小时，煮沸，加入斯日坎吉本和葡萄汁制成合剂服用，每日 3 次，每次 30mL；菝葜露，每日 3 次，每次 60mL；清血五血白蜜膏，每日 2 次，每次 10g，饭后服用。

（2）巩固治疗：以增强支配器官功能、免疫力，养心益脑给予依提尔菲力开比尔蜜膏、爽心爱维心口服液等。

（三）特色治疗

为消炎、止痛，促进局部物质交换给予每日 1 次外用孜玛迪胃吉贴敷、蜡疗治疗；促进血液循环给予每日 1 次橄榄油特地民治疗；以洋甘菊籽、野苜蓿子、莳萝籽、亚麻籽、葫芦巴籽各 12g，煮沸，抱紧绷带贴在胸骨上；木香和马吾力艾赛力合剂（根汤）煮沸漱口。

复诊一：患者自诉通过以上一个疗程治疗后，精神好转，反酸、反食、反胃症状有所消失，要求继续治疗服药，服法不变，医嘱不变。

复诊二：精神好，胸痛症状较明显好转，舌苔颜色变浅，患者自感身体轻松。

四、风湿性关节炎

医案1

古某，女，42岁，维吾尔族，已婚，干部。

主诉：膝关节肿胀、疼痛6年，加重3月。

现病史：患者自诉6年前无明显诱因出现膝关节红肿、疼痛，多于劳累及遇寒遇冷时诱发或加重。发病以来神志清，精神差，饮食尚可，眠少多梦，大小便正常，无明显体重变化。

辨证分析：患者为中年女性，发育正常营养中等，体型中等，皮下脂肪中等，皮肤粗糙、肤色暗淡无华，皮肤弹性减退，舌相对薄，舌头周围无齿痕，舌质偏暗，苔淡暗，晨起口味苦涩，肢体发冷，眠少多梦，眼球发青，皮肤干燥；脉细而迟、沉脉。根据上述情况可考虑原气质为干寒性，体液质为脾液质，致病的体液为偏盛的脾液质。

辅助检查：抗“O”示570U，WBC为7.05×10^9/L，RBC为3.44×10^9/L，PLT为203×10^9/L，ESR为37mm/h。

维医诊断：偏盛脾液质型风湿性关节炎。

中医诊断：风湿性关节炎。

西医诊断：风湿性关节炎。

治疗方法：

（一）治疗目的

首先进行致病体液质的成熟及清除的治疗，然后消炎、止疼、对因、对症治疗，最后以改善器官功能，提高免疫力为目的进行巩固治疗。

（二）药物治疗

（1）成熟、清除治疗：异常体液质性干寒气质成熟剂的药物中加高良姜、蜀葵子、葵龙果、金盏花、丁香、肉桂等消炎药配制成成熟剂，每日3次、每次80mL，饭后服用。服药10～15天后出现异常体液质成熟的症状时，本剂再加入清除异常体液质性干寒气质的药物配制成清除剂给予服用，每日3次，每次80mL，服用3～5天，清除异常脾液质。

（2）消炎、止疼：高良姜15g，阿勃勒45g，无籽葡萄15g，刺糖60g。制成合剂，每日3次，每次30～50mL。

（3）巩固治疗：以强身为目的给予多味滋身增肥仁膏。

（三）特色治疗

以消炎、消肿、止痛，促进血液循环为目的用天山堇菜5g、蜀葵子15g，粉碎后混入蛋黄油制成孜玛迪，每日1次孜玛迪治疗；另外配合针灸、推拿、泡脚治疗。

复诊：患者自诉治疗后膝关节疼痛、肿胀症状较明显好转，精神好转，患者自感身体轻松。

医案2

布某，女，66岁，维吾尔族，已婚，农民。

主诉：反复多处关节对称性、游走性疼痛 14 年，加重 4 月。

现病史：患者自诉 14 年前受凉，过度劳累为诱因开始出现膝关节，肩关节疼痛，天气转冷或下雨前出现关节痛并加重，休息及用一些属性热的油后可有所缓解。发病以来，精神差，食欲差，四肢无力，睡眠差，大小便正常，无明显体重下降。

辨证分析：患者为老年女性，神志清，精神差，发育正常，营养中等，体型中等，反应迟钝，动作慢，肤色麦黄，皮肤弹性可，皮下脂肪中等，触诊皮肤为湿寒，巩膜无黄染，双眼睑无充血红肿，舌质淡红，舌苔为薄白苔，脉粗、缓、沉；大便通畅，小便次数多（白天 4 ～ 5 次）、量多、色黄。根据以上考虑原气质为湿寒性，体液质为黏液质，致病的体液质为无味黏液质。

辅助检查：无相关检查。

维医诊断：无味黏液质型风湿性关节炎。

中医诊断：风湿性关节炎。

西医诊断：风湿性关节炎。

治疗方法：

（一）治疗目的

以消炎、止疼、对因、对症治疗，最后以改善器官功能，提高免疫力为目的进行巩固治疗。

（二）药物治疗

（1）消炎、消肿、止痛：天山堇菜、牛舌草、红枣、破布木实、龙葵果各 20g，刺糖 40g。制成泡剂，每日 3 次，每次 50mL；罂粟壳糖浆，每日 3 次，每次 30mL。

（3）巩固治疗：以强身为目的给予强多味滋身增肥仁膏。

（三）特色治疗

以消炎、消肿、止痛，促进血液循环为目的用天山堇菜 5g、蜀葵子 15g 粉碎后混入蛋黄油制成孜玛迪，每日 1 次孜玛迪治疗，另外配合推拿、泡脚治疗。

复诊一：患者自诉治疗后肩关节疼痛减轻，膝关节疼痛仍存在，为改善生活质量，要求继续服药。服药不变，医嘱不变。

复诊二：患者通过以上疗程治疗后，肩、膝多关节游走性对称性肿胀、疼痛症状较明显好转，舌苔颜色变浅，患者自感身体轻松。

医案 3

艾某，男，46 岁，维吾尔族，已婚，已退休。

主诉：左侧肩关节间断性疼痛 6 月，疼痛加重 2 周。

现病史：患者自诉 6 月前无明显诱因出现左侧肩关节疼痛，天气转冷或下雨前出现关节痛，在家调养用一些属性热的油后症状有所缓解。发病以来，患者神志清，精神差，平素饮食尚可，睡眠差，大小便正常，无明显体重下降。

辨证分析：患者为中年男性，神志清，精神差，反应可，动作慢，发育正常，体型中，皮下脂肪发达中等；皮肤表黄，触诊皮肤湿热，弹性可，面色暗淡无光，巩膜淡黄，眼睑无水肿，口干，伸舌居中，舌体宽厚，舌质清，舌苔为黄色，边缘无齿痕，无牙齿松动，脉快、粗、沉，大便通畅，小便正常、色淡黄，睡眠差、多梦、易醒。根据上述情况可考虑原气质为湿寒性，体液质为黏液质，致病的体液质为咸味黏液质。

辅助检查：抗“O”检查示（ASO）：422.8U ↑；血常规检查示 WBC 6.09×10^{9}/L，RBC 3.19×10^{12}/L。

维医诊断：咸味黏液质型风湿性关节炎。

中医诊断：风湿性关节炎。

西医诊断：风湿性关节炎。

治疗方法：

（一）治疗目的

首先进行致病体液质的成熟及清除的治疗，然后消炎、止疼、对因、对症治疗，最后以改善器官功能，提高免疫力为目的进行巩固治疗。

（二）药物治疗

（1）成熟、清除治疗：咸味黏液质成熟剂的药物中加高良姜、蜀葵子、葵龙果、丁香、肉桂等消类药配制成成熟剂，每日 3 次、每次 80mL，饭后服用。服药 7 ～ 9 天后出现异常体液质成熟的症状时，本剂再加入清除咸味黏液质的药物配制成清除剂给予服用，每日 3 次、每次 80mL，服用 3 ～ 5 天，清除咸味黏液质。

（2）消炎、消肿、止痛：天山堇菜、牛舌草、红枣、破布木实、龙葵果各 20g，刺糖 40g。制成泡剂，每日 3 次，每次 50mL；秋水仙合剂，每日 3 次，每次 50 ～ 100mL。

（3）巩固治疗：以强身为目的给予温肾填精消食膏。

（三）特色治疗

以消炎、消肿、止痛，促进血液循环为目的用天山堇菜 5g、蜀葵子 15g 粉碎后混入蛋黄油制成孜玛迪，每日 1 次孜玛迪治疗，另外配合针灸、推拿、泡脚治疗。

复诊：患者自诉治疗后肩关节疼痛减轻，精神好，舌苔颜色变浅，睡眠好，患者自感身体轻松。

医案 4

努某，女，38 岁，维吾尔族，已婚，干部。

主诉：反复膝关节对称性疼痛 3 年，加重伴肿胀 1 月。

现病史：患者自诉 3 年前受凉后开始出现膝关节疼痛，因天气转变时疼痛加重。发病以来，患者神志清，精神差，饮食尚可，睡眠差，大小便正常，无明显体重下降。

辨证分析：患者为中年女性，发育正常营养中等，体型中等，皮下脂肪中等，皮肤粗糙、肤色暗淡无华，皮肤弹性可，舌相对较大，舌头周围无齿痕，舌质偏红，舌苔为青灰，晨起口味苦涩，尿量相对较多，小便色淡蓝，肢体发冷，失眠多梦，巩膜发青，皮肤干燥。脉象细、缓、沉。根据上述情况可考虑原气质为干寒性，体液质为脾液质，致病的体液为脾液质增多型。

辅助检查：抗 O 检查示（ASO）398.0U ↑。

维医诊断：脾液质增多型风湿性关节炎。

中医诊断：风湿性关节炎。

西医诊断：风湿性关节炎。

治疗方法：

（一）治疗目的

首先进行致病体液质的成熟及清除的治疗，然后消炎、止疼、对因、对症治疗，最后以改善器官功能，提高免疫力为目的进行巩固治疗。

（二）药物治疗

（1）成熟、清除治疗：异常体液质性干寒气质成熟剂的药物中加高良姜、蜀葵子、葵龙果、金盏花、丁香、肉桂等消炎药配制成成熟剂，每日 3 次、每次 80mL，饭后服用。服药 10 ～ 15 天后出现异常体液质成熟的症状时，本剂再加入清除异常体液质性干寒气质的药物配制成清除剂给予服用，每日 3 次，每次 80mL，服用 3 ～ 5 天，清除异常脾液质。

（2）消炎、消肿、止痛：高良姜 15g、阿勒勃 45g、无籽葡萄 15g，刺糖 60g 制成合剂，每日 3 次，每次 30 ～ 50mL；复方秋水仙片，每日 2 次，2 ～ 3 片。

（3）巩固治疗：以强身为目的给予强身仁膏。

（三）特色治疗

以消炎、消肿、止痛，促进血液循环为目的，用天山堇菜 5g、蜀葵子 15g 粉碎后混入蛋黄油制成孜玛迪，每日 1 次孜玛迪治疗；另外配合针灸、推拿、泡脚治疗。

复诊一：患者自诉膝关节疼痛症状好转、精神好转，要求继续服药治疗。服法不变，医嘱不变。

复诊二：由于返回岗位，未连续服药，患者自诉断药期间天气变冷时疼痛加剧，要求继续服药，上方继服。

复诊三：精神颇佳，膝关节疼痛症状明显好转，舌苔颜色变浅，患者自感身体轻松。

医案 5

古某，女，34 岁，维吾尔族，已婚，护士。

主诉：运动及天气有关的膝、肩关节疼痛 2 年，加重 1 周。

现病史：患者自诉 2 年前因受凉开始出现膝关节，肩关节冰凉疼痛，疼痛可因受凉、过度劳累而诱发，用一些属性热的油后可有所缓解，病情每次受凉复发。发病以来精神差，饮食尚可，眠少多梦，大小便正常，无明显体重下降。

辨证分析：患者为中年女性，神志清，精神差，反应可，动作慢，发育正常，体型中，皮下脂肪发达中等；皮肤表黄，触诊皮肤湿热，弹性可，面色暗淡无光，巩膜淡黄，眼睑无水肿，口干，伸舌居中，舌体宽厚，舌质清，舌苔为黄色，边缘无齿痕，无牙齿松动；触诊脉快、粗、沉。大便通畅；小便正常、色淡黄，睡眠差、多梦、易醒，根据上述情况可考虑原气质为湿寒性，体液质为黏液质，致病的体液为咸味黏液质。

辅助检查：抗 O 检查示（ASO）467.7U ↑，血常规检查示，WBC 14.09×10^9/L。

维医诊断：咸味黏液质型风湿性关节炎。

中医诊断：风湿性关节炎。

西医诊断：风湿性关节炎。

治疗方法：

（一）治疗目的

首先进行致病体液质的成熟及清除的治疗，然后消炎、止疼、对因、对症治疗，最后以改善器官功能、提高免疫力为目的进行巩固治疗。

（二）药物治疗

（1）成熟、清除治疗：咸味黏液质成熟剂的药物中加高良姜、蜀葵子、葵龙果、丁香、肉桂等消类药配制成成熟剂，每日3次、每次80mL，饭后服用。服药7～9天后出现异常体液质成熟的症状时，本剂再加入清除咸味黏液质的药物配制成清除剂给予服用，每日3次，每次80mL，服用3～5天，清除咸味黏液质。

（2）消炎、消肿、止痛：天山堇菜、牛舌草、红枣、破布木实、龙葵果各20g，刺糖40g。制成泡剂，每日3次，每次50mL；秋水仙合剂，每日3次，每次50～100mL。

（3）巩固治疗：以改善消化功能、强身为目的给予强身蜜膏、壮益消食片。

（三）特色治疗

以消炎、消肿、止痛、促进血液循环为目的用天山堇菜5g、蜀葵子15g粉碎后混入蛋黄油制成孜玛迪，每日1次孜玛迪治疗，另外配合针灸、推拿、泡脚治疗。

复诊：患者自诉治疗后膝、肩关节疼痛减轻，精神好，舌苔颜色变浅，睡眠好，患者自感身体轻松。

五、类风湿关节炎

医案1

中某，女，37岁，维吾尔族，已婚，教师。

主诉：四肢关节对称性肿胀、疼痛4年，加重1月。

现病史：患者自诉4年前无明显诱因出现双腕、掌指关节、近端指间关节肿痛，多于劳累及遇寒遇冷时诱发或加重，渐出现踝关节、肘关节肿痛，晨僵常约1小时以上。发病以来，神志清，精神差，饮食尚可，眠少多梦，大小便正常，无明显体重变化。

辨证分析：患者为中年女性，发育正常营养中等，体型中等，皮下脂肪中等，皮肤粗糙，肤色暗淡无华，皮肤弹性减退，舌相对薄，舌头周围无齿痕，舌质偏暗，苔淡暗，晨起口味苦涩，肢体发冷，眠少多梦，眼球发青，皮肤干燥，脉细而迟、沉。根据上述情况可考虑原气质为干寒性，体液质为脾液质，致病的体液为偏盛的脾液质。

辅助检查：抗O检查示（ASO）405.2↑，血常规检查示WBC 7.3×10^9/L，PLT 322×10^9/L。

维医诊断：偏盛脾液质型类风湿关节炎。

中医诊断：类风湿关节炎。

西医诊断：类风湿关节炎。

治疗方法：

（一）治疗目的

首先进行致病体液质的成熟及清除的治疗，然后消炎、止疼、对因、对症治疗，最后以改善器官功能，提高免疫力为目的进行巩固治疗。

（二）药物治疗

（1）成熟、清除治疗：异常体液质性干寒气质成熟剂的药物中加高良姜、蜀葵子、葵龙果、金盏花、丁香、肉桂等消炎药配制成成熟剂，每日3次、每次80mL，饭后使用。服药10～15天后出现异常体液质成熟的症状时，本剂再加入清除体液质性干寒气质的药物配制成清除剂给予服用，每日3次、每次80mL，服用3～5天，清除异常脾液质。

（2）消炎、止疼：诃子皮、芦荟、高良姜、洋乳香各 10g，番泻叶 20g，西红花 2g，巴达木 15g。将上述药物粉碎加入小茴香露制成丸剂，每日 2 次，每次 6 粒服用；复方秋水仙片，每日 2 次，每次 2 ～ 3 片，饭后口服。

（3）巩固治疗：以改善消化功能、强身为目的给予多味滋身增肥仁膏。

（三）特色治疗

以消炎、消肿、止痛、促进血液循环为目的用天山堇菜 5g、蜀葵子 15g 粉碎后混入蛋黄油制成孜玛迪，每日 1 次孜玛迪治疗，另外配合针灸、推拿、泡脚治疗。

复诊一：患者自诉手、足关节肿胀、疼痛症状较明显好转，精神好转，要求继续服药，服法不变，医嘱不变。

复诊二：精神颇佳，关节晨僵与前相比明显好转，手指关节疼痛明显减轻，患者自感身体轻松。

医案 2

伊某，男，16 岁，维吾尔族，未婚，学生。

主诉：反复多处关节对称性疼痛 4 月，加重 1 周。

现病史：患者自诉 4 个月前以受凉、过度劳累为诱因开始出现四肢关节疼痛，多在夜间发病，不注意保暖时手、足关节剧痛、红肿、关节运动受限、休息及用一些属性热的油后可有所缓解。发病以来，精神差，食欲可，四肢无力，睡眠差，大小便正常，无明显体重下降。

辨证分析：患者为少年男性，神志清，精神可，反应略迟钝，动作慢，发育正常，体型中，皮下脂肪发达中等。皮肤表黄，触诊皮肤湿寒，弹性可，巩膜淡蓝，眼睑无水肿，伸舌居中，舌体宽厚，舌质红，舌苔为淡白发青，边缘有齿痕，无牙齿松动，脉粗、慢、沉；小便正常、色淡黄，睡眠差，多梦，易醒。根据以上考虑原气质为湿寒性，体液质为黏液质，致病的体液质为涩味黏液质。

辅助检查：抗 O 检查示（ASO）427.0 ↑，血常规检查示 WBC 8.02×10^9/L，RBC 3.77×10^{12}/L。

维医诊断：涩味黏液质型类风湿关节炎。

中医诊断：类风湿关节炎。

西医诊断：类风湿关节炎。

治疗方法：

（一）治疗目的

首先进行致病体液质的成熟及清除的治疗，然后消炎、止疼、对因、对症治疗，最后以改善器官功能，提高免疫力为目的进行巩固治疗。

（二）药物治疗

（1）成熟、清除治疗：涩味黏液质成熟剂的药物中加高良姜、蜀蔡子、葵龙果、丁香、肉桂等消炎药配制成成熟剂，每日 3 次、每次 80mL，饭后服用。服药 9 ～ 12 天后出现异常体液质成熟的症状时，本剂再加入清除涩味黏液质的药物配制成清除剂给予服用，每日 3 次，每次 80mL，服用 3 ～ 5 天，清除涩味黏液质。

（2）消炎、止疼：诃子皮、芦荟、高良姜、洋乳香各 10g，番泻叶 20g，西红花 2g，巴达木 15g。将上述药物粉碎加入小茴香露制成丸剂，每日 2 次，每次 6 粒；秋水仙合剂，每日 3 次、每次 50 ～ 100mL。

（3）巩固治疗：以强身为目的给予强身仁膏、多味滋身增肥仁膏。

（三）特色治疗

以消炎、消肿、止痛、促进血液循为环目的用洋甘菊、蜀葵子、骆驼峰子、高良姜、黄花苜蓿子、葫芦巴各 10g 制成孜玛迪，每日 1 次局部孜玛迪治疗，另外配合针灸、推拿、泡脚治疗。

复诊：患者通过以上一个疗程治疗后，手、足多关节对称性肿胀、疼痛症状较明显好转，舌苔颜色变浅，患者自感身体轻松。

医案 3

佐某，女，56 岁，维吾尔族，已婚，家庭妇女。

主诉：四肢关节畸形伴间断性疼痛 7 年，疼痛加重 2 月。

现病史：患者自诉 12 年前无明显诱因出现四肢小关节肿胀、疼痛，在家调养用一些属性热的油后症状有所缓解。患者神志清，精神差，平素饮食尚可，睡眠差，大小便正常，无明显体重下降。

辨证分析：患者为中年女性，神志清，精神差，反应可，动作慢，发育正常，体型中，皮下脂肪发达中等，肤色白，触诊皮肤湿热，弹性可，巩膜淡红，眼睑无水肿，口干，味甜，伸舌居中，舌体宽厚，舌质红，边缘有齿痕，无牙齿松动，脉快、粗、沉，小便正常、白尿色红，少眠梦多、易醒。根据上述情况可考虑原气质为湿热性，体液质为血液质，致病的体液为腐浊的血液质。

辅助检查：抗 O 检查示（ASO）426.3 ↑，血常规检查示 WBC 5.09×10^{9}/L，RBC 3.89×10^{12}/L。

维医诊断：腐浊的血液质型类风湿关节炎。

中医诊断：类风湿关节炎。

西医诊断：类风湿关节炎。

治疗方法：

（一）治疗目的

消炎，止疼，改善器官功能，提高免疫力为目的进行治疗。

（二）药物治疗

（1）清血目的给予：菝葜露，每日 3 次，每次 50 ～ 100mL；欧菝葜根糖浆，每日 3 次，每次 50 ～ 100mL；菝葜诃子膏蜜膏，每日 3 次，每次 5 ～ 10g。

（2）消炎、止疼：诃子皮、芦荟、高良姜、洋乳香各 10g，番泻叶 20g，西红花 2g，巴达木 15g。将上述药物粉碎加入小茴香露制成丸剂，每日 2 次，每次 6 粒；复方秋水仙片，每日 2 次，每次 2 ～ 3 片，饭后口服。

（3）巩固治疗：以改善消化功能、强身目为的给予多味滋身增肥仁膏、壮益消食片。

（三）特色治疗

根据病情可选用放血疗法。以消炎、消肿、止痛，促进血液循环为目的用天山堇菜 5g、蜀葵子 15g 粉碎后混入蛋黄油制成孜玛迪，每日 1 次孜玛迪治疗。

复诊一：患者自诉治疗后手指关节疼痛减轻，为改善生活质量，要求继续服药。服药不变，医嘱不变。

复诊二：患者通过以上治疗后，四肢小关节肿胀有所消失，疼痛症状较明显好转，舌苔颜色变浅，患者自感身体轻松。

医案4

努某，女，50岁，维吾尔族，已婚，农民。

主诉：反复手足关节疼痛5年，加重伴肿胀1月。

现病史：患者自诉5年前因受凉开始出现手足小关节反复疼痛，疼痛可因受凉、饮食不注意而诱发，病情每次受凉及过度劳累、饮食不注意时反复复发。发病以来，患者神志清，精神可，平素饮食尚可，睡眠佳，大小便正常。

辨证分析：患者为中年女性，发育正常，营养中等，反应迟钝，动作慢，体型中，皮下脂肪中等，肤色麦黄，触诊皮肤湿寒，皮肤弹性可，双眼睑无充血红肿，伸舌居中，舌体宽厚，舌质淡红，舌苔薄白，边缘有齿痕，无牙齿松动，脉缓、粗、沉，小便次数多、量多、色黄，睡眠佳。根据上述情况可考虑原气质为湿寒性，体液质为黏液质，致病的体液为无味黏液质。

辅助检查：抗O检查示（ASO）398.0 ↑，血常规检查示 PLT 302×10^9/L。

维医诊断：无味黏液质型类风湿关节炎。

中医诊断：类风湿关节炎。

西医诊断：类风湿关节炎。

治疗方法：

（一）治疗原则

首先进行致病体液质的成熟及清除的治疗，然后消炎、止疼、对因、对症治疗，最后以改善器官功能，提高免疫力为目的进行巩固治疗。

（二）药物治疗

（1）成熟、清除治疗：黏液质成熟剂的药物中加高良姜、蜀葵子、葵龙果、金盏花、丁香、肉桂等消炎药配制成成熟剂，每日3次、每次80mL，饭后服用。服药7～9天后出现异常体液质成熟的症状时，本剂再加入清除无味黏液质的药物配制成清除剂给予服用，每日3次，每次80mL，服用3～5天，清除无味黏液质。

（2）消炎、止疼：复方秋水仙片，每日2次，每次2～3片；秋水仙合剂，每日3次，每次50～100mL；罂粟壳糖浆，每日3次，每次30mL。

（3）巩固治疗：以改善消化功能、强身为目的给予强身仁膏、壮益消食片。

（三）特色治疗

以消炎、消肿、止痛，促进血液循环为目的用洋甘菊、蜀葵子、骆驼峰子、高良姜、黄花苜蓿子、葫芦巴各10g制成孜玛迪，每日1次局部孜玛迪治疗，另外配合针灸、推拿、泡脚治疗。

复诊：患者通过以上一个疗程治疗后，手、足小关节肿胀、疼痛症状较明显好转，舌苔颜色变浅，患者自感身体轻松。

医案5

塔某，女，34岁，维吾尔族，已婚，护士。

主诉：运动及天气有关的四肢冰凉疼痛2年，加重1周。

现病史：患者自诉2年前受凉、冷天气为诱因开始出现四肢冰凉疼痛，疼痛可因受凉而诱发，用一些属性热的油后可有所缓解。发病以来精神差，饮食尚可，眠少多梦，大小便正常，无明显体重下降。

辨证分析：患者为中年女性，发育正常营养中等，体型瘦，皮下脂肪中等，皮肤粗糙、肤色暗淡无华，皮肤弹性减退，舌相对薄，舌头周围齿痕，舌质偏暗，苔淡暗，晨起口味苦涩，肢体发冷，眠少多梦，眼球发青，皮肤干燥，脉细而迟、沉。根据上述情况可考虑原气质为干寒性，体液质为脾液质，致病的体液为异常脾液质。

辅助检查：抗O检查示（ASO）405.2↑，血常规检查示 WBC 10.09×10^9/L，HB 101g/L。

维医诊断：异常脾液质型类风湿关节炎。

中医诊断：类风湿关节炎。

西医诊断：类风湿关节炎。

治疗方法：

（一）治疗原则

首先进行致病体液质的成熟及清除的治疗，然后消炎、止疼、对因、对症治疗，最后以改善器官功能，提高免疫力为目的进行巩固治疗。

（二）药物治疗

（1）成熟、清除治疗：异常体液质性干寒气质成熟剂的药物中加高良姜、蜀葵子、葵龙果、金盏花、丁香、肉桂等消炎药配制成成熟剂，每日3次，每次80mL，饭后使用。服药10～15天后出现异常体液质成熟的症状时，本剂再加入清除体液质性干寒气质的药物配制成清除剂给予服用，每日3次，每次80mL，服用3～5天，清除异常脾液质。

（2）消炎、止疼：诃子皮、芦荟、高良姜、洋乳香各10g，番泻叶20g，西红花2g，巴达木15g，将上述药物粉碎加入小茴香露制成丸剂，每日2次，每次6粒；秋水仙合剂，每日3次，每次50～100mL；罂粟壳糖浆，每日3次，每次30mL。

（3）巩固治疗：以改善消化功能、强身为目的给予多味滋身增肥仁膏、壮益消食片。

（三）特色治疗

以消炎、消肿、止痛，促进血液循环为目的用天山堇菜5g、蜀葵子15g粉碎后混入蛋黄油制成孜玛迪，每日1次孜玛迪治疗，另外配合针灸、推拿、泡脚治疗。

复诊一：患者自诉四肢冰凉症状好转，精神好转，要求继续服药治疗，服法不变，医嘱不变。

复诊二：由于返回岗位，未连续服药，患者自诉断药期间天气变冷时疼痛加剧，要求继续服药，上方继服。

复诊三：精神颇佳，四肢冰凉疼痛症状明显好转，舌苔颜色变浅，患者自感身体轻松。

六、肾结石

医案1

阿某某，男，42岁，已婚，患者左侧腰部酸痛2年，突然剧烈疼痛2天。

西医描述、诊断：患者急性发作，突然剧烈疼痛1天、排尿障碍，腰痛，尿频，尿急，尿痛，甚至脓尿等症状加重，B超和尿全项化验结果显示患者有左侧肾结石。

中医辨证、诊断：患者肾气虚，湿热蕴结下焦，烁灼津液，尿液受其煎熬，积累日久，使尿中杂质结为结石，砂石伤及血络，出现血尿，砂石阻塞，气机不利则疼痛。诊断为“石淋”。

维医辨证分析、诊断：患者为中年男性，发育正常营养中等，体型中，皮下脂肪中等发达，皮肤表黄，触诊皮肤湿热，弹性可，面色暗淡无光。巩膜淡黄，眼睑无水肿，口干，伸舌居中，舌体宽厚，舌质清，舌苔为黄色，边缘无齿痕，无牙齿松动，脉象快、粗、沉，大小便正常，小便色淡黄，睡眠差，梦多易醒。诊断为异常咸味黏液性艾萨土力库力也。

诊疗方法：首先让患者催吐，然后给予泄下药和排石药，由于患者疼痛强烈故要适当地调整做阿必赞疗法。

口服药：①碎石及排石药物（苏福非艾吉如力也胡德散、买朱尼艾克热布蜜膏），②利尿类药物（布祖热合剂），③消炎类药物（曲比亲露剂）。

阿必赞疗法药：洋甘菊、刺蒺藜、亚麻子、天山堇菜、普通水龙骨、无花果、葫芦巴等煎水，趁温坐浴。

特殊疗法：亚麻荠做成褥子，叮嘱患者每天用一个小时躺在专用亚麻荠褥子上。

医案 2

麦某某，男，45 岁，患者左侧腰部、髂部隐痛 8 个月，加重 1 周。

西医描述、诊断：饮用寒性食物后而出现左侧腰下腹部剧烈疼痛，在家里用一些民间治疗方法缓解病情，1 周以来上述病情复发，左侧腰下腹部突然剧烈疼痛不适 1 天，泌尿系 B 超报告示左肾囊肿并肾结石。

中医辨证、诊断：患者肾气虚，湿热蕴结下焦，烁灼津液，尿液受其煎熬，积累日久，使尿中杂质结为结石，砂石伤及血络，出现血尿，砂石阻塞，气机不利则疼痛，诊断为“石淋”。

维医辨证、诊断：皮肤表黄，触诊皮肤湿热，弹性可，面色暗淡无光。巩膜淡黄，眼睑无水肿。口干，伸舌居中，舌体宽厚，舌质清，舌苔为黄色，边缘无齿痕，无牙齿松动，脉快、粗、沉，大便通畅，小便正常、色淡黄，睡眠差，多梦易醒，诊断为异常咸味黏液性库如依库力也合并艾萨土力库力也。

诊疗方法：先予患者成熟异常体液的成熟剂，然后再给予清除异常体液的清除剂，最后给予排石药物和增强免疫力、利尿和抗炎等药物。

口服药：①排石及增强免疫力的药物（苏福非艾吉如力也胡德散、朱瓦日西再尔欧尼安拜日消食膏、朱尼达瓦依罗法蜜膏、强力马特德勒阿亚特蜜膏）；②利尿类药物（卡森露剂、玫瑰花露剂）；③消炎类药物（曲比亲露剂）。

医案 3

阿某某，女，26 岁，反复右侧腰部闷痛 2 年，加重 3 天。

西医描述、诊断：1 月前无明显诱因出现右侧腰部疼，无尿急、尿痛，无排尿困难，无夜间尿多、排尿不尽感，无血尿，无排尿中断，无发热，无腹痛等不适，疼痛加重 3 天。泌尿系 B 超报告示“右肾结石积水”（结石大小为 9mm，积水深度为 28mm）。

中医辨证、诊断：患者肾气虚，湿热蕴结下焦，烁灼津液，尿液受其煎熬，积累日久，使尿中杂质结为结石，砂石伤及血络，出现血尿，砂石阻塞，气机不利则疼痛。诊断为“石淋”“血尿”。

维医辨证、诊断：患者发育正常营养中等，体型中等，皮下脂肪中等，皮肤粗糙、肤色暗淡无华，皮肤弹性可，舌相对较大，边缘无齿痕，舌质偏红，舌苔为青灰，晨起口味苦涩，尿量相对较多，小便色淡蓝，肢体发冷，失眠多梦，巩膜发青，皮肤干燥，脉象细、缓、沉，诊断为异常沉液质性艾萨土力库力也合并外吉欧力库力也。

诊疗方法：先予患者成熟异常体液的成熟剂，然后再给予清除异常体液的清除剂，最后给予排石药物和增强免疫力、利尿和抗炎等药物。由于患者肾痛较强故要做阿必赞疗法，合并肾结石故要外用加蛇油涂抹腰部。

口服药：①排石及增强免疫力的药物（苏福非艾吉如力也胡德散、朱瓦日西再尔欧尼安拜日消食膏、朱尼达瓦依罗法蜜膏、强力马特德勒阿亚特蜜膏）；②利尿类药物（玫瑰花露剂）；③消炎类药物（曲比亲露剂）。

阿必赞疗法药：洋甘菊、刺蒺藜、亚麻子、天山堇菜、无花果、葫芦巴等各 20g。煎水，趁温坐浴。

七、卵巢囊肿

医案 1

布某，女，37 岁，已婚，维吾尔，教师。

主诉：B 超发现卵巢囊肿 2 周余。

（一）妇科检查

外阴：发育正常，已婚，已产型，阴毛呈女型分布，两侧大小阴唇对称。

阴道：通畅，黏膜皱襞存在，可见大量浊白色分泌物，有异味。

宫颈：轻度肥大，无举痛，无接触性出血。

子宫：前位，常大，质中，有压痛，活动度差。

附件：双侧附件有增厚、压痛，右侧附件区可见及大小约 46×39×37mm 包块、边界清、活动度差。

辅助检查：阴道 B 超示右侧卵巢囊肿、宫内节育器位置正常。

（二）维吾尔医辨证分析

患者发育正常，体型中等，肤色白皙无华，皮肤弹性可，皮下脂肪中等，体温降低、手摸感觉较凉，眼部发白无神，巩膜有淡青，舌质白，舌头周围有齿痕、舌苔为淡青，晨起时口黏，口涩，脉粗、缓、弱，睡眠欠佳、多梦、疲惫。考虑原气质为湿寒，体液质为黏液质，在长期各种内外不良因素的影响下，体液失调，形成涩味黏液质，属性偏干寒，质较黏稠、分量重，体内形成涩味黏液质时不仅使正常黏液质功能受限，器官气质也受影响，支配器官（心、脑、肝）生理功能减弱，肝脏气质失调，影响自然力和第二阶段的消化（肝脏代谢），障碍肝脏生产正常体液，甚至使体内的四种体液失去平衡，生产质和量较差的体液，这种异常体液不被机体所吸收，导致异常体液的凝聚，增加在血管壁的瘀滞和形成堵塞的机会，在各器官组织间隙内废物滞留导致一些因阻塞而形成的上述疾病可能性高。

（三）维医诊断

1. 涩味黏液质型卵巢囊肿。

2. 涩味黏液质型慢性盆腔炎。

3. 涩味黏液质型慢性宫颈炎。

（四）西医诊断

1. 卵巢囊肿。

2. 慢性盆腔炎。

3. 慢性宫颈炎。

（五）诊疗计划

1. 给予妇科常规护理，Ⅱ级护理，合理清淡饮食，低脂肪、高营养、高热量、易消化食物，忌油腻，煎烤饮食、生冷、浓茶、咖啡、牛肉、辛辣、酒类及刺激性强的食物。

2. 完善相关辅助检查。

3. 调节异常体液，给予涩味黏液质成熟剂清除剂。

4. 马欧力乌苏力 100mL 口服，每日 3 次，以消炎、消肿、开通阻塞、活血化瘀。

5. 艾灸疗法、WBO 疗法、特地硬以改善循环、活血化瘀，腰下腹部敷药治疗以止疼、消炎，灌肠治疗以改善药物吸收、消肿。

6. 为增强支配器官功能、免疫力，养心益脑，行气给予口服库尔斯玛热艾飞、驱白马热白热斯丸等。

7. 密切观察病情变化，据病情需要及时调整治疗方案。

医案 2

布某，女，43 岁，维吾尔族，已婚。

主诉：发现右侧卵巢囊肿 6 个月。

（一）妇科检查

外阴：已婚经产式，阴毛呈正常女性外观分布，大小阴唇发育正常。

阴道：畅，见少量分泌物，无异味，无阴道壁充血。

宫颈：充血，有举痛，无接触性出血。

宫体：常大，中位，活动可，有轻微压痛。

双侧附件：双侧附件增粗增厚，有压痛，未触及明显包块。

（二）维吾尔医辨证分析

患者发育正常，体型中等，肤色白皙，无华，皮肤弹性可、皮下脂肪中等，体温降低，手摸感觉较凉，眼部发白无神，巩膜有淡青，舌质白，舌头周围有齿痕，舌苔为淡青，晨起时口黏、口涩，脉粗、缓、弱，便秘，尿量少但次数多，尿色发白，睡眠欠佳，多梦，疲惫。考虑原气质为湿寒，体液质为黏液质，在长期各种内外不良因素的影响下，体液失调，形成涩味黏液质，属性偏干寒，质较黏稠、分量重，体内形成涩味黏液质时不仅使正常黏液质功能受限，器官气质也受影响，支配器官（心、脑、肝）生理功能减弱，肝脏气质失调，影响自然力和第二阶段的消化（肝脏代谢），障碍肝脏生产正常体液，甚至使体内的四种体液失去平衡，生产质和量较差的体液，这种异常体液不被机体所吸收，导致异常体液的凝聚，增加在血管壁的瘀滞和形成堵塞的机会，在各器官组织间隙内废物滞留导致一些因阻塞而形成的上述疾病可能性高。

（三）维医诊断

1. 涩味黏液质型卵巢囊肿。

2. 涩味黏液质型慢性盆腔炎。

3. 涩味黏液质型慢性宫颈炎。

（二）西医诊断

1. 卵巢囊肿。

2. 慢性盆腔炎。

3. 慢性宫颈炎。

（五）诊疗计划

1. 妇科Ⅱ级护理、清淡饮食，预防受凉。

2. 完善相关辅助检查后确诊诊断。

3. 根据病情清除体内异常体液，消炎消肿，活血化瘀止痛，软坚散结消肿，对症处理。

4. 给予补主要器官，补身，提高自然力的维吾尔医药。

5. 曲比亲糖浆，马欧力乌苏力 100mL 口服，每日 3 次，以消炎、消肿、开通阻塞、活血化瘀。

6. 艾灸疗法，WBO 疗法，特地硬以改善循环、活血化瘀，腰下腹部敷药治疗以止疼、消炎，灌肠治疗以改善药物吸收、消肿。

7. 密切观察病情变化，据病情需要及时调整治疗方案。

医案 3

左某，女，36 岁，维吾尔族，已婚。

主诉：B 超发现卵巢囊肿 2 天余。

（一）妇科检查

外阴：发育正常，已婚，已产型，阴毛呈女型分布，两侧大小阴唇对称。

阴道：通畅，黏膜皱襞存在，可见大量黄色分泌物，有异味。

宫颈：中度肥大，有接触性出血。

子宫：前位，常大，质中，有压痛，活动度差。

附件：双侧附件有增厚、压痛，右侧附件区可扪及大小约 4×4×4cm 包块，边界清，活动度差。

辅助检查：阴道 B 超检查示盆腔积液、右侧卵巢囊肿。

（二）维吾尔医辨证分析

患者发育正常、体型中等、肤色白皙无华，皮肤弹性可，皮下脂肪中等，体温降低，手摸感觉较凉，眼部发白无神，巩膜有淡青，舌质白，舌头周围有齿痕，舌苔为淡青，晨起时口黏、口涩，脉粗、缓、弱，尿量少但次数多，尿色发白，睡眠欠佳，多梦，疲惫。考虑原气质为湿寒，体液质为黏液质，在长期各种内外不良因素的影响下，体液失调，形成涩味黏液质，属性偏干寒，质较黏稠、分量重，体内形成涩味黏液质时不仅使正常黏液质功能受限，器官气质也受影响，支配器官（心、脑、肝）生理功能减弱，肝脏气质失调，影响自然力和第二阶段的消化（肝脏代谢），障碍肝脏生产正常体液，甚至使体内的四种体液失去平衡，生产质和量较差的体液，这种异常体液不被机体所吸收，导致异常体液的凝聚、增加在血管壁的瘀滞和形成堵塞的机会，在各器官组织间隙内废物滞留导致一些因阻塞而形成的上述疾病可能性高。

10g，铁线蕨、茜草、野籽然、玫瑰花、地锦草、天山堇菜各 15g，苣菊子、甘草根各 20g，破布木果、无核葡萄、无花果干、红枣、菊苣根、刺糖、番泻叶、菟丝草、乌梅、罗望子各 30g，诃子皮、诃子肉各 40g，消泻山扁豆 45g，玫瑰花蜜膏 60g，巴旦仁油 20g。每次 60 ～ 100mL，每日 2 次，饭后口服，3 ～ 5 天。

（2）以消炎，开通阻塞，消肿，活血化瘀，活血化瘀为目的给予曲比亲糖浆，每日 3 次，每次 100mL，口服。

（3）巩固治疗：以增强支配器官功能，免疫力，养心益脑，给予马得吐力阿亚提蜜膏、曲比亲蜜膏、滋补比糖浆任选一用之。

（三）外用特色疗法

局部针刺治疗：针刺疗法具有通阻的功效，通过改善外阴病变部位的血液循环，加强皮肤代谢功能，改善皮肤弹性，进而达到治疗目的。

局部拔罐治疗：拔罐疗法具有消肿止痛驱寒，改善局部循环等作用。

局部刮痧：刮痧疗法借助刮痧工具对体表皮肤特定部位反复进行刮、挤、揪、捏、刺等方法，刺激神经末梢或感受器而产生效应，以促进微循环，改善人体血流，促进新陈代谢，增强机体免疫力，进而达到治疗目的。

复诊：患者通过一个疗程的治疗后外阴瘙痒症状已消失，外阴皮肤弹性可，外阴发白的皮肤黏膜开始发红，微小黏膜出现黑点，舌苔颜色变浅，睡眠好转，口苦舌干情况明显好转，患者自感身体轻松。

九、慢性盆腔炎

医案 1

月某，女，50 岁，维吾尔族，已婚，职工。

主诉：下腹部胀痛 2 年，加重伴白带增多 1 月。

现病史：患者自诉平素月经规则，初潮 15 岁，5/30，LMP：2018.12.17，月经量中等、色暗红。患者于无明显诱因出现下腹部坠胀，及腰骶部酸痛情况，时而拒按，在性交及劳累后症状加重，因过度劳累及受凉上述症状反复发作。

体液分型：患者肤色白、无华，皮肤弹性可，皮下脂肪中等，体温降低，手摸感觉较凉，严重时有皮下水肿，眼部发白，无神，巩膜有淡青，双眼睑无充血红肿，舌相对较大，舌质白，舌头周围有齿痕，舌苔为淡青，晨起时口黏、口涩，脉粗、缓、弱，尿量少但次数多，尿色发白、睡眠多但多梦，疲惫。根据上述情况考虑原气质为湿寒性，体液质为黏液质，致病的体液为涩味黏液质。

辅助检查：心电图示窦性心律，阴道 B 超提示肌壁间、浆膜下子宫肌瘤、宫颈囊状结节、节育器位置正常、盆腔积液。

维医诊断：涩味黏液质性慢性盆腔炎。

中医诊断：慢性盆腔炎。

西医诊断：慢性盆腔炎。

治疗方法：

（一）治疗目的

为成熟致病异常体液给予涩味黏液质成熟剂及相应的清除剂，调节异常涩味黏液质型体液（成熟、清除疗法），消炎消肿，活血化瘀，通阻止痛，增强主器官功能，增强自然力，控制复发。

（二）药物治疗

（1）成熟剂：成熟剂加减，由铁线蕨、玫瑰花、牛舌草、甘草、香青兰、薰衣草、小茴香、地锦草、甘草、破布木果、无核葡萄干、无花果干、新疆园枣、刺糖、玫瑰花膏等药材煎煮成汤剂。每次100mL，每日3次，15～30天，饭后趁热服用。

（2）清除剂：当出现异常体液质成熟的症状变化时，给予涩味黏液质清除剂加减。用菟丝草、地锦草、甘草根、玫瑰花、番泻叶、铁线蕨、牛舌草、巴旦油、无核葡萄干、玫瑰花、无花果干、刺糖等药材煎煮成汤剂。每次100mL，每日3次，连服3～5天。

（3）抗炎消肿：给予清浊曲比亲糖浆100mL口服，每日3次；为消肿软坚，抑制肌瘤增长给予小艾飞蜜膏5g口服，每日2次。

（4）巩固治疗：以增强支配器官功能、免疫力，养心益脑，给予口服马得吐力阿亚提蜜膏、宝心爱维西木口服液、曲比亲蜜膏等。

（三）特色治疗

为抗炎消积，改善微循环给予腰部特地民治疗，每日1次，每次30分钟，并用孜马地热依木150g进行腹部及腰部贴敷药治疗，每日1次；为止疼，改善循环给予下腹部中药熏蒸药治疗，每日1次；为改善盆腔血液循环，活血化瘀进行腰部拔罐治疗，每日1次；为改善全身微循环并改善睡眠，镇静用活林江散给予帕雪雅治疗；以改善阴道环境，抑菌抗菌，止痒，去腐生肌，消炎为目的用马木然其液100mL进行每日1次阴道冲洗，并用保妇康栓进行宫颈上药治疗；以改善阴道环境，抑菌抗菌，止痒，行每日1次阿必赞治疗。

复诊：患者通过以上一个疗程治疗后，腰骶及下腹部疼痛明显缓解，白带量减少，大小便通畅，舌苔颜色变浅，患者自感身体轻松。复查阴道B超正常。

医案2

吐某，女，40岁，维吾尔族，已婚，老师。

主诉：腰骶及下腹痛1年，加重15天。

现病史：患者自诉平素月经规则，初潮13岁，6/25，LMP：2019.7.11，月经量中等，色鲜红，无血块，有痛经。患者下腹部隐痛，坠胀，及腰骶部疼痛，时而拒按，在性交及劳累后症状加重，因过度劳累及受凉上述症状反复发作，并加重伴双侧乳腺疼痛，白带增多，色白，无异味，无寒战发热，无明显体重下降。起病以来，患者无面色苍白，四肢乏力，无头晕、眼花、心悸、气促，有腰酸、下腹坠胀感，无畏寒，无服用激素类药物，精神可，平素饮食尚可，睡眠欠佳，大便正常，每天1次，小便正常、色赤黄。

体液质分型：发育正常营养中等，体型中等，皮下脂肪中等，皮肤粗糙，肤色暗淡无华，皮肤弹性可，舌相对较大，舌头周围有齿痕，舌质偏红，苔白显黄，晨起口苦舌干，尿量相对较多，小便赤黄，急躁易怒，自感微热，喜冷饮；脉象宽、重、快。根据上述情况考虑原气质为湿寒性，体液质为黏液质，致病的体液为咸味黏液质。

辅助检查：阴道B超示盆腔少量积液，心电图示窦性心律，双侧乳腺B超示双侧乳腺囊性增生、右侧胸大肌内钙化灶、双侧腋窝淋巴结肿大，电子阴道镜示宫颈炎。

维医诊断：咸味黏液质性慢性盆腔炎。

中医诊断：慢性盆腔炎。

西医诊断：慢性盆腔炎。

治疗方法：

（一）治疗原则

为成熟致病异常体液给予咸味黏液质成熟剂及相应的清除剂，调节异常咸味黏液质型体液（成熟、清除疗法），消炎消肿，活血化瘀，通阻止痛，增强主器官功能，增强自然力，控制复发。

（二）药物治疗

（1）成熟剂：给予咸味黏液质成熟剂100mL、每日3次，连续口服7～11天。

（2）清除剂：患者出现异常体液被成熟的表现（患者体征，脉象，舌苔，眼白颜色，大小便等）可给予咸味黏液质清除剂100mL，每日3次，口服3～5天。

（3）抗炎消肿：给予清浊曲比亲糖浆100mL口服，每日3次；为消肿软坚，抑制肌瘤增长给予小艾飞蜜膏，每次5g口服，每日2次。

（4）巩固治疗：以增强支配器官功能、免疫力、养心益脑给予口服马得吐力阿亚提蜜膏、宝心爱维西木口服液，曲比亲蜜膏等。

（三）特色治疗

为消肿，促进局部血液循环，止痛给予下腹部，腰部孜玛地疗法，腰部特地民疗法仪30分钟，双下肢帕雪雅治疗，下腹部中药熏药治疗，曲比亲灌肠剂直肠吾克纳治疗；为预防感染，消减少白带，改善阴道环境用给予马木然其液阴道吾克纳治疗，保妇康栓宫颈帕尔孜其治疗，宫颈MS-F1光治疗，阿比赞治疗。

复诊：患者通过以上一个疗程治疗后，腰骶及下腹部疼痛明显缓解，白带量减少，大小便通畅，舌苔颜色变浅，患者自感身体轻松。复查阴道B超正常。

医案3

阿某，女，45岁，维吾尔族，已婚，家庭妇女。

主诉：下腹部胀痛1年，加重伴白带增多2月。

现病史：患者自诉平素月经规则，初潮15岁，10/30，LMP：2019.2.3，月经量中等，色暗红，无血块，无痛经。患者无明显诱因出现下腹部坠胀，及腰骶部酸痛情况，时而拒按，在性交及劳累后症状加重，患者未在意，没有接受正规治疗及检查。因过度劳累及受凉上述症状反复发作，加重伴白带增多，白带色白，无异味。患者精神可，平素饮食尚可，睡眠欠佳，小大便正常。

体液质分型：舌相对较大，舌头周围有齿痕，舌质偏红，苔白显黄，晨起口苦舌干，尿量相对较多，小便赤黄，急躁易怒，自感微热，喜冷饮，脉象宽、重、快。根据上述情况考虑原气质为湿寒性，体液质为黏液质，致病的体液为酸味黏液质。

辅助检查：电子阴道镜示慢性宫颈炎、宫颈炎；阴道B超示盆腔积液、宫颈管纳囊；心电图示窦性心律。

维医诊断：酸味黏液质性慢性盆腔炎。

中医诊断：慢性盆腔炎。

西医诊断：慢性盆腔炎。

治疗方法：

（一）治疗原则

为成熟致病异常体液给予酸味黏液质成熟剂及相应的清除剂，调节异常涩味黏液质型体液（成熟、清除疗法），消炎消肿，活血化瘀，通阻止痛，增强主器官功能、增强自然力、控制复发。

（二）药物治疗

（1）成熟剂：成熟剂加减，为铁线蕨、玫瑰花、地锦草、天山堇菜，莲花、洋茴香、菊苣子、甘草根，无花果，无核葡萄干，红枣、菊苣根，玫瑰花糖膏等13种草药。用水煎煮成汤剂，每次100mL，每日3次，饭后趁热服用8～10天。

（2）清除剂：当出现异常体液质成熟的症状时，给予酸味黏液质的清除剂加减。用阿勒勃、菟丝草、西青果、巴旦仁油、小茴香、罗望子、甘草根、铁线蕨、无花果干、菊苣根，玫瑰花等13种草药。煎煮成汤剂，每次100mL，每日3次，饭后趁热服用2～3天。

（3）抗炎消肿：根据病情需要，可任选择一种药，疗程为10～15天。秀合拉蒸露、吾西巴糖浆，每次100mL，每日3次，口服；人参蜜膏，每次10g，每日3次，口服；阿依古海尔蜜膏，每次10g，每日3次，口服。

（4）巩固治疗：以增强支配器官功能、免疫力，养心益脑，给予口服马得吐力阿亚提蜜膏、宝心爱维西木口服液、曲比亲蜜膏等。

（三）特色治疗

为消肿，促进局部血液循环，止痛给予下腹部，腰部孜玛地疗法，WBO治疗，双下肢帕雪雅治疗，下腹部中药熏药治疗，曲比亲灌肠剂直肠吾克纳治疗；为预防感染，消减少白带，改善阴道环境用给予马木然其液阴道吾克纳治疗，保妇康栓宫颈帕尔孜其治疗，宫颈MS–F1光治疗，阿比赞治疗，下腹艾条治疗，拔罐治疗。

复诊：患者通过以上一个疗程治疗后，下腹部疼痛明显缓解，白带量减少，大小便通畅，患者自感身体轻松。复查阴道B超正常。

医案4

阿某，女，40岁，维吾尔族，已婚，家庭妇女。

主诉：腰骶部及下腹部疼痛3年，加重伴白带增多15天。

现病史：患者自诉平素经常，初潮14岁，5/30，LMP：2019.7.13，月经量中等，色鲜红，有血块，有痛经。患者出现下腹部隐痛，坠胀，及腰骶部疼痛，时而拒按，在性交及劳累后症状加重，因过度劳累及受凉上述症状反复发作，并加重伴白带增多，色白，无异味，无寒战发热，无明显体重下降。

体液质分型：发育正常营养中等，体型中等，肤色麦黄、无华，皮肤弹性可，皮下脂肪中等，体温降低，手摸感觉较凉，严重时有皮下水肿，眼部发白，无神，巩膜有淡青，双眼睑无充血红肿，舌相对较大，舌质白，舌头周围有齿痕，舌苔为淡青，晨起时口黏、口涩，脉粗、缓、弱，尿量少但次数多，尿色发白，睡眠多但多梦，疲惫。根据上述情况考虑原气质为湿寒性，体液质为黏液质，致病的体液为涩味黏液质。

辅助检查：阴道B超检查示陶氏腔积液、宫颈管纳囊，心电图检查示窦性心律，胸片未见异常。

维医诊断：涩味黏液质性慢性盆腔炎。

中医诊断：慢性盆腔炎。

西医诊断：慢性盆腔炎。

治疗方法：

（一）治疗原则

调节异常涩味黏液质型体液（成熟、清除疗法），消炎消肿，活血化瘀，通阻止痛，增强主器官功能，增强自然力，控制复发。

（二）药物治疗

（1）成熟剂：成熟剂加减，由铁线蕨、玫瑰花、牛舌草、甘草、香青兰、薰衣草、小茴香、地锦草、甘草、破布木果、无核葡萄干、无花果干、新疆冈枣、刺糖、玫瑰花膏等药材煎煮成汤剂。每次100mL，每日3次，15～30天，饭后趁热服用。

（2）清除剂：当出现异常体液质成熟的症状变化时，给予涩味黏液质清除剂加减。用菟丝草、地锦草、甘草根、玫瑰花、番泻叶、铁线蕨、牛舌草、巴旦油、无核葡萄干、玫瑰花、无花果干、刺糖等药材煎煮成汤剂。每次100mL，每日3次，连服3～5天。

（3）抗炎消肿：根据病情需要，可任选择以下药。曲比亲糖浆、马乌理乌苏里糖浆、吾西巴糖浆，每次100mL，每日3次，口服。人参蜜膏，每次10g，每日3次，口服。

（三）特色治疗

为消肿，促进局部血液循环，止痛给予下腹部，腰部孜玛地疗法，WBO治疗，双下肢帕雪雅治疗，下腹部中药熏药治疗，曲比亲灌肠剂直肠吾克纳治疗；为预防感染，消减少白带，改善阴道环境用给予马木然其液阴道吾克纳治疗，保妇康栓宫颈帕尔孜其治疗，宫颈MS-F1光治疗，阿比赞治疗，下腹艾条治疗，拔罐治疗。

复诊：患者通过以上一个疗程治疗后，腰骶及下腹部疼痛明显缓解，白带量减少，大小便通畅，舌苔颜色变浅，患者自感身体轻松。

医案5

古某，女，45岁，家庭妇女。

主诉：腰骶及下腹痛2年，加重15天。患者自诉平素月经规则，初潮13岁，6/25，月经量中等，色鲜红，无血块，有痛经。患者下腹部隐痛，坠胀，及腰骶部疼痛，时而拒按，在性交及劳累后症状加重，因过度劳累及受凉上述症状反复发作，并加重伴双侧乳腺疼痛，白带增多，色白，无异味，无寒战发热，无明显体重下降。起病以来，患者无面色苍白，四肢乏力，无头晕、眼花、心悸、气促，有腰酸、下腹坠胀感，无畏寒，无服用激素类药物，精神可，平素饮食尚可，睡眠欠佳，大便正常，每天1次，小便正常、色赤黄。

体液质分型：主症为下腹部疼痛，白带增多，脓样白带。次症为体型偏瘦，肤色稍暗，面部稍黑，无光，皮肤粗糙，体温较低，手摸感觉较凉、眼部发青，深陷，晨起时口味苦涩，有青或灰色舌苔，舌干，严重失调者舌面全部为黑色舌苔，尿量多，小便次数少尿色发白，静置易形成沉淀，失眠、多梦及噩梦，脉象细、缓。根据上述情况考虑原气质为干寒性，体液质为脾液质，致病的体液为异常脾液质。

辅助检查：阴道 B 超示盆腔少量积液，心电图示窦性心律。

维医诊断：异常脾液质性慢性盆腔炎。

中医诊断：慢性盆腔炎。

西医诊断：慢性盆腔炎。

治疗方法：

（一）治疗原则

为成熟致病异常体液给予异常脾液质成熟剂及相应的清除剂，调节异常脾液质体液（成熟、清除疗法），消炎消肿，活血化瘀，通阻止痛，增强主器官功能，增强自然力，控制复发。

（二）药物治疗

（1）成熟剂：成熟剂加减，用破布木果、薰衣草、小茴香、牛舌草、甘草根、地锦草、铁线蕨、香青兰、新疆园枣、刺糖等药材。煎煮成汤剂，每次 100mL，每日 3 次，口服 15 ～ 45 天、饭后趁热服用。

（2）清除剂：当出现异常体液质成熟的症状变化时，给予异常脾液质的清除剂。清除剂加减，用菟丝草、清泻山扁豆、刺糖、甘草根、小茴香、薰衣草、地锦草、香青兰、牛舌草、破布木果、番泻叶、铁线蕨、巴旦仁油等药材煎煮成汤剂，每次 100mL，每日 3 次，口服 3 ～ 5 天，饭后趁热服。

（3）抗炎消肿：复方曲比亲露，每次 100mL，每日 3 次，口服；依提热菲力曲比亲蜜膏，每次 3 片，每日 3 次，口服。

（4）巩固治疗：以增强支配器官功能、免疫力，养心益脑，给予口服马得吐力阿亚提蜜膏、宝心爱维西木口服液、曲比亲蜜膏等。

（二）特色治疗：为消肿，促进局部血液循环，止痛给予下腹部，腰部孜玛地疗法，腰部特地民疗法仪 30 分钟，双下肢帕雪雅治疗，下腹部中药熏药治疗，曲比亲灌肠剂直肠吾克纳治疗；为预防感染，消减少白带，改善阴道环境用给予马木然其液阴道吾克纳治疗，保妇康栓宫颈帕尔孜其治疗，宫颈 MS–F1 光治疗，阿比赞治疗。

复诊：患者通过以上一个疗程治疗后，腰骶及下腹部疼痛明显缓解，白带量减少，大小便通畅，舌苔颜色变浅，患者自感身体轻松。复查阴道 B 超正常。

十、卵巢囊肿

医案 1

阿某，女，35 岁。

主诉：腰骶部酸痛及下腹部坠痛 1 年，加重 2 周。

现病史：腰骶部酸痛，下腹部坠痛，疼痛与体位无关，时重时轻，常持续半个小时至一个小时，热敷可缓解，阴道分泌物增多，颜色偏黄，无异味，无外因瘙痒。妇检示外阴发育正常，已婚，已产型，阴毛呈女型分布，两侧大小阴唇对称；阴道通畅，黏膜皱襞存在，可见大量黄色分泌物，有异味；宫颈轻度肥大、Ⅰ度糜烂、多发纳囊、无举痛，有接触性出血；子宫前位，常大，质中，有压痛，活动度差；双侧附件有增厚、压痛，左侧附件区可扪及大小约 3cm×2cm 包块，边界清，活动度差。B 超提示左侧卵巢囊肿（40mm×30mm×29mm），子宫及右侧附件区未见异常。

维医诊断：涩味黏液质型卵巢囊肿。

中医诊断：卵巢囊肿。

西医诊断：卵巢囊肿（左侧）。

处方：菊苣根、小茴香根、小茴香、青菜根、刺山柑根皮、青香芽、龙葵果、野苜蓿、地锦草、蜀葵子、胡罗巴、洋甘菊、菝葜根、土茯苓、西红花、铁线蕨、菊苣籽、水莲花。

在汤药基础上，给予涩味黏液质成熟剂连续服用 15 天，每次 100mL，每日 2 次，饭后服用；涩味黏液质清除剂 3 天，每天 100mL，每日 3 次，空腹服用。

复诊一：腰骶部和下腹部不适明显好转，分泌物减少；叮嘱患者连续服用药，下月月经干净第三天复诊。

复诊二：症状明显好转，B 超提示子宫及双侧附件区未见异常；嘱患者按时吃药，禁辛辣食品和重体力活动。

医案 2

古某，女，40 岁。

主诉：腰骶及下腹部疼痛半年，加重 1 周。

现病史：腰骶部酸痛及下腹部坠痛，疼痛与体位无关，时重时轻，常持续半个小时至一个小时，热敷可缓解，阴道分泌物增多，颜色偏黄，无异味，无外因瘙痒。妇检示外阴发育正常，已婚，已产型，阴毛呈女型分布，两侧大小阴唇对称；阴道通畅，黏膜皱襞存在，可见大量黄色分泌物，有异味；宫颈光、常大、质中、无举痛、有接触性出血；子宫前位、常大、质中、无压痛，活动度可；双侧附件有增厚、压痛，右侧附件区可扪及大小约 2cm×2cm 包块，边界清，活动度差。B 超提示左侧卵巢囊肿（25mm×20mm×15mm），子宫及右侧附件区未见异常。

维医诊断：烧焦脾液质型卵巢囊肿。

中医诊断：卵巢囊肿。

西医诊断：卵巢囊肿（左侧）。

处方：菊苣根、小茴香根、小茴香、青菜根、刺山柑根皮、青香芽、龙葵果、野苜蓿、地锦草、蜀葵子、胡罗巴、洋甘菊、菝葜根、土茯苓、西红花、铁线蕨、菊苣籽、水莲花。

在汤药基础上，给予烧焦脾液质成熟剂 15 天，每次 100mL，每日 2 次，饭后服用。烧焦脾液质清除剂 3 天，每次 100mL，每日 3 次，空腹服用。

复诊一：腰骶部和下腹部不适明显好转，分泌物减少；叮嘱患者连续服用药，下月月经干净第三天复诊。

复诊二：症状明显好转，B 超提示子宫及双侧附件区未见异常；嘱患者按时吃药，禁辛辣食品和重体力活动。

医案 3

阿某，女，35 岁。

主诉：腰骶部酸痛及下腹部坠痛 1 年，加重 15 天。

现主诉：腰骶部酸痛，下腹部胀痛，疼痛与体位无关，时重时轻，常持续半个小时至一个小时，热敷可缓解，阴道分泌物增多，颜色白，无异味，无外阴瘙痒。妇检示外阴发育正常，已婚，已产型，阴毛呈女型分布，两侧大小阴唇对称；阴道通畅，黏膜皱襞存在，可见大量白色分泌物，无异味。宫颈：光、常大、质中、无举痛、无接触性出血；子宫前位，常大，质中、无压痛，活动度可；双侧附件有增厚、压痛，右侧附件区可扪及大小约 1.5cm×2cm 包块，边界清，活动度可。B 超提示左侧卵巢囊肿（18mm×20mm×20mm），子宫及右侧附件区未见异常。

维医诊断：石膏样黏液质型卵巢囊肿。

中医诊断：卵巢囊肿。

西医诊断：卵巢囊肿（左侧）。

处方：石膏样黏液质成熟剂连续服用 15 天，每次 100mL，每日 2 次饭后服用。石膏样黏液质清除剂 3 天，每次 100mL，每日 3 次，空腹服用；马吾力吾苏力糖浆，每次 100mL；衣特尔非力古都地，每次 10g，每日 3 次。

复诊一：腰骶部和下腹部不适明显好转，分泌物减少；叮嘱患者连续服用药，下月月经干净第三天复诊。

复诊二：症状明显好转，B 超提示子宫及双侧附件区未见异常；嘱患者按时吃药，禁辛辣食品和重体力活动。

医案 4

姑某，女，30 岁。

主诉：腰骶部及下腹部疼痛 1 年，加重 1 月。

现病史：腰骶及下腹部酸痛，疼痛与体位无关，时重时轻，常持续半个小时至一个小时，热敷可缓解，阴道分泌物增多，颜色青，无异味，无外阴瘙痒。妇检外阴发育正常，已婚，已产型，阴毛呈女型分布，两侧大小阴唇对称；阴道通畅，黏膜皱襞存在，可见大量青色分泌物，有异味。宫颈光、常大、质中、无举痛、无接触性出血；子宫前位，常大，质中，无压痛，活动度差；双侧附件有增厚、压痛，右侧附件区可扪及大小约 2cm×1.5cm 包块，边界清，活动度差。B 超提示左侧卵巢囊肿（22mm×20mm×18mm），子宫及右侧附件区未见异常。

维医诊断：烧焦脾液质型卵巢囊肿。

中医诊断：卵巢囊肿。

西医诊断：卵巢囊肿。

处方：烧焦脾液质成熟剂，每次 100mL，连续连用 15 天，每日 2 次，饭后服用。涩味黏液质清除剂 3 天，每次 100mL，每日 3 次，空腹服用；复方曲比亲蒸露，每次 100mL，连续服用 10 天，每日 3 次，饭后服用；衣特尔非力古都地，每次 10g，每日 3 次。

复诊一：腰骶部和下腹部不适明显好转，分泌物减少；叮嘱患者连续服用药，下月月经干净第三天复诊。

复诊二：症状明显好转，B 超提示子宫及双侧附件区未见异常；嘱患者按时吃药，禁辛辣食品和重体力活动。

参考资料

[1] 葛均波，徐永健．“十二五”普通高等教育本科国家级规划教材《内科学》[M]. 第八版．北京：人民卫生出版社．

[2] 高鹏翔，卜平，陈金水，等．“十二五”普通高等教育本科国家级规划教材《中医学》[M]. 第八版．北京：人民卫生出版社．

[3] 伊沙克江·马合穆德，阿不都热依木·卡迪尔，阿布拉克·热木都拉，等．中国医学百科全书（维吾尔医药分卷）[M]. 上海：上海科技出版社，1988.

[4] 李可．中国经方名师大讲堂系列丛书·经方临床应用 [M]. 北京：人民卫生出版社．

[5] 米热阿不都拉·麦麦提，艾则孜·阿布都力米提，肉孜巴克·阿布都瓦依提．谈维吾尔医诊治甲乙型肝炎 [J]. 中国民族医药杂志，2007,8(8)；26–27.

[6] 阿布都卡地尔·阿布都瓦依提，吐尔洪·艾买提，吾不力·艾山．维吾尔医诊治肝病临床优势研究报告 [J]. 中国民族医药杂志，2011,9(9)；5–9.

[7] 新疆维吾尔医学专科学校．维吾尔医内科学（使用教材）[M]. 乌鲁木齐：新疆人民卫生出版社．

[8] 中华中医药学会脾胃病分会．胃食管反流病中医诊疗专家共识意见（2017）[J]. 中国中西医结合消化杂志，25(5):321–327.

[9] 李敏．简析风湿病的中医辨证论治 [J]. 世界最新医学信息文摘，2014,14(6):139–139,135.

[10] 闫学朋，黄传兵，付俊，等．类风湿关节炎中医辨证论治研究进展 [J]. 吉林中医药，2017,8(37):861–864.

[11] 王瑞霞，王晓慧．组织谐波显像在结石诊断中的应用 [J]. 中国疗养医学，2008,17(5):304–305.

[12] 查晓霞，常山，戴保卿．超声检查在肾结石诊断中的应用回顾 [J]. 临床超声医学杂志，2005,7(6):410–412.

[13] 魏芸．彩色多普勒闪烁正在肾结石诊断中的价值 [J]. 三东大学学报，2010(5),48(4):254–256.

[14] 陈楠．重视肾结石的诊断及内科治疗 [J]. 中华肾脏病杂志，2004,20(5):380–381.

[15] 那彦群，叶章群，孙化 .2011 版中国泌尿外科疾病诊断治疗指南 [M]. 北京：人民卫生出版社，2011,209.

[16] 程跃，刘冠琳．输尿管软镜治疗上尿路结石的现状和展望 [J]. 现代实用医学，2012,24(6):603–606.

[17] 张晨光，杨光．肾结石术后复发的中医药治疗 [J]. 河南中医药大学学报，2010,13(5):44–46.

[18] 陈楠．重视肾结石的诊断及内科治疗 [J]. 中华肾脏病杂志，2004,20(5):380–381.

[19] 许四虎，程锦泉，周华，等．深圳市肾结石的流行病学调查报告 [J]. 中华泌尿外科杂志，1990,20(11):655–656.

[20] 龙永福，姜奕，郑晓斌，等 .TRPV5 在含钙肾结石患者肾组织中表达的临床研究 [J]. 国际泌尿系统杂志，2014,34(2):213–215.

[21] 王少刚，胡东亮，席启林，等．新型钙离子通道 TRPV5 在遗传性高钙尿结石大鼠肾组织中的表达 [J]. 中华泌尿外科杂志，2008,29(2):124–126.

[22] 徐伟，蒋民军，徐辰．Klotho 基因 (rs3752472) 与草酸钙结石发病风险的多态性研究 [J]. 现代泌尿外科杂志，2015,20

(2):123-127.

[23] 秦旭红 . 维吾尔族与汉族人群脂肪肝、胆结石患病率比较 [J]. 中国基层医药 ,2009,16(7):1296.

[24] 车宪平 , 王乐华 , 徐磊 , 等 . 海南省农垦系统肾结石流行病学调查 [J]. 中华临床医师杂志 ,2014,8(18):3307-3309.

[25] 马凤宁 , 施国伟 , 张跃辉 , 等 . 肾结石成分与患者年龄及性别的关系分析 [J]. 中华泌尿外科杂志 ,2013,34(7):530-532.

[26] 谢幸 , 苟文丽 . 妇产科学 [M]. 第八版 . 北京 : 人民卫生出版社 .

[27] 田代华 . 黄帝内经素问 [M]. 第一版 . 北京 : 人民卫生出版社 .

[28] 王玲 , 孙伟 . 桂枝茯苓丸加味治疗妇科症瘕 52 例 [J]. 陕西中医 ,1998:250.

[29] 雷英 , 王辰 , 薛凤霞 . 盆腔炎性疾病后遗症的病原学 [J]. 实用妇产科杂志 ,2013,29(10).

[30] 周争立 , 袁涛 . 急慢性盆腔炎性疾病后遗症的病原体检测研究 [D].2014.

[31] 李国芸 . 沙眼衣原体感染与盆腔炎性疾病后遗症的关系探讨 [J]. 中国妇幼保健 ,2001(21):2948-2949.

[32] 罗琼 , 顾丽芝 , 李杰虹 , 等 . 厌氧菌与盆腔炎的关系及盆腔炎感染的厌氧菌群的分布 [J]. 中华检验医学杂志 ,2006(3):267-267.

[33] 程喜建 . 不同年龄段妇女盆腔炎病因分析 [J]. 中国实用医药 ,2015(16):109-110.

[34] 狄文 , 徐亚楠 . 盆腔炎性疾病后遗症的抗生素治疗 [J]. 中国实用妇科与产科杂志 ,2012,28(7):496-498.

[35] 张双 , 高月平 . 慢性盆腔炎的中西医研究进展 [J]. 河南中医 ,2014,34(3):497-499.

[36] 加子珍 , 孙翠云 .a- 糜蛋白酶、强的松联合抗生素治疗盆腔炎疗效观察 [J]. 医学新知 ,1998(3):36-37.

[37] 钱赟 , 胡国华 , 张勤华 , 等 . 针药结合法治疗盆腔炎性疾病后遗症的临床效果观察 [J]. 中国医药导报 ,2013,10(32):109-113.

[38] 满玉晶 , 赵春蕾 , 吴效科 , 等 . 盆腔炎性疾病后遗症中西医治疗进展 [J]. 中国中医药现代远程教育 ,2017,15(16):149-151.

[39] 李婷 , 廖英 , 郭英 , 等 . 综合疗法治疗盆腔炎性疾病后遗症 30 例 [J]. 山东中医杂志 ,2015,34(11):837-838.

[40] 薛加强 , 孔庆衮 .718 例卵巢瘤样为临床病理分析 [J]. 中国实用妇科与产科杂志 ,1995,11(5):284.

[41] 蒋婴 , 韩凤娟 , 王秀霞 , 等 . 卵巢囊肿的中医认识及治疗现状 [J]. 辽宁中医药大学学报 ,2009,11(6):80-82.

[42] 徐秋霞 , 沈东成 , 余舒鹏 , 等 . 卵巢囊肿的中西医治疗研究进展 [J]. 中药与临床 ,2016,7(2):106-108.

[43] 彭雪梅 . 卵巢囊肿与女性不孕症的关系分析 [J]. 中国医药指南 ,2013,11(2):539 — 540.

[44] 刘敏如 , 方信 . 中医妇产科学 [M]. 北京 : 人民卫生出版社 .

[45] 董阿茹汗 . 卵巢囊肿研究进展 [J]. 中国民族民间医药 ,2016,25(20):57-59.

[46] 孙静 , 张励倩 , 顾磊 , 等 . 子宫肌瘤和卵巢囊肿与血清中 PAES 暴露水平关系 [J]. 中国公共卫生 ,2015,31(6):829-832.

[47] 张月宁 . 成年女性卵巢囊肿的发生原因分析 [J]. 实用癌症杂志 ,2012,27(5):531.

[48] 张仲林 , 凌保东 , 袁明勇 , 等 . 痰瘀互结型卵巢囊肿动物模型的建立及评价 [J]. 中华中医药杂志 ,2014,29(7):2157-2161.

[49] 贾玉梅 . 浅谈盆腔炎的危害及预防措施 [J]. 世界最新医学信息文摘 ,2015,(33):101.

[50] 王乐 . 妇科千金胶囊治疗慢性盆腔炎合并卵巢囊肿的临床效果 [J]. 临床合理用药杂志 ,2014,(24):120-121.

[51] 林岐禹 . 桂枝茯苓丸治疗卵巢囊肿现代文献研究 [D]. 北京 : 北京中医药大学 , 2011.

[52] 田桂荣 , 张海燕 , 周广禹 . 清热利湿消症汤治巧卵巢囊肿 68 例 [J]. 实用中医药杂志 ,2007,(1)18.

[53] 吴红铃 . 祛瘀散结汤治疗卵巢囊肿 100 例 [J]. 实用中医药杂志 ,2002,(3)23:521.

[54] 张月宁 . 成年女性卵巢囊肿的发生原因分析 [J]. 实用癌症杂志 ,2012,27(5):531.

[55] 姜巧恰 . 益气化瘀利湿散结颗粒治疗卵巢囊肿的临床研巧 [D]. 长沙 : 湖南中医药大学 ,2006.

[56] 彭心 . 温针扬刺法对卵巢囊肿模型大鼠性激素及 SOD 的影响研究 [D]. 武汉 : 湖北中医药大学 ,2013,09-45.

[57] 姜广红 . 散结乳癖膏对卵巢囊肿大鼠囊肿组织中雌激素、孕激素的影响研究 [D]. 哈尔滨 : 黑龙江中医药大学 ,2013.

[58] 王秋乾 . 散结乳癖膏对卵巢囊肿大鼠囊肿组织中雌激素、孕激素的影响研究 [D]. 哈尔滨 : 黑龙江中医药大学 ,2013.

[59] 王娜 . 散结乳癖膏对卵巢囊肿大鼠囊肿组织中雌激素、孕激素的影响研究 [D]. 哈尔滨 : 黑龙江中医药大学 ,2013.

[60] 王哲蔚 , 高晓玲 , 周蕾 , 等 . 上海市三个社区更年期保健的"知、信、行"现状与需求调查 [J]. 上海预防医学杂志 ,2010,5(5):237.

[61] 胡巧月 . 养血健脾、化疲消痰法治疗卵巢囊肿的理论和临床研究 [D]. 北京 : 北京中医药大学 ,2004.

[62] 李海燕 . 超声、CT、MRI 鉴别诊断良、恶性卵巢肿瘤的 Meta 分析 [D]. 石家庄 : 河北医科大学 ,2008.

[63] 王均干 . 卵巢肿瘤的 CT 诊断 [J]. 实用放射学杂志 ,2007,23(6):56-58.

[64] 马迪 . 卵巢肿瘤的 CT 诊断及诊断价值 [J]. 航空航天医学杂志 ,2011,22(7):870.

[65] 吴珊珊 , 万芸 , 刘波 , 等 . 卵巢肿瘤的 MRI 诊断与鉴别诊断 [J]. 现代临床医学生物工程学杂志 ,2006,12(2):119-122.

[66] 陈敏 , 周作福 , 王文超 , 等 . 卵巢肿瘤的 MRI 评价报告 [J]. 实用放射学杂志 ,2000,16(8):464-467.

[67] 张茵欣 , 沈永年 . 儿童卵巢囊肿与性早熟关系的探讨 [J]. 国外医学妇巧保健分册 ,2005,16(5):266-268.

[68] 郎景和 , 冷金花 . 妇科腹腔镜的现状及展望 [J]. 实用妇产科杂志 ,2002,18(2):67-70.

[69] 李光仪 , 陈露诗 , 尚慧玲等 . 妇科腹腔镜手术并发症防治 [M]. 北京 : 人民卫生出版社 .

[70] 刘彦 . 实用妇科腹腔镜手术学 [M]. 北京 : 科学技术文献出版社 ,1999:101-121.

[71] 韩凤珠 . 不同方式治疗卵巢囊肿对卵巢功能影响分析 [J]. 健康必读 (中旬刊),2012,11(12):405.

[72] 向江明 . 平阳霉素注射治疗单纯孔腺囊肿的疗效观察 [J]. 中华乳腺病杂志 ,2009:3(3):343-345.

[73] 李玉 . 超声引导下聚维酮硬液介入治疗卵巢囊肿 70 例临床分析 [J]. 中国医药导刊 ,2010,12(12):2066.

[74] 王凌云 , 黄翠萍 . 经阴道良性卵巢囊肿剥除术的临床应用价值 [J]. 中国妇幼保健 ,2012,27(31):4988-4990.

[75] 张翠枝 . 阴式卵巢囊肿剥除术 20 例临床观察 [J]. 中国现代医生 ,2008,46(23):160.

[76] 刘靖 , 刘义 , 冯思伟 . 经阴道与经腹腔镜行良性卵巢囊肿剥除术的对比分析 [J]. 中国医学文摘计划生育妇产科学 ,2008,27(3):170.

[77] 陈金荣 . 卵巢囊肿以气血痰水论治 [J]. 云南中医中药杂志 ,1998:39-40.

[78] 胡澈月 . 肖承棕大师治疗卵巢囊肿的经验 [J]. 北京中医药大学学报 (中医临床版),2002,11(4):33-35.

[79] 许金珠 . 化囊汤治疗卵巢囊肿 80 例 [J]. 实用中医药杂志 ,2001,17(11):13.

[80] 张登山 , 储全根 , 王云铭 . 王云铭辨治妇科癥瘕症经验 [J]. 安徽中医学院学报 ,2006,25(4):23-24.

[81] 王秋静 , 于红 . 中药治疗卵巢囊肿经验 [J]. 时珍国医国药 ,1999,10(5):365.

[82] 叶玉妹 . 蔡小荪活用桂枝茯苓方治疗妇科癥瘕经验 [J]. 中医文献杂志 ,2007,1:36-38.

[83] 刘敏如 , 谭万信 . 中医妇产科学 [M]. 北京 : 人民卫生出版社 ,2006:965-966.

[84] 刘泽强 . 活血化湿法治疗卵巢囊肿 20 例 [J]. 世界中医药 ,2010,05(3):207.

[85] 苗凌娜 . 软坚化瘀汤治疗卵巢囊肿 [J]. 河北中医 ,2011,33(1):17.

[86] 孙凤江 . 速效软坚消囊饮治疗卵巢囊肿 260 例 [Z]. 全国第四届中医、中西医结合暨非药物疗法防治心脑血管病、糖尿病、肿瘤高级论坛 ,2010:16.

[87] 左献泽 , 孔德英 . 辨证治疗卵巢囊肿 36 例 [J]. 河南中医 ,2004,24(9):45-46.

[88] 郝宁 . 中药内服与外敷治疗卵巢囊肿 102 例 [J]. 安徽中医临床杂志 ,2002,14(1):29.

[89] 张顺利 . 中西医结合治疗卵巢囊肿 58 例临床体会 [J]. 长春中医学院学报 ,2000:37.

[90] 李丹 , 黄汉明 . 中医药综合治疗卵巢囊肿 [J]. 福建医药杂志 ,2005,27(3):205-206.

[91] 林岐禹 . 桂枝茯苓丸治疗卵巢囊肿现代文献研究 [D]. 北京 : 北京中医药大学 ,2011.

[92] 吴金娥 , 欧钰萍 , 董林红 . 桂枝茯苓丸加味治疗癥瘕 50 例 [J]. 广西中医药 ,1999,22(Z1).

[93] 章淑红 . 桂枝茯苓丸加味治疗卵巢囊肿 28 例 [J]. 浙江中医杂志 ,2009,44(9):660.

[94] 胡启梅 . 活血化瘀法治疗卵巢囊肿 28 例 [J]. 南京中医药大学学报 ,1997:56-57.

[95] 贾绍月 . 自拟二甲红藤败酱煎合桂枝茯苓丸治疗子宫卵巢囊肿 [J]. 四川中医 ,2011,29(6):84.

[96] 高淑梅 , 刘惠仪 . 桂枝茯苓丸加味治疗卵巢囊肿 48 例 [J]. 实用中医内科杂志 ,2005,19(3):283.

[97] 宓伟毅 . 二刺汤治疗卵巢囊肿 98 例 [J]. 新中医 ,1999,31(8):45.

[98] 许雯 . 温阳利水法治疗卵巢囊肿 [J]. 医学理论与实践 ,2003,16(12):1439.

[99] 徐美炎 . 补肾调周清利法治疗单纯性卵巢囊肿 73 例 [J]. 南京中医药大学学报 (自然科学版),2004,20(6):379-380.

[100] 高景丽 . 苓桂术甘汤加味治疗卵巢囊肿的体会 [J]. 辽宁中医杂志 ,2003,30(6):506.

[101] 刘昭坤 , 刘同珍 , 焦玉华 , 等 . 桂枝茯苓丸加味治疗卵巢囊肿 98 例 [J]. 国医论坛 ,1995:14.

[102] 钱晓琴 . 桂枝茯苓丸治疗卵巢囊肿 34 例 [J]. 贵阳中医学院学报 ,2001,24(2):42-43.

[103] 朱可奇 . 三妙汤治疗卵巢囊肿 72 例临床观察 [J]. 浙江中医学院学报 ,2005,29(3):43.

[104] 田桂荣 , 张海燕 , 周广禹 . 清热利湿消癥汤治疗卵巢囊肿 75 例 [J], 实用中医药杂志 ,2007,23(1):78.

[105] 吴瑕 . 化瘀利湿法治疗卵巢囊肿 108 例临床观察 [J]. 首都医药 ,2004,11(18):44-45.

[106] 李玉龙 . 桂枝茯苓丸治疗卵巢囊肿 32 例 [J]. 世界中医药 ,2008,3(1):53.

[107] 李宏东 . 少腹逐瘀汤加味治疗卵巢囊肿临床观察 [J]. 右江民族医学院学报 ,1995:83-84.

[108] 钱晓琴 . 桂枝茯苓丸治疗卵巢囊肿 34 例 [J]. 贵阳中医学院学报 ,2001,24(2):42-43.

[109] 张亚平 , 许磊 . 桂枝茯苓丸加味治疗卵巢囊肿 66 例 [J]. 现代中医药 ,2005,25(4):51.

[110] 张晔 . 加减少腹逐瘀汤治疗卵巢囊肿 102 例 [J]. 新疆中医药 ,2000:15-16.

[111] 李裕 . 少腹逐瘀汤治疗卵巢囊肿 [J]. 云南中医学院学报 ,2000,23(1):55.

[112] 李宪玲 . 桃红四物汤加减治疗卵巢囊肿 52 例 [J]. 实用中医药杂志 ,2003,19(9):461.

[113] 吕桂香 , 刘久英 , 郭凤仪 . 经方合用治疗卵巢囊肿 48 例 [J]. 陕西中医 ,2000,21(12):546.

[114] 刘涛 , 翟淑敏 . 当归芍药散加减治疗卵巢囊肿 20 例 [J]. 内蒙古中医药 ,2007,26(2):26.

[115] 张明慧 . 温针灸治疗卵巢囊肿（痰瘀互结型）的临床研究 [D]. 吉林 : 长春中医药大学 ,2017.

[116] 王金权 , 郭育兰 , 王乾平等 . 王氏化癥灌肠液治疗卵巢囊肿 100 例 [J]. 中医杂志 ,2011,52(24):2139-2140.

[117] 林华 . 中药外敷和 TDP 照射结合治疗在卵巢囊肿中的应用 [J]. 中医临床研究 ,2011,03(21):45-46.

[118] 郭淑红 . 中药熏蒸治疗卵巢囊肿 49 例 [J]. 河南中医 ,2013,33(12):2162-2163.

[119] 胡文海 , 汤国敏 , 叶欣 . 火针配合桂枝茯苓丸治疗卵巢囊肿疗效观察 [J]. 上海针灸杂志 ,2013,32(7):567-568.

[120] 吴桂芳 . 加味血府逐瘀汤联合三苯氧胺治疗卵巢囊肿临床分析 [J]. 实用中西医结合临床 ,2013,13(9):66-67.

[121] 田伟 , 王伟 , 卢慧琴 . 桂枝茯苓胶囊辅助治疗卵巢囊肿的效果观察 [J]. 现代中西医结合杂志 ,2015,24(29):3196 — 3198.

[122] 张甦 , 韩凤娟 , 吴效科 . 中西医结合治疗卵巢囊肿 20 例 [J]. 中国中医药现代远程教育 ,2013,11(7):22 — 23.

[123] 顾建珍 . 中西医结合治疗卵巢囊肿的疗效观察 [J]. 临床和实验医学杂志 ,2012,11(8):620-621.

[124] 郑姗姗 . 关于中西医结合治疗卵巢囊肿的探讨 [J]. 按摩与康复医学（下旬刊）,2011,02(5):65.

[125] 王曙成 . 中医辨证治疗卵巢囊肿的临床效果 [J]. 临床合理用药杂志 ,2015,(29):75-76.

[126] 吴桂芳 . 加味血府逐瘀汤联合三苯氧胺治疗卵巢囊肿临床分析 [J]. 实用中西医结合临床 ,2013,13(9):66-67.

[127] 潘复云 . 中西药结合治疗卵巢囊肿疗效分析 [J]. 亚太传统医药 ,2013,9(1):130-131.

[128] 牛国英 . 自拟化瘀消癥汤治疗卵巢囊肿 126 例疗效观察 [J]. 四川中医 ,2007,25(8):81.

[129] 陈文萍 , 王晓晖 , 黄晓东 , 等 . 腹腔镜手术与开腹手术治疗良性卵巢囊肿的临床对比分析 [J]. 临床合理用药杂志 ,2015,19(46):4494-4495.

[130] 陈文萍 , 王晓晖 , 黄晓东 , 等 . 腹腔镜手术与开腹手术治疗良性卵巢囊肿的临床对比分析 [J]. 中国妇幼保健 ,2008,23(31):4494-4495.

[131] 白红艳 , 张晔 . 微创介入法联合中药治疗多房性巨大卵巢囊肿临床疗效观察 [J]. 河北医学 ,2016,22(7):1172-1174.

[132] 韩清平 , 蔡爱华 , 曾云革 . 妈富隆联合自拟中药调肝补肾祛瘀方治疗腹腔镜术后卵巢子宫内膜囊肿复发的临床观察 [J]. 中国医师杂志 ,2015,17(6):897-899.

[133] 艾洪亮 , 董芳 , 苏田英等 . 囊肿颗粒治疗卵巢囊肿 168 例 [J]. 中国中医药现代远程教育 ,2013,11(20):33.

[134] Plamer R .Instrumentation et technique de la coelioscopie gynecologique[J].Gynecol Obstet ,1947,46(4):420-431.

[135] Plamer R .La coelioscopie[J].Bruxelles Medical,1948,28:305-312.

[136] Nezhat C,S Winer wk,Nezhat F.Laparoscopic removal of dermoid cysts[J].Gynecol Obstet ,1989,73(2):278-281.

[137] Hasson HM.Laparoscopic management of ovarian cysts[J]. J Reprod Med,1990,35(9):863-867.

[138] Mage G,Canis M,Manhes H,et al.Laparoscopic management of adnexal cystic masses[J]. J Gynecol Surg, 1990, 6(2):71-79.

[139] Miralles RM.Pelvic masses and endoscopic surgery:Diagnosis[J].Eur J Gynecol Obstet Reprod Biol,1996,65:75-79.

[140] Sagili H,Dasari P,Puliyathingal S.Gossypiboma clinically mimicking an ovarian cyst[J].J Gynecol Surg,2011,27(1):33-35.

[141] Chen L,Ding J,Hua K.Comparative analysis of laparoscopy versus laparo-tomy in the management of ovarian cyst during pregnancy[J].Gynaecol Obstet R es, 2014,40(3):763-769.

[142] Suzuki S,Yasumoto M,Matsumoto R ,et al.M R findings of ruptured endometrial cyst:Comparison with tubo-ovarianab-scess[J].Eur J Radiol,2012,81(11):3631-3637.

[143] Kanimozhi S,Basheer C,Narasimhan K,et al.Application of porous mem- brane protected micro-solid-phase-extraction combined with gas chromate- graphy-mass spectrometry for the determination of estrogens in ovarian cyst fluid sam-ples[J]. Anal Chim Acta,2011,687(1):56-60.

[144] Wu C, Wang Q, Lv C, et a1. The changes of serums Klotho and NGAL leve-ls and their correlation in type 2 diabetes mellitus patients with different stagesof urinary albumin[J].Diabetes Res Clin Pract,2014,106(2):343-350.

[145] Oh AJ, Nam BY, Lee MJ,eta1. Decreased circulating klotho levels in patien-ts undergoing dialysis and relationship to oxidative stress and inflammation[J].PetitDial Int,2015,35(1):43-51.

[146] Sastre C, Rubio-Navarro A, Buendía I,et a1. Hyperlipidemia-associated renal damage decreases Klotho expression in kidneys from Apo E knockout mice[J].PLoS One,2013,8(12).

[147] Miralles RM.Pelvic masses and endoscopic surgery:Diagnosis[J].Eur J Gynecol Obstet Reprod Biol,1996,65:75-79.